国家卫生健康委员会"十三五"规划教材

全国中等职业院校中医专业教材

中药与方剂学

主　编　李　铭　宋立富

副主编　张　尹　亓国锋　袁旭美

编　委（按姓氏笔画排序）

丁国瑜（保山中医药高等专科学校）

马　芸（大理护理职业学院）

王改敏（南阳医学高等专科学校）

王洪云（保山中医药高等专科学校）

亓国锋（安阳职业技术学院）

李　铭（昆明医科大学）

李智辉（保山中医药高等专科学校）

杨雪芹（丽江民族中等专业学校）

吴少珍（海口市中医药学校）

何希江（临沧卫生学校）

宋立富（晋中市卫生学校）

张　尹（保山中医药高等专科学校）

陈满平（海南省第三卫生学校）

赵　平（临沧卫生学校）

骆　萍（云南省文山州卫生学校）

袁旭美（广东江门中医药学校）

黄　萍（广西中医学校）

人民卫生出版社

图书在版编目（CIP）数据

中药与方剂学 / 李铭，宋立富主编. -- 北京：人
民卫生出版社，2019
ISBN 978-7-117-25847-0

Ⅰ.①中… Ⅱ.①李… ②宋… Ⅲ.①中药学–中等
专业学校–教材②方剂学–中等专业学校–教材 Ⅳ.
①R28

中国版本图书馆 CIP 数据核字（2019）第 050048 号

人卫智网	**www.ipmph.com**	医学教育、学术、考试、健康， 购书智慧智能综合服务平台
人卫官网	**www.pmph.com**	人卫官方资讯发布平台

中药与方剂学

主　　编：李　铭　宋立富
出版发行：人民卫生出版社（中继线 010-59780011）
地　　址：北京市朝阳区潘家园南里 19 号
邮　　编：100021
E - mail：pmph @ pmph.com
购书热线：010-59787592　010-59787584　010-65264830
印　　刷：三河市延风印装有限公司
经　　销：新华书店
开　　本：787×1092　1/16　　印张：22
字　　数：535 千字
版　　次：2019 年 4 月第 1 版　2021 年 11 月第 1 版第 3 次印刷
标准书号：ISBN 978-7-117-25847-0
定　　价：49.00 元

打击盗版举报电话：010-59787491　E-mail：WQ @ pmph.com
（凡属印装质量问题请与本社市场营销中心联系退换）

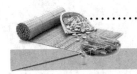

出版说明

为全面贯彻党的十八大和十八届三中、四中全会精神，依据《国务院关于加快发展现代职业教育的决定》要求，更好地服务于现代卫生职业教育快速发展的需要，适应卫生事业改革发展对医药卫生职业人才的需求，贯彻《医药卫生中长期人才发展规划（2011—2020年）》《现代职业教育体系建设规划（2014—2020年）》文件精神，人民卫生出版社在教育部、国家卫生健康委员会的领导和支持下，按照教育部颁布的《中等职业学校专业教学标准（试行）》医药卫生类（第一辑）（简称《标准》），由全国卫生职业教育教学指导委员会（简称卫生行指委）直接指导，经过广泛的调研论证，启动了全国中等卫生职业教育中医药专业规划教材编写工作。

本轮规划教材编写的原则和特点：①明确人才培养目标。按照《标准》要求，本轮规划教材坚持立德树人，培养职业素养与专业知识、专业技能并重，德智体美全面发展的技能型卫生专门人才。②强化教材体系建设。紧扣《标准》，结合专业岗位与执业资格考试需要，充实完善课程与教材体系，使之更加符合现代职业教育体系发展的需要。③贯彻现代职教理念。体现"以就业为导向，以能力为本位，以发展技能为核心"的职教理念。理论知识强调"必需、够用"；突出技能培养，提倡"做中学、学中做"的理实一体化思想，在教材中编入实训（实践）指导。④重视传统融合创新。人民卫生出版社医药卫生规划教材经过长时间的实践与积累，其中的优良传统在本轮修订中得到了很好的传承。在广泛调研的基础上，修订教材与新编教材在整体上实现了高度融合与衔接。在教材编写中，产教融合、校企合作理念得到了充分贯彻。⑤传承中医药文化，突出中医药特色。本轮教材不仅要求学生学习原汁原味的中医药知识，而且把中医药的优势技术和方法介绍给学生，以应对社会岗位对职业教育人才的需求。

希望本套教材能够对全国中医药中职人才的培养和教育教学改革产生积极的推动作用。同时希望各位专家、学者及读者朋友提出宝贵的意见或建议，以便不断完善和提高。

人民卫生出版社

2019年1月

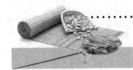

前 言

　　中药与方剂学是中等卫生职业院校中医学专业的必修课。本教材根据中等卫生职业院校中医学专业"培养高素质劳动者和技能型人才"的目标，突出实用，力求浅显易懂，注重学生应用能力的培养。在内容上本着够用为度，实用为主的原则，将必要的专业理论知识与相应的实践教学相结合。通过实践教学巩固理论知识，提高学生应用中药的能力；通过趣味方歌的编写，提高方剂记忆效果，增强学生的学习主动性和积极性，从而提高学生分析问题和解决实际问题的能力。

　　本教材分为上、下两篇。

　　上篇为中药学，共25章。第一章至第五章为总论，主要介绍中药的起源与发展、产地与采收、中药的炮制、中药的性能与应用；第六章至第二十五章为各论，按功用将中药分为解表药、清热药、泻下药等，共选重点药140味，一般药89味、了解药29味。上篇各论每章包括学习目标、概述，简述本章中药的概念、药性特点、功效主治、分类、配伍原则、使用注意。每味中药名下列出处、药性、功效、应用、用法用量、使用注意。相关药物后附知识链接。

　　下篇为方剂学，共22章。第一章至第五章为总论，重点介绍方剂的起源与发展、方剂与治法、方剂的组成与变化形式、方剂的剂型、方剂的煎服法等基本理论与基础知识，并附古今用药度量衡简释。第六章至第二十二章为各论，依据以法统方的原则，按功用将方剂分为解表剂、泻下剂、和解剂等，共选正方100首，附方41首。每章包括学习目标、概述、正方、复习思考题四个部分。概述部分从概念、适用范围、分类及使用注意等方面论述。正方的内容分列出处、组成、用法、功效、主治、方解、运用、趣味方歌、附方、类方比较等项。

　　书后附主要参考书目。

　　由于编者水平有限，本教材不可避免地还存在一些不足之处，恳请专家学者和各院校教师及广大读者提出宝贵意见，以便修订完善。

《中药与方剂学》编委会

2019年2月

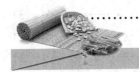

目 录

上篇 中 药 学

下篇 方 剂 学

上篇 中药学

中药是我们的祖先在适应自然、改造自然的过程中,经过长期医疗实践积累起来的经验,是我国古代优秀文化遗产的重要组成部分。在我国辽阔的大地和广袤的海洋中,分布着种类繁多、数量巨大的天然资源,按照现代植物、动物及矿物分类定种方法与标准,我国现存中药种类达 12 800 余种,几千年来,这些天然药材作为防病治病的主要武器,为广大民众的保健和中华民族的繁衍昌盛做出了巨大贡献,对整个人类健康和世界文明产生了积极的影响。历代常用、研究比较深入的中药大概在 500 种左右,这些功用明确、疗效可靠的药物,是中医药人员必须熟知的,也是中药学课程介绍的重点。

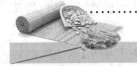

第一章

中药的起源与发展

【学习目标】
1. 掌握中药及中药学的概念,掌握本专业学习中药学的重点。
2. 熟悉各历史时期有影响的本草著作及其主要成就。

中药是在西医传入我国以后,人们对我国传统药物的称谓。中药是中医独特理、法、方、药体系的重要组成部分,是在中医药基本理论指导下用以防病治病的野生天然品、人工栽培养殖品或其简单加工品。中药绝大部分产自国内,也有部分从国外引进种植或直接进口。中药以植物药居多,所以古代把中药称为"本草",把记载中药的典籍称为"本草经"。我国历代本草典籍非常丰富,是中华民族优秀文化宝库中的瑰宝,是我们继承中药学丰富内容并进行创新发展的基础。

关于中药有几个概念需要明确。中药材是指经过采收,可以作为中药使用,但未经必要加工炮制的植物、动物、矿物的天然产物;中药饮片是将中药材制成片状、块状、丝状或节段形状的加工品或经过特殊制作的炮制品,因便于煎汤饮服而得名;民族药是汉族以外各民族传统药的习惯称谓,如藏药、蒙药、维药、傣药、壮药、苗药等;中成药是以中药饮片为原料,在中医药理论指导下,按照处方标准并依据药材的理化特点制成一定剂型的制剂。

中药学是研究中药的品种来源、药材鉴别、种植养殖、采收贮存、加工炮制、性能功效及其临床应用等中药基本理论、基本知识的一门学科,是中医药学的重要组成部分。对中医学专业而言,中药的性能(包括四气、五味、归经、升降浮沉和毒性等)、功效、临床应用(包括主治病证和经典配伍)是我们研究和学习的重点。

第一节 中药的起源

劳动创造了人类社会,同时也创造了医药。中药及中药学理论的产生、发展经历了漫长的过程。各个历史时期所出现的一些有影响的本草专著,记录了这个发展过程。

原始社会,我们的祖先在寻找食物的过程中,不可避免地误食一些有毒植物,以致引起呕吐、腹泻、昏迷甚至死亡等中毒现象;同时也因偶然食用某些植物,使原有的头痛、发热、呕吐、腹泻现象得以缓解甚至消除。从无意使用到有目的的尝试,经过无数次的口尝身受,逐渐了解到某些动、植物可以充饥果腹,某些动、植物可以减缓病痛,某些动、植物则可能引起中毒,甚至死亡,继而懂得在觅食时要加以辨别和选择,也逐渐认识到某些自然动、植物的药效和毒性。经反复实践,不断总结和交流,逐渐形成了早期的药物疗法。随着生产力的发展和社会的不断进步,人们对药物的认知与需求与日俱增,药物来源也由野生药材、自然生长逐步发展到部分由人工栽培和驯养,并由动、植物扩展到天然矿物及人工制品。用药知识与经验日渐丰富,记录和传播这些知识的方式、方法也由最初的"口传心授""师徒相承"发展到了文字记载。

中药学的起源,其文字记载可追溯到公元前1000多年。西周时期(公元前1065年—公元前771年)宫廷已设"医师"一职,"掌医之政令,聚毒药以供医事"。《诗经》中有300多种借以比喻吟咏的植物、动物药。《山海经》是一部包含古代地理、历史、文化、民俗、神话及医药等内容的著作,其中记载了120余种动植物药及其医疗用途。1973年出土的马王堆汉代帛书《五十二病方》载方约300首,涉及药物247种,对药物的炮制、制剂、用法、禁忌等均有记述,说明中药的复方应用具有十分悠久的历史。到西汉时期(公元前206年—公元25年),本草学已形成专门的学科,本草则成为医生的必修科目,虽然没有专门的著作保留下来,但本草学已初具雏形。

第二节 中药学的发展

一、秦汉时期

本草学的发展初具规模,已有本草专著出现。现存最早的是成书于东汉末年的《神农本草经》。全书载药365种,按药物有毒无毒、养生延年与祛邪治病的不同,分为上、中、下三品,后世称"三品分类法"。其"序例"部分简要总结了药物的四气五味、有毒无毒、配伍法度、辨证用药、服药方法、剂型选择等基本原则,为中药学的发展奠定了理论基础。书中所载药物大多朴实有验,习用至今,如苦楝子驱虫、黄连治痢、麻黄定喘、阿胶止血、人参补虚、乌头止痛、半夏止呕、茵陈退黄等。《神农本草经》是汉以前药学知识和经验的系统总结,对后世本草学的发展产生了极为深远的影响,被尊为药学经典。

二、魏晋南北朝时期

随着中医药的不断发展以及中外通商和文化交流,海外药物如乳香、苏合香、沉香等不断输入我国,医家应用的药物种类日渐丰富,本草著作的数量也大大增加。其间最重要的本草著作当推梁代陶弘景所著《本草经集注》。该书完成于公元500年左右,全书共七卷,载药730种,分为玉石、草木、虫兽、果、菜、米食及有名未用七类。创立药物自然属性分类法,对药物的形态、性味、产地、采制、剂量、真伪辨别都做了较为详尽的论述;首创"诸病通用药",分别列举80多种疾病的通用药物,以便医生临证处方用药。该书系统全面地整理、补充了《神农本草经》的内容,反映了魏晋南北朝时期的主要药学成就,标志着综合性本草模式的初步确立。

南朝刘宋时期雷敩所著《雷公炮炙论》是我国第一部炮制专著。该书较系统地介绍了300多种药物的炮制方法,提出药物通过适宜的炮制,可以提高药效、减轻毒性或烈性、便于贮藏、调剂和制剂等。书中所记载的某些炮制方法至今仍有很大的参考价值,它标志着本草学新分支学科的产生。

三、隋唐时期

由于生产力的不断发展,经济文化日渐繁荣,交通、外贸更加发达,外来药品输入日益增多,从而推动了我国医药学的迅猛发展。唐显庆四年朝廷颁行了由苏敬等主持编纂的《新修本草》(又称《唐本草》),是我国历史上第一部药典性官修本草,比公元1542年欧洲纽伦堡药典早883年。全书分54卷,收载药物844种,增加了药物图谱,并附以文字说明,这种图文对照的方法,开创了世界药学著作的先例。该书反映了唐代药物学的高度成就,对后世药学的发展具有深远影响。

唐开元年间,陈藏器对《新修本草》进行了增补和辨误,编写成了《本草拾遗》。作者深入实践,不仅增补了大量民间药物,而且辨识品类也极为审慎。陈藏器将各种药物功用概括为十类,即宣、通、补、泻、轻、重、滑、涩、燥、湿十种,为后世中药按功效分类奠定了基础。

四、宋金元时期

随着经济、文化、科学技术的发展和商业、交通的进一步繁荣,尤其是活字印刷术的出现,为本草学的发展提供了有利条件。公元973年刊行了宋代第一部官修本草《开宝新详定本草》,公元974年刊行了宋代第二部官修本草《开宝重定本草》,公元1060年又出现了宋代第三部官修本草《嘉祐补注神农本草》(简称《嘉祐本草》)。宋代开国一百多年内,多次组织官修本草的编纂发行,对药物学的发展起到了积极的推动作用。临床医学的进步促进了药物学的发展。药物数量的增加,功效认识的深化,炮制技术的改进,成药应用的推广,使宋代本草学呈现了蓬勃发展的局面。其代表作当推唐慎微的《经史证类备急本草》(简称《证类本草》)。唐慎微治学广泛,学识渊博,收集了大量的单方、验方,整理了经史百家246种典籍中有关药学的资料。该书共33卷,载药1558种,且每药都有附图和附方,这种图文并茂、方药兼收的体例,较前代的本草著作有所进步,且保存了民间用药的丰富经验。本书对所收载的资料采用原文照录,注明出处的方法,使宋代以前许多虽已亡佚的本草资料得以保存下来,因此,它不但具有很高的学术价值和实用价值,而且还具有很大的文献价值。

设立国家药局是北宋的一大创举。公元1076年,在京城开封开设了由国家经营的熟药所,其后又发展为修合药所(后改名为"医药和剂局")及出卖药所(后改名为"惠民局")。药局的出现促进了药材检验、成药生产的发展,带动了炮制、制剂技术的提高,并制定了制剂规范,《太平惠民和剂局方》即是这方面著作的杰出代表。

金元时期,医药学术争鸣推动了药学理论的发展。这一时期的本草著作多出自医家之手,具有明显的临床药物学特征。如刘完素的《素问药注》《本草论》,张元素的《医学启源》《珍珠囊》《脏腑标本药式》,李东垣的《药类法象》《用药心法》,王好古的《汤液本草》,朱丹溪的《本草衍义补遗》等。这些本草著作主要有两大特点:一是系统发展了有关升降浮沉、归经等药性理论;二是注重药物奏效原理的探讨。这极大地丰富了中药药性理论的内容。

元代忽思慧所著《饮膳正要》是饮食疗法的专门著作,它记录了不少回、蒙民族的食疗方药和有关膳食的烹饪方法,至今仍有较高的参考价值。

五、明清时期

随着中外交流日益频繁,商品经济迅速发展,医药知识不断丰富,沿用已久的《证类本草》已不能满足时代的要求,需进一步总结和提高。明代影响最大的本草著作是伟大的医药学家李时珍(1518年—1593年)所著的《本草纲目》。李时珍在《证类本草》基础上,参考了大量的医药著作,走遍大半个中国进行实地考察,对本草进行了全面系统的整理总结,历时27年,三易其稿,终于在公元1578年完成了本草巨著《本草纲目》。全书52卷,约200万字,载药1892种,附图1100多幅,附方11 000余首。序例部分对本草史和中药基本理论进行了全面、系统的总结和发挥;各论分水、火、土、金石、草、谷、菜、果、木、服器、虫、鳞、介、禽、兽、人等16部,以下再分为62类,每药标正名为纲,纲下列目,纲目清晰。这种分类方法是当时世界上最先进的分类方法。每一味药都按释名、集解、正误、修治、气味、主治、发明、附方等项,逐一叙述。书中不仅汇集了大量前人资料,而且也记述了作者丰富的研究成果和新发现、新经验,同时对过去本草中的一些谬误进行了指正。该书全面总结了中国16世纪以前本草学的成就,在植物、动物、矿物、农学、气象等自然科学的许多方面均有重要贡献,是我国科学史上极其辉煌的硕果。17世纪初即传播海外,先后有多种文字译本,对世界药物学、生物学和自然科学的发展都有很大影响。

清代研究本草之风盛行,出现了很多本草著作,代表作首推赵学敏的《本草纲目拾遗》。全书载药921种,其中《本草纲目》未收载的有716种,主要是疗效确切的民间药物和外来药;该书还收录了大量今已散失的方药书籍的部分内容,具有重要的文献价值。吴其浚《植物名实图考》,刊行于1848年,收录植物1714种,新增药物519种。记述了植物的出处、产地、环境、形态及性味功用等,其对植物品种做了大量考证,对植物形态描述详细,图绘精审,大大超过了历代本草,是清代水平很高的药用植物学巨著。清代还涌现了一批适应临床医家需要的简约本草,如黄宫绣的《本草求真》、刘若金的《本草述》、汪昂的《本草备要》、王子接的《得宜本草》等,均是以《本草纲目》为基础,配合实用为原则,对《本草纲目》进行摘要、精减、整理,是由繁返约的本草著作。

六、民国时期

随着西方文化及西医学在我国的传播,社会和医药界对传统的中国医药学逐渐有了"中医""中药"之称。中医药学以其卓著临床疗效所表现出的顽强生命力继续向前发展,并取得了不少成果。随着中医药学校的建立,涌现了一批适应当时教学需要的中药学讲义,如浙江兰溪中医学校张寿颐的《本草正义》、浙江中医专门学校何廉臣的《实验药物学》、上海中药专门学校秦伯未的《药物学》、天津国医函授学校张锡纯的《药物讲义》等。这些讲义对中药功用主治的论述翔实、精辟、中肯,很有临床实用价值。药学辞典类大型工具书的出现,是民国时期对本草学发展的又一大贡献,其中成就和影响最大的当推陈存仁的《中国药学大辞典》(1935 年),本书收录词目约 4300 条,汇集古代有关论述与现代研究成果,资料繁博,查阅方便,不失为一部具有重要影响的大型药学辞书。应用现代科技手段对中药进行研究也开始起步,如确定中药品种,开展资源调查,进行中药化学及药理学研究,其中主要是单味药的化学成分及其药理研究。

七、中华人民共和国成立后(1949 年 10 月以后)

中华人民共和国成立以来,党和政府非常重视中医的继承、整理和发展,制定了一系列的政策和有力措施,使中医药事业得到了新生,本草学也取得了前所未有的成就。从 1954 年起,陆续影印、重刊或校点评注了大量古代本草专著。20 世纪 70 年代后中药新著不断涌现,数量多,门类全。如《中华人民共和国药典》《中药志》《全国中草药汇编》《中药大辞典》《原色中国本草图鉴》《中国民族药志》《中华临床中药学》《中华本草》《中华人民共和国药典·临床用药须知》(中药饮片卷)等。其中《中华人民共和国药典》以药典的形式确定了中药在当代医药卫生事业中的地位,对中药材及中药制剂质量的提高起到了巨大的促进作用。《中华本草》是由国家中医药管理局组织全国 60 多家单位协作编写、全国 500 余名专家历时 10 年完成的划时代本草巨著,出版于 1999 年。全书共 34 卷,其中前 30 卷为中药,后 4 卷为民族药。中药部分包括总论 1 卷,概述本草学各分支学科的主要学术内容和研究进展;药物 26 卷,按自然分类系统排列药物。全书收载药物 8980 味,插图 8534 幅,篇幅约 2200 万字。该书是一部全面总结中华民族两千多年传统药学成就,集中反映 20 世纪中药学发展的综合性本草巨著。

中药资源方面,自 20 世纪 50 年代以来,在对中药资源进行大规模调查的基础上,编写了全国性的中药志及一大批药用植物志、药用动物志及地区性的中药志。20 世纪 90 年代全国中药资源普查资料表明,中国目前的中药资源种类达到 12800 余种。进口药材国内资源的开发、中药资源保护、植物药异地引种和人工栽培、药用动物的驯化等,都取得了很大成绩。

随着自然科学的迅速发展以及中药事业自身发展的需要,中药的现代研究也取得了瞩目的成就,并促进了中药鉴定学、中药化学、中药药理学、中药炮制学、中药药剂学等分支学科的发展。当代中药教育事业的振兴,各大中医院校相继开办了中药本科、硕士、博士教育,国家和省市相继成立了中医药研究院所,形成了我国中药学医教研的多层次、立体化体系。

中药学的内容浩如烟海,中药学的发展源远流长,中药学所取得的成就更是举世瞩目。学好本门课程,对中药学的继承、发展和创新具有深远的意义。

复习思考题

1. 什么是中药？什么是中药学？
2. 简述《神农本草经》的成书年代及主要学术成就。
3. 简述《本草纲目》的成书年代、作者及学术价值。

（宋立富）

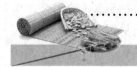

第二章

中药产地与采收

【学习目标】

1. 了解中药产地与药材质量的关系。
2. 掌握道地药材的概念。
3. 熟悉中药的采收规律及其与药材质量的关系。

中药绝大部分来源于天然植物,其次是动物、矿物,部分是人工制成品。中药的产地、采收与贮存是否适宜,直接影响药材的质量和临床疗效。《神农本草经》记载:"阴干暴干,采造时月,生熟土地所出,真伪陈新,并各有法"。唐代医家孙思邈在《千金翼方》一书中有专论"采药时节"及"药出州土"等内容,列举了233种中药的采收时节及519种中药的产地分布。历代医药学家都十分重视中药的产地与采收,并在长期实践中,积累了丰富的经验。现代科学技术研究表明,中药的产地、采收及贮存,与药物有效成分含量有很大关系。因此,研究中药产地、采收规律与贮存方法,对保证和提高药材质量,保护和扩大药材资源具有十分重要的意义。

第一节 中药的产地

天然药材的分布和生产依赖一定的自然条件。我国地域辽阔,地貌复杂,江河湖泽、山陵丘壑、平原沃野以及辽阔海域,形成了差异很大的自然环境,水土、气候、日照、生物分布等生态环境各不相同。因此,天然中药材具有一定的地域特性,产地与其产量、质量关系密切。历代医药学家经过长期使用、观察和对比,发现许多优质药材,由于产地的不同,其品种、产量、质量都有很大的差异,逐渐形成了带有地域特征的"道地药材"的概念。

所谓"道地药材"是人们习惯把产于某一地区的某药材,由于其地域性强、历史悠久、产地适宜、品种优良、产量宏丰、炮制考究、疗效突出而给予的称谓,也叫"地道药材"。可以说道地药材是优质纯正药材的专用名词。道地药材的确定,与药材产地、品种、质量及其临床疗效等因素有关。如广东的砂仁、佛手、藿香,四川的黄连、川芎、附子,云南的茯苓、三七,江苏的薄荷、苍术,河南的地黄、山药,东北的人参、五味子,山东的阿胶等,都是著名的道地药材。道地药材是在长期的生产和用药实践中形成的,也不是一成不变的。环境改变、过度采伐、栽培和养殖技术进步、产区经济结构变化等因素,皆可导致药材道地的变迁,而药材的品质和临床疗效始终是确定道地药材的根本标准。

长期的临床实践证明,重视中药产地与质量的关系,强调道地药材的适度开发和合理应用,对保证中药疗效起着十分重要的作用。随着医疗事业的发展,中药材需求量日益增加,加之许多药材的生产周期较长,产量有限,因此单靠强调道地药材产区扩大生产,已经无法满足临床用药的需求。进行植物药材引种栽培和药用动物的驯养,成为解决道地药材不足的重要途径,我国已成功实现多种名贵或短缺药材的异地引种及药用动物的驯养。如西洋参的国内引种,原产贵州的天麻在陕西大面积引种,人工培育牛黄,人工养鹿取茸,人工养麝取香等,在一定程度上满足了部分短缺药材的需求。为进一步发展优质道地药材生产,我国正在逐步推行《中药材生产质量管理规范》(GAP),并且已有很多按照《中药材生产质量管理规范》标准建立起来的中药材生产基地。有理由相信,道地药材的标准化生产,对中药材资源的开发利用和中药材品质的提高具有重要意义。

第二节 中药的采收

中药材的采收时节和方法与药材的质量密切相关。由于动植物在其生长发育的不同时期其药用部位所含有效成分及有害成分各不相同,药物的疗效和毒副作用也有较大差异,合理采收对保证药材质量、提高疗效以及扩大和保护药材资源十分重要。因此,中药材的采收必须严格按照采收标准、适收标志、采收期、收获年限和采收方法进行采收。

一、植物类药物的采收

植物类药材应在有效成分含量最高时进行采收,但除了有效成分因素,还应考虑药材的产量。对于含有毒性成分的药材,同时还应考虑其有毒成分的含量。所以药材采收期应综合考虑有效成分含量、有毒成分含量和药材产量三项指标。目前由于对多数药用植物中有效成分的消长规律尚不完全清楚,多数只能按照其营养物质的积累规律来指导采收。由于各地土壤、气候、地势、雨量、光照时间等生长条件不同,所以同一药材不同产地最佳采收期也不尽相同。

植物类药材的根、茎、叶、花、果实的生长成熟期有明显的季节性。根据前人长期的实践经验,其采收时节和方法通常按照入药部位的生长特性及成熟度为依据,可归纳为以下几方面。

1. 全草类 多数在植物充分生长、枝叶茂盛的花前期或刚开花时采收。有的割取植物的地上部分,如益母草、薄荷、荆芥、紫苏等;以带根全草入药的,则连根拔起全株,如小蓟、蒲公英、车前草、紫花地丁等;以茎叶同时入药的藤本植物,其采收原则与此相同,应在生长旺盛时割取,如首乌藤、忍冬藤。

2. 叶类 叶类药材通常在花蕾含苞待放或正在盛开时采收。此时正当枝繁叶茂,有效成分含量高,药力雄厚,如艾叶、大青叶、荷叶、枇杷叶等;有些特定的品种,如桑叶须在深秋或初冬经霜后采集。

3. 花、花粉 花一般采收未开放的花蕾或刚开放的花朵。由于花朵次第开放,所以要分次适时采摘,若采收过迟,易致花瓣脱落和变色,气味散失,影响质量,如月季花、菊花、旋覆花;有些花蕾入药的,如金银花、辛夷,则在未开放的花蕾期采收;红花则宜于管状花充分展开,花色由黄转红时采收;以花粉入药的如蒲黄,则须在花朵盛开时采收。

4. 果实和种子类 多数果实类药材,当于果实成熟后或将成熟时采收,如枸杞子、瓜蒌、马兜铃;少数品种有特殊要求,当采用未成熟的幼嫩果实,如青皮、乌梅、枳实等;容易变质的浆果,如枸杞子、女贞子,在略熟时于清晨或傍晚采收为好。

以种子入药的,通常在果实成熟后采集,如银杏、莲子、沙苑子等。如果同一果序的果实成熟期相近,可以割取整个果序,悬挂在干燥通风处,以待果实全部成熟,然后进行脱粒;若同一果序的果实次第成熟,则应分次摘取成熟果实;有些干果成熟后很快脱落,或果壳裂开,种子散失,如茴香、豆蔻、牵牛子等,最好在开始成熟时适时采取。

5. 根和根茎类 一般早春或深秋时节(阴历二月或八月)采收为佳,因为"春初津润始萌,未充枝叶,势力淳浓","至秋枝叶干枯,津润归流于下",且"春宁宜早,秋宁宜晚"。早春二月,新芽未萌,深秋时节,多数植物的地上部分停止生长,其营养物质多贮存于地下部分,有效成分含量高,此时采收质量好,产量高,如葛根、天麻、苍术、大黄、桔梗、玉竹等。但也有少数例外,如延胡索、半夏等则以夏季采收为宜。

6. 树皮和根皮类 通常在清明至夏至间(即春、夏时节)采收。此时植物生长旺盛,植物体内浆液充沛,药性较强并易于剥离,如厚朴、黄柏、杜仲。肉桂多在十月采收,因此时挥发油含量高且容易剥离。木本植物生长周期长,为保护药源应尽量避免伐树取皮或环剥取皮等掠夺式采收方法。根皮的采收与根和根茎类相似,应于秋后苗枯或早春萌发前采集,如地骨皮、牡丹皮、苦楝根皮等。

二、动物类药物的采收

动物类药材采收不具明显规律性,品种不同采收各异,具体应以动物生长活动季节、保证药效及容易获取为原则。如桑螵蛸应在每年秋季卵鞘形成至翌年春季孵化成虫前采集;蝉蜕为黑蚱羽化时蜕的皮壳,多于夏秋季采取;驴皮应在冬至后剥取,其皮厚质佳;石决明、牡蛎等海生贝壳类药材,多在夏秋季捕获,此时生长发育旺盛,钙质充足,药效最佳;昆虫类应于数量较多的活动期捕获。

三、矿物类药物的采收

由于矿物类药材的成分较为稳定,在保证不浪费资源的前提下,可随时采收。

复习思考题

1. 什么是道地药材?
2. 中药材采收的依据是什么?
3. 简述不同植物药的采收时间。

(宋立富)

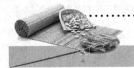

第三章

中药的炮制

【学习目标】
1. 掌握中药炮制的目的。
2. 熟悉常用的中药炮制方法。

中药的炮制,是指原生药材在应用或制剂之前必要的加工处理过程,是中药传统技术之一。古代又称炮炙、修事、修治、修制等。中药源于大自然,以生药为主,品种繁多,成分复杂,大多需要炮制后方可入药。炮制必须在中医理论的指导下,根据临床用药的目的以及储存、配方或制剂的不同要求,并结合药材的自身特点进行,以便增强药物的疗效,降低药物的毒副作用,更好地适合临床需要。

第一节 炮制的目的

中药炮制方法各异,炮制的目的也是多方面的。不同的药物,其炮制目的不同;同一种药物炮制方法不同,其炮制目的也不同。总的来讲,炮制的目的主要有以下六个方面:

一、纯净药材,保证用量准确

中药来源广泛,在采集、贮存和保管过程中往往会掺入杂质或存留非药用部位,影响中药用量的准确度,因此须进行纯净处理。如远志去心、枇杷叶去毛、虻虫去足翅等。

二、增强作用,提高临床疗效

某些药物经过炮制以后可以增强原有的治疗作用。如麻黄、款冬花经蜜炙可以增强润肺止咳作用;当归、川芎酒炙可以增强活血通络作用;知母、黄柏盐炙可以增强滋阴降火作用。

三、改变性能,适合病情需要

某些药物经过炮制,可以改变药物的性、味和功效,使之更加适应临床需要。如生地长于清热凉血,蒸晒后制成熟地则长于滋阴补血;生首乌能润肠通便,用黑豆汁拌蒸成制首乌后则专补肝肾、补益精血等。

四、降低或消除毒副作用，保证用药安全

一些毒副作用较强的药物，经过炮制可以明显降低其毒性及副作用，保证了临床用药的安全。如生附子温里散寒，有大毒，经炮制加工后，毒性大大降低；巴豆峻下寒积，有大毒，去油制霜可缓和其泻下作用；常山截疟，酒制可以降低毒性，减缓催吐作用。

五、矫味矫臭，便于服用

某些药物具有特殊的气味，服用后可能引起恶心、呕吐、心烦等不适，用醋炙、酒炙、麸炒等方法加工处理后，能起到矫味矫臭作用，利于服用。如醋炙乳香、酒制乌梢蛇、蜜制马兜铃等。

六、改变性状，便于贮存和制剂

某些药物经过粉碎、干燥等加工，可以改变性状，并杀死霉菌，防止霉变，便于贮存和制剂。如桑螵蛸用武火蒸后晒干，可杀死虫卵，防止虫蛀或孵化；矿物类、贝壳类等药物经过煅烧或粉碎后，可使有效成分易于溶出，便于制剂。

第二节　炮制的方法

中药炮制历史悠久，是古人在临床实践中逐步总结出来的。随着现代科技的不断进步，中药炮制技术有了很大的发展和改进。炮制方法大体上可概括为五大类。

一、修治

是对药物进行的初步加工处理，包括纯净、粉碎、切制等。

1. 纯净　用手工或借助一定的工具，如挑、筛、簸、刷、刮、撞、挖等方法，去掉杂质或非药用部位及药效作用不一致的部分，使药材清洁纯净。如拣去辛夷花的枝、叶；用毛刷刷掉石韦、枇杷叶背面的绒毛；狗脊烫过后，用竹篓将表面的绒毛撞掉；用筛子将药材中的泥沙、石屑等杂质筛掉等。

2. 粉碎　用捣、碾、研、磨、锉等方法将药物粉碎到一定程度，使其符合调剂、制剂的要求，以便于有效成分的提取、溶解和有效利用。如郁李仁、砂仁用铜药缸捣碎；犀角（现用水牛角代）、羚羊角用锉刀锉成碎屑。现在一般多用药碾或粉碎机进行粉碎。

3. 切制　用切、铡、刨等方法，将药物切成一定规格的片、丝、块、段等，以便于药物有效成分的溶出和调剂使用。如槟榔切片，陈皮切丝，茯苓切块，麻黄切段。

二、水制

是用水或其他液体辅料处理药材的方法，包括洗、漂、闷润、浸泡、喷淋、水飞等，其目的主要是净化药物、软化药物和降低药物毒性等。

1. 洗　用清水快速洗除药材表面的泥沙与污垢。需要注意的是，质地疏松或黏性大的药材，清洗时间不宜过长；含黏液质较多的种子类，不能水洗；具有芳香气味的药材不宜水洗。

11

2. 漂　将药物置于水中浸渍一段时间,目的是去除盐分、腥味及毒性成分。漂的具体方法,一般是将药材放入盛水的缸中,天冷时每日换水 1 次,天热时每日换水 2~3 次;漂的时间根据药材情况决定,短则 3~4 天,长则数周。

3. 闷润　将清水或液体辅料慢慢渗入药物内部,使其软化。根据药材质地的软硬、加工时的气温、工具的不同,又分为淋润、洗润、泡润、浸润、晾润、盖润、伏润、露润、复润、双润等,可以在尽量少损失有效成分的前提下使药材软化,便于进一步加工。如淋润荆芥、泡润槟榔、酒洗润当归、伏润天麻等。

4. 浸泡　将质地松软或经水泡易损失有效成分的药物,置于水中浸湿立即取出,称为"浸";而将药物置于清水或辅料药液中,使药材软化,便于切制或除去毒性成分及非药用部分,则称为"泡"。如用白矾水浸泡半夏,用胆巴水浸泡附子等。操作时要根据浸泡的目的、季节、气温的不同,掌握浸泡时间及搅拌和换水次数,以免药材腐烂变质而影响药效。

5. 喷淋　用少量清水喷淋药材,使药材清洁和软化,主要用于不宜浸泡的药材。在炒制药物时,按不同要求,可喷洒清水、酒、醋、蜜水、姜汁等辅料药液。

6. 水飞　是将不溶于水的矿物、贝壳类等药物与水共研,以制备成极细粉末。具体方法是将药物破碎后,放入乳钵或其他容器中加水共研、搅拌,根据粗细粉末在水中悬浮性不同,粗粒下沉,细粉混悬于水中,倾出混悬液,粗粒继续研磨,如此反复操作,至全部研细为止。然后将倾出的混悬液静置沉淀,除去上面的清水,沉淀物干燥后即得极细粉末。

三、火制

是用火加热处理药材的方法,使药材松脆,易于制剂和服用,也可改变药性、增强疗效、消除或降低毒副作用,包括炒、炙、煅、煨、烘焙等。

1. 炒　将药物放入炒制容器内,用不同的火力炒至一定程度。主要目的是增强疗效,缓和或改变药性,降低毒副作用及矫味矫臭等。根据炒制过程中是否加入辅料,可分为清炒法与加辅料拌炒法两大类。清炒法是指不加辅料炒制,根据炒制的时间和火力的大小,又分为炒黄、炒焦、炒炭;加辅料拌炒法是加入固体辅料炒制,根据所加辅料的不同,又分为麸炒、米炒、土炒、砂炒、蛤粉炒、滑石粉炒等。

2. 炙　将药物与液体辅料共同拌炒,以使辅料渗入药物内部或附着于表面的方法。其目的是改变药性,增强疗效或降低毒副作用。根据加入辅料的不同,又分为酒炙、蜜炙、醋炙、盐炙、姜炙、油炙等。如酒当归、蜜百部、醋元胡、盐知母、姜半夏等。

3. 煅　将药物用强火直接或间接煅烧的方法,多用于矿物类或贝壳类药物。其目的是使药材质地松脆,易于粉碎,有效成分更易煎出。根据具体操作和要求,又分为明煅法、闷煅法、煅淬法。如煅石膏、煅牡蛎、煅血余炭等。

4. 煨　用湿面粉或湿黄泥等包裹药物,置于热火灰或加热的滑石粉、麦麸中加热的方法。其目的除去刺激性成分,脱去油脂,以缓和药性,降低毒副作用等。如煨甘遂、煨木香、煨生姜等。

四、水火共制

是水火共用的加工方法,水可以是清水,也可以是液体辅料。常用的方法有蒸、煮、婵、淬等。

1. 蒸　将药物装入蒸制容器内,隔水加热至一定程度。不加辅料者为清蒸,加辅料者为加辅料蒸。主要目的是改变药性,扩大用药范围,保存药效,减少副作用,软化药材等。如制首乌、熟地黄等。

2. 煮　将药物置锅内,加适量清水煮制,可以加辅料也可以不加。主要目的是消除或降低药物毒性,改变药性,增强药效等。如清水煮乌头、醋煮芫花等。

3. 燀　将药物置沸水中短时间浸煮,主要用于去除非药用部位或分离不同药用部位。如桃仁、杏仁燀后去除种皮,白扁豆燀后分为扁豆仁和扁豆衣。

4. 淬　将某些矿物药直接煅烧至红后迅速投入液体辅料中,使之受冷而松脆。主要目的是易于粉碎并增强药效。如醋淬磁石。

五、其他制法

指上述方法以外的一些特殊加工方法,常用的有发芽、发酵、制霜等。主要目的是改变药性,减少毒副作用等。如麦芽、谷芽的发芽,神曲、淡豆豉的发酵,巴豆的去油制霜等。

复习思考题

1. 何谓炮制? 中药炮制的目的是什么?
2. 何谓水火共制? 常用的方法有哪些?

（宋立富）

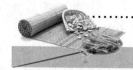

第四章

中药的性能

【学习目标】
1. 结合有代表性的药物认识四气、五味。
2. 掌握五味的普遍性作用及适应证。
3. 熟悉影响药物升降沉浮的主要因素。
4. 掌握药物归经的意义。
5. 了解中药毒性的含义。

疾病是病邪作用于人体,人体正气与之交争,导致机体阴阳气血偏盛偏衰或脏腑功能失常的结果。因此,治病的过程就是通过药物扶正祛邪、消除病因,以恢复脏腑气血的生理功能的过程,即以药物的偏性来纠正人体阴阳的偏盛或偏衰。中药药性可以用四气、五味、升降浮沉、归经和有毒无毒等概括。

第一节 四气、五味

《神农本草经》记载"药有酸咸甘苦辛五味,又有寒热温凉四气",是药物四气五味的最早记载。气与味是中药性能的最重要指标。

一、四气

1. 概念 四气,是指寒热温凉四种不同的药性。寒凉属阴,温热属阳。寒凉与温热是相对立的两种药性;寒与凉、温与热则仅是程度的不同,"凉次于寒""温次于热"。所谓平性药,是指寒热之性不明显,药性平和、作用缓和的一类药,其实也有微温或微凉之性。

2. 来源 寒热温凉四气是古人根据药物作用于人体所产生的不同反应经过长期的临床实践总结出来的,它与所治疗疾病的性质是相对的。如病人表现为高热烦渴、面红目赤、咽喉肿痛、脉洪数等阳热证,用石膏、知母、黄芩、黄连等药物治疗后,症状得以缓解或消除,则说明这些药物的药性是寒凉的;反之,如病人表现为四肢厥冷、面色苍白、脘腹冷痛、脉微欲绝等阴寒证,用附子、肉桂、干姜等药物治疗后,症状得以缓解或消除,则说明这些药物的药性是温热的。

3. 作用 一般来讲,寒凉药具有清热泻火、凉血解毒、泻热通便、清心开窍、凉肝息风等作用,多用于身热烦渴、血热吐衄、热结便秘、火毒疮疡、痰热喘咳、高热神昏、热极生风等一系列阳热证;而温热药则具有温里散寒、温阳利水、温经通脉、回阳救逆等作用,多用治中寒腹痛、阴寒水肿、风寒痹证、阳痿不举、血寒经闭、亡阳虚脱等一系列阴寒证。《素问·至真要大论》所谓"寒者热之,热者寒之"。

二、五味

1. 概念 五味,是指药物酸、苦、甘、辛、咸五种不同的味道,有些药物还具有淡味或涩味。按中药理论,不同味道的药物具有不同的治疗作用。

2. 来源 五味最初是通过口尝,靠感觉器官辨别出来的,它反映了药物的真实味道。之后和四气一样,五味更重要的则是通过长期的临床观察,了解到不同味道的药物作用于人体,产生了不同的反应,获得了不同的治疗效果,从而总结归纳出了五味理论。也就是说,五味不仅仅是药物味道的真实反映,更重要的是对药物作用的高度概括。

3. 属性 与四气一样,五味具有阴阳属性,《内经》所谓:"辛甘淡属阳,酸苦咸属阴";五味也有五行归属,《尚书·洪范》所谓:"酸味属木,苦味属火,甘味属土,辛味属金,咸味属水"。

4. 作用 《素问·藏气法时论》概括为:"辛散,酸收,甘缓,苦坚,咸软"。

(1)辛:"能散,能行",即具有发散、行气、活血等作用。解表药、行气药、活血药多具有辛味,用于治疗表证及气滞血瘀之证。如生姜发散风寒、陈皮行气除胀、川芎活血化瘀等。

(2)甘:"能补,能和,能缓",即具有补益、和中、调和药性和缓急止痛的作用。滋养补虚、调和药性及缓解疼痛的药物多具有甘味,用于治疗正气虚弱、脾胃不和、拘急疼痛及调和药性、中毒解救等。如人参大补元气、熟地滋补精血、饴糖缓急止痛、甘草调和药性等。

(3)酸:"能收,能涩",即具有收敛、固涩的作用。固表止汗、敛肺止咳、涩肠止泻、固精缩尿、固崩止带的药物多具有酸味,用于治疗体虚多汗、肺虚久咳、久泻久痢、遗精滑精、遗尿尿频、崩漏带下等证。如五味子固表止汗、罂粟壳敛肺止咳、五倍子涩肠止泻、山茱萸涩精止遗、白果固崩止带等。

(4)苦:"能泄,能燥,能坚",即具有清泄火热、降泄气逆、通泄大便、燥湿等作用。清热泻火、降气平喘、降逆止呕、通利大便、燥湿的药物多具有苦味,用于治疗火热证、喘咳、呕恶、便秘、水湿等证。如黄连清热泻火、杏仁降气平喘、半夏降逆止呕、大黄泻热通便、苦参清热燥湿、苍术苦温燥湿等。

(5)咸:"能下,能软",即具有泻下通便、软坚散结的作用。泻下或润下通便及软坚散结的药物多具有咸味,用于治疗大便燥结、瘰疬、瘿瘤、癥瘕痞块等证。如芒硝泻热通便、海藻消瘰散瘿、鳖甲软坚消癥等。

(6)淡:"能渗,能利",即具有渗湿利水的作用,多用于治疗水肿、脚气、小便不利等证,如薏苡仁、茯苓、猪苓、泽泻等。《神农本草经》未提及淡味,后世医家主张"淡附于甘"。

(7)涩:与酸味药的作用相似,能收敛固涩,多用于治疗虚汗、泄泻、尿频、滑精、出血等证。如莲子固精、禹余粮止泻、乌贼骨止血等。涩多与酸味并列。

三、四气和五味的关系

由于每种药物同时具有气和味,临床用药必须把四气和五味有机结合起来,才能准确地辨别药物的作用。

1. 气味相同的药物作用相近。如辛温药物多能发散风寒,甘温药物多能补气助阳,苦寒药物多能清热燥湿。

2. 气味不同的药物作用不同。如黄连苦寒,能清热燥湿;党参甘温,则能补中益气。

3. 气同味异或味同气异的药物作用可能同中有异。如麻黄、杏仁、党参、肉苁蓉同属温性,可用于寒证,但由于味不同,麻黄辛温散寒解表,杏仁苦温下气止咳,党参甘温补脾益气,肉苁蓉咸温补肾助阳。再如桂枝、薄荷、附子、石膏均有辛味,因四气不同,桂枝辛温解表散寒,薄荷辛凉疏散风热,附子辛热补火助阳,石膏辛寒清热降火,作用迥然不同。

4. 气味完全相同的药物,还有归经、升降浮沉的不同,其作用也不尽相同。如黄芩、黄连和黄柏均属苦寒药,但黄芩清上焦热,黄连清中焦热,黄柏则偏于清下焦热。

由此可见,药物气味所表示的药物作用及气味配合的规律是比较复杂的,学习中药既要熟悉四气五味的一般规律,又要掌握每一药物气味的特殊治疗作用,这样才能很好地掌握药性,指导临床用药。

第二节　升降浮沉

升降浮沉是历代医家在长期临床实践中逐步总结出来的,是概括中药性能的重要指标。

一、概念

升降浮沉是药物作用的趋向性。升,即上升,趋向于机体的上部;降,即下降,趋向于机体的下部;浮,即向外,趋向于机体的体表;沉,即向内,趋向于机体的内部。其中,升与降、浮与沉是相对立的;而升与浮、沉与降,既有区别又有交叉,实际应用时升浮、沉降常相提并论。按阴阳属性区分,升浮属阳,沉降属阴。药物的升降浮沉是与疾病所表现的趋向性相对而言的。由于疾病在病势上常表现出向上(如呕吐、呃逆、喘息)、向下(如脱肛、遗尿、崩漏)、向外(如自汗、盗汗)、向内(表证未解而入里)的特征,在病位上又有在表(如外感表证)、在里(如里实便秘)、在上(如目赤肿痛)、在下(如腹水、尿闭)等的不同,因而,能够针对病情,改善或消除这些病证的药物,也就分别具有升降浮沉的作用趋向了。

二、来源

药物升降浮沉的特性,与药物的生成禀赋不同有关,并受四气、五味、炮制、配伍等诸多因素的影响,是通过药物作用于机体所产生的疗效概括出来的。

三、影响因素

主要有以下几方面。

1. 四气五味　一般来讲,凡味属辛、甘,气属温、热的药物,大多是升浮药,如麻黄、升麻、黄芪等;凡味属苦、酸、咸,气属寒、凉的药物,大多是沉降药,如大黄、芒硝、滑石等。

2. 质地轻重　一般来讲,花、叶、皮、枝等质轻的药物大多是升浮药,如苏叶、菊花、蝉蜕等;而种子、果实、矿物、贝壳及质重者大多是沉降药,如苏子、枳实、牡蛎、代赭石等。但某些药有特殊性,如旋覆花虽然是花,但功效降气消痰、止呕降逆,药性是沉降的;苍耳子虽是果实,但功效通窍发汗、散风除湿,药性是升浮的。古人有"诸花皆升,唯旋覆花独降;诸子皆降,唯苍耳子独升"之说。另外,部分药物具有双向性,如川芎既能上行头目,又能下行血海;白花蛇既能内走脏腑,又能外彻皮肤。

3. 药物炮制　炮制可影响药物的升降浮沉。一般来讲,药物酒制上升,姜炒发散,醋炒收敛,盐炒下行。如大黄,本属于沉降药,能峻下热结、泻热通便,经酒炒后,则清上焦火热,可治目赤头痛。

4. 药物配伍　一般来讲,升浮药在大量沉降药中能随之下降;沉降药在大量升浮药中能随之上升。如升麻虽升浮,但配伍当归、肉苁蓉等同用,则终成润下之剂而主治肾虚便秘;牛膝引血下行为沉降药,与桃仁、红花、桔梗、柴胡、枳壳等升达清阳药同用,则随之上升,主治胸中瘀血证。

四、作用

升降浮沉代表不同的药性,标示药物不同的作用趋向。一般来讲,升浮药具有疏散解表、宣毒透疹、解毒消疮、宣肺止咳、温里散寒、暖肝散结、温通经脉、通痹散结、行气开郁、活血消癥、开窍醒神、升阳举陷、涌吐等作用。故解表药、温里药、祛风湿药、行气药、活血祛瘀药、开窍药、补益药、涌吐药等多具有升浮特性。沉降药具有清热泻火、泻下通便、利水渗湿、重镇安神、平肝潜阳、息风止痉、降逆平喘、止呕止呃、消积导滞、固表止汗、敛肺止咳、涩肠止泻、固崩止带、涩精止遗、收敛止血、收湿敛疮等作用。故清热药、泻下药、利水渗湿药、降气平喘药、降逆和胃药、安神药、平肝息风药、收敛止血药、收涩药等多具有沉降药性。

根据升降浮沉特性,药物作用于机体,可以因势利导,驱邪外出,也可以调整脏腑气机逆乱。因此,病位在上、在表者宜升浮,如外感风热用薄荷、菊花疏散;病位在下、在里者宜沉降,如热结便秘选用大黄、芒硝泻热通便;病势上逆者宜降不宜升,如肝阳上亢之眩晕选用代赭石、石决明平肝潜阳;病势下陷者宜升不宜降,如气虚下陷之脱肛选用黄芪、升麻升阳举陷。当然,为适应复杂病机,也可能升降浮沉并用。如治疗表邪未解,邪热壅肺,汗出而喘的表寒里热证,常用石膏清泄肺火,肃降肺气,配麻黄解表散寒,宣肺止咳,一清一宣,升降并用;治心肾不交、上热下寒证,常用黄连清心降火安神,配肉桂补肾引火归原,以交通心肾,水火既济。

第三节　归　经

归经是在经络理论的指导下,历代医家逐步总结完善的用以概括中药性能的又一重要指标,它使得用药更具有针对性。

一、概念

归经是指药物对机体某部分的选择性作用,即某药对某些脏腑经络有特殊的治疗作用。它指明了药物治病的适用范围,包含了药物定位的概念,是指导临床用药的基本理论之一。

二、来源

秦汉时期《内经》《神农本草经》《伤寒论》《名医别录》等医药文献,奠定了归经理论的基础;唐宋时期《食疗本草》《本草拾遗》《本草衍义》等逐渐将药物与脏腑经络联系到一起,出现了药物归经理论的雏形;金元时期《珍珠囊》《汤液本草》《本草发挥》等汇集了这一时期医家对归经的学术见解,标志着系统归经理论的确立;明清时期正式把"归经"作为专项列于"主治"项后说明药性,并采用五脏六腑之名,归经学说臻于完善。

1. 归经是以脏腑经络学说为基础,以药物所治病证为依据,经过长期临床实践总结出来的。如心经病变多见心悸失眠;肺经病变多见胸闷喘咳;肝经病变多见胁痛抽搐。用朱砂、远志能治心悸失眠,所以归心经;用桔梗、苏子能治喘咳胸闷,所以归肺经;用白芍、钩藤能治胁痛抽搐,所以归肝经。有些药物治疗范围较大,对不同脏腑经络均有作用,故可一药归数经。如麻黄既能解表发汗、宣肺平喘,治疗外感风寒及咳喘之证,又能宣肺利尿、通利膀胱,治疗风水水肿之证,所以归肺经和膀胱经。

2. 归经随中医理论体系的发展而日臻完善。《伤寒论》创立六经辨证,出现了六经用药方法,如麻黄、桂枝为太阳经药,石膏、知母为阳明经药。温病学派创立卫气营血、三焦辨证,相应出现了卫气营血、三焦用药的归经方法,如银花、连翘为卫分药,石膏、知母为气分药,生地、玄参为营血分药;黄芩清上焦热,黄连清中焦热,黄柏清下焦热。

3. 有些药物的归经与其形色、气味及五行归属有关。如味辛、色白入肺、大肠经,味苦、色赤入心、小肠经;磁石、代赭石重镇入肝经,桑叶、菊花轻浮入肺经;麝香芳香开窍入心经,佩兰芳香醒脾入脾经;连翘像心而入心经。这种以药物特性为归经依据存在一定局限性,需要进一步研究确认。

三、临床应用

经络沟通内外表里,体表病变可以通过经络影响到脏腑,脏腑病变也可以循经反映到体表,临床可以根据脏腑及其所属部位选择相应归经的药物进行治疗。

1. 有助于脏腑病证的针对性选药 如同为脏腑火热,肺热咳喘,多用黄芩、桑白皮;胃火牙痛多用石膏、黄连;心火亢盛多用朱砂、黄连;肝火上炎则多用夏枯草、龙胆草等。同为脏腑虚寒,脾阳虚多用干姜;肾阳虚多用肉桂;心阳暴脱则多用附子。

2. 有助于区别功效相似的药物 如同有利尿作用,麻黄宣肺利水,黄芪健脾利水,附子温肾利水,茯苓、猪苓则善通利膀胱水湿;羌活、白芷、柴胡、吴茱萸、细辛均可治头痛,但羌活善治太阳经头痛,白芷善治阳明经头痛,柴胡善治少阳经头痛,吴茱萸善治厥阴经头痛,细辛则善治少阴经头痛。

3. 有助于根据脏腑关系选择配伍药物 如肾阴不足、水不涵木、肝火上炎之目赤头晕者,选用黄柏、知母、枸杞、菊花、熟地等归肝、肾两经的药物以益阴降火、滋水涵木;肺虚久咳、子盗母气致脾肺两虚、痰湿停聚者,选用党参、白术、茯苓、陈皮、半夏等归肺、脾两经的药物以补脾益肺,培土生金。

4. 运用归经还需结合四气五味、升降浮沉 如同归肺经,四气不同,其治疗作用不同。如紫苏散风寒,薄荷散风热,干姜温化寒饮,黄芩清热泻火。同归肺经,五味不同,其治疗作用不同。如乌梅酸收,敛肺止咳;麻黄辛散,宣肺平喘;党参甘缓,补肺益气;杏仁苦降,止咳化痰;蛤蚧味咸,补肾益肺。同归肺经,升降浮沉不同,其作用也不相同。如桔梗、麻黄升浮,故能宣肺气止咳平喘;杏仁、苏子沉降,故能降肺气止咳平喘。

总之,四气五味说明药物具有不同的寒热属性和治疗作用,升降浮沉说明药物作用的不同趋向,而归经理论则把药物的治疗作用与病变所在的脏腑经络有机地联系在一起。因此,掌握归经理论对指导临床用药有很重要的意义。

第四节 毒 性

历代本草书籍中,常在每一味药物的性味之下,标明其"有毒""无毒"。"有毒""无毒"也是概括药物性能的重要指标之一。

一、古代概念

一是用"毒药"概括药物,把药物的偏性看作药物的毒性。如《周礼》:"医师掌医之政令,聚毒药以供医事";张景岳《类经》:"药以治病,因毒为能,所谓毒者,因气味之偏也"。二是概括药物毒副作用的大小。如《素问·五常政大论》:"大毒治病,十去其六;常毒治病,十去其七;小毒治病,十去其八;无毒治病,十去其九";《神农本草经》"三品"分类法即是以药物毒性的大小为依据的;后世本草在药物性味下标明"有毒""大毒""小毒"等,也大都指药物毒副作用的大小。

二、现代概念

随着医学的进步,人们对毒性的认识也逐步加深。所谓毒性一般指药物对机体所产生的不良影响及损害。包括急、慢性毒性和特殊毒性如致癌、致突变、致畸胎、成瘾等。毒性一般是指通过对机体的化学或物理作用,损害器官、影响功能、导致疾病甚至死亡的较严重不良反应。副作用是指在常规剂量时出现与治疗需要无关的不适反应,一般比较轻微,对机体危害不大,停药后可自行消失,如服用某些中药出现的恶心、呕吐、腹泻或皮肤瘙痒等。副作用的产生与药物自身特性、炮制、配伍、制剂等多种因素有关。过敏反应也属于不良反应,其症状轻者可见瘙痒、皮疹、胸闷、气急,重者可引起过敏性休克,除药物因素外,也与患者体质有关。此外,由于许多中药一药多效,如用麻黄平喘止咳时,发汗就可能成为副作用;用常山治疟疾时,催吐就是副作用。

三、毒性分级

中药毒性分级多沿袭临床用药经验及文献记载,目前尚缺乏明确的实验数据。《中华人民共和国药典》采用大毒、有毒、小毒三类进行描述是通行的分类方法。

四、正确认识毒性

包括正确总体评价、正确看待文献记载和重视临床报道。

1. 正确总体评价 目前中药多达1万余种,见中毒报告的仅仅数百种。与化学合成药相比,中药安全低毒优势明显,这是当今回归自然,返璞归真的潮流所趋,是中药受到世界各国青睐的主要原因。

2. 正确看待文献记载 历代本草对药物毒性的记载,值得借鉴。但由于历史条件的限制,文献有不少缺漏和错误。如《本草纲目》认为马钱子无毒;而有些十八反中的配伍药物经实验研究是无毒的。所以实事求是,才是科学态度。

3. 重视临床报道　近年来出现了不少中药中毒的临床报道。植物药如关木通、苍耳子、苦楝根皮、附子、乌头、巴豆、半夏、牵牛子、山豆根、白附子、马钱子、黄药子、杏仁、桃仁及曼陀罗等；动物药如斑蝥、蟾蜍、鱼胆、蜂蛹；矿物药如砒霜、升药、胆矾、铅丹、密陀僧、皂矾、雄黄等。古代文献记载大毒、剧毒的有之，小毒甚至无毒的也有中毒病例发生。所以一定要重视临床报道，不断积累经验，准确掌握中药毒性，保证用药安全。

五、正确对待有毒药物

正确对待中药的毒性，是安全用药的保证。

1. 根据体质强弱、病情轻重选择药物、确定剂量，中病即止，以防过量和蓄积中毒。
2. 注意禁忌、严格炮制，选用适当制剂。
3. 注意个体差异，适当增减用量。
4. 注意药品鉴别和保管，防止伪品混用。

复习思考题

1. 什么是四气？划分中药四气的主要依据是什么？
2. 什么是五味？中药五味各有什么作用？
3. 影响药物升降浮沉特性的因素有哪些？
4. 什么是归经？有何临床意义？
5. 临床如何对待中药的毒性？

（宋立富）

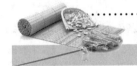

第五章

中药的应用

【学习目标】

1. 掌握各种配伍关系的内容及意义。

2. 熟悉"十八反""十九畏"。

3. 了解特殊的煎药方法。

第一节　中药的配伍

一、配伍的含义

根据病情需要和药物性能,有选择地将两味或两味以上的药物配合使用称配伍。配伍是中医用药的特点,也是取得临床疗效的关键。

二、配伍的目的

中医治病由单味药逐渐发展为多味药组合配伍。病情比较单纯时,选用一种针对性强的药物即能获得疗效,但病情较为复杂,单味药难以实现全面兼顾、主次分明的治疗要求时,便需同时使用两味或两味以上的药物。通过正确的配伍可以增强作用,提高原有疗效,扩大治疗范围;可以适应复杂多变的病情;可以降低或消除某些药物的毒副作用;可以延缓耐药现象的发生。

三、配伍关系

药物配合使用后会发生某些相互作用。有的能增强或降低原有的疗效,有的能抑制或消除毒副作用,有的则能产生或增强毒副作用。因此,在药物配伍方面,必须有所选择。古人把单味药的应用和药物间的配伍关系概括为药物的配伍"七情"。除单行外,其余六个方面都是讲配伍关系的。

1. 单行　用单味药治病。如独参汤单用人参浓煎顿服,以大补元气、治疗虚脱。

2. 相须　性能功效类似的药物配合应用,起协同作用,能增强原有疗效。如大黄、芒硝配伍,能增强攻下泻热作用;羌活、独活配伍,能增强祛风湿止痛作用。

3. 相使　性能功效方面有某些共性的药物配合应用，以一药为主，其他药能辅助提高其疗效。如黄连配木香治湿热泻痢，以黄连清热燥湿、解毒止痢为主，木香行气止痛，可增强治疗湿热泻痢腹痛、里急后重的效果。

4. 相畏　两药合用，一种药物的毒性或副作用，能被另一种药物降低或消除。如生半夏的毒性能被生姜降低或消除，即生半夏畏生姜。

5. 相杀　两药合用，一种药物能降低或消除另一种药物的毒性或副作用。如生姜能降低或消除生半夏的毒性或副作用，即生姜杀生半夏毒。

6. 相恶　两药合用，一种药物能使另一种药物原有功效降低，甚至消失。如莱菔子能削弱人参的补气作用，即人参恶莱菔子。

7. 相反　两药合用，能增强毒性、副作用或产生新的毒性。如"十八反""十九畏"中的若干药物。

上述六种配伍关系，也可以概括为以下四种情况：

1. 协同作用　相须、相使因能增进药物的原有疗效，临床用药时要充分利用。

2. 制约作用　相畏、相杀因能降低或消除药物的毒性、烈性或副作用，临床应用这类药物时必须考虑选用。

3. 拮抗作用　相恶药物可能互相抵消、削弱原有疗效，用药时应尽量避免。

4. 配伍禁忌　相反药物因配伍产生或增强毒副作用，原则上应严格禁止配伍使用。

纵观中药应用的历史，从单味药治病到多味药物配伍应用，经历了漫长的实践与认知过程。药物按照一定法度加以组合，并确定适当的剂量和剂型，即成为方剂。方剂是药物配伍使用的较高形式，我们将在以后的章节中学习。

第二节　用药禁忌

中药用药禁忌主要包括配伍禁忌、证候禁忌、妊娠用药禁忌及饮食禁忌四个方面。

一、配伍禁忌

某些药物配伍使用，会产生或增强毒副作用或者破坏和降低药效，因此应避免配伍使用。主要包括相反、相恶两个方面的内容。金元时期概括为"十八反"和"十九畏"。

1. 十八反　乌头反半夏、瓜蒌、贝母、白蔹、白及；甘草反海藻、大戟、甘遂、芫花；藜芦反人参、沙参、玄参、苦参、丹参、细辛、芍药。

2. 十九畏　硫黄畏朴硝，水银畏砒霜，狼毒畏密陀僧，巴豆畏牵牛，丁香畏郁金，川乌、草乌畏犀角，牙硝畏三棱，官桂畏赤石脂，人参畏五灵脂。

"十八反""十九畏"作为配伍禁忌在很大程度上保证了用药的安全。历代医药学家多有论及，遵信者居多，亦有持不同意见者。如感应丸中的巴豆与牵牛同用；甘遂半夏汤以甘草同甘遂合用；散肿溃坚汤、海藻玉壶汤等均以甘草和海藻配伍。现代也有学者认为，某些属配伍禁忌的药物合用时能产生较强作用，运用得当，可发挥一般药物达不到的疗效。近年来的一些实验研究也表明某些配伍禁忌并非绝对。但客观地说，由于对"十八反""十九畏"的实验研究、临床观察尚处在初期阶段，现在决定其取舍还为时过早，我们不能简单地否定或肯定。临床用药仍应采取审慎态度，尤其是初学者，若无充分根据和经验，一般不应盲目使用。

二、证候禁忌

指某种或某类药物不适用于某种或某类证候,应该避忌。如妇女月经过多及崩漏者,忌用作用猛烈的破血逐瘀之品,以防加重出血;体虚多汗者,即使外感风寒也忌用发汗力很强的麻黄。具体内容详见各论中每味药的"使用注意"部分。

三、妊娠用药禁忌

1. 概念 指妇女妊娠期间治疗用药的禁忌。主要原因是某些药物或对胎元有影响或直接引起堕胎。

2. 分类 根据药物对胎元损害程度的不同,可分为禁用药与慎用药两大类。禁用药多为毒性强或药性峻猛之品及堕胎作用较强的药。如:甘遂、大戟、芫花、巴豆、牵牛子、商陆、麝香、三棱、莪术、水蛭、虻虫、斑蝥、水银、砒霜、雄黄、马钱子等。慎用药主要包括活血祛瘀、行气消滞、攻下通便及辛热滑利之品。如:牛膝、桃仁、红花、枳实、枳壳、大黄、芒硝、附子、肉桂、干姜等。

3. 原则 一般来说,凡禁用的药物绝对不能使用;慎用的药物可根据病情的需要,酌情使用。即《内经》所谓"有故无殒亦无殒也"。但如无特殊必要时,仍应尽量避免使用。

四、饮食禁忌

指服药期间对某些食物的禁忌,又称忌口。由于食物和药物一样也有寒热温凉之性,为避免影响药效或发生不良反应,服药时应重视饮食禁忌。包括:①一般禁忌:服药期间,忌食生冷、油腻、腥膻、辛辣有刺激性的食物。②病证禁忌:根据病情性质,忌食某些食物。如热性病忌食辛辣、油腻及甘温助热之品;寒性病忌食生冷瓜果;肝阳上亢者应忌食胡椒、辣椒、酒等辛热助阳之品;脾胃虚弱者忌食油炸、黏腻不易消化的食物。③服药禁忌:服某些药物时不能吃某些特定食物。如文献记载甘草、黄连、桔梗、乌梅忌猪肉;鳖甲忌苋菜;常山忌葱;地黄、何首乌忌葱、蒜、萝卜;茯苓忌醋等。应该加以注意。

第三节 中药的剂量

一、剂量的概念

中药的剂量指干燥后的饮片在汤剂中成人1日内服量,一般指汤剂处方的用量。

二、影响剂量的因素

中药的用量是否恰当,直接影响疗效。确定剂量的因素包括以下几方面:

1. 性能与质量 一般药物,质量好的量宜少;质量差的量宜多。质地轻者量宜少;质地重者量宜多;干燥品量宜少;鲜品量宜多。毒性药物量宜小,并由少量开始,病势已减,应及时减量或停服。

2. 配伍与剂型 药物在复方应用时比单味药用量要小。复方中,主药比辅药量重。入汤剂比丸、散剂用量要大。

3. **患者情况**　年龄方面,小儿 5 岁以下用成人量的 1/4,5 岁以上可用成人量的 1/2,14 岁以上接近成人用量;老人用量应该酌减。体质方面,强壮者用量可大;体弱者用量宜少。病情方面,病轻、病缓、病程长者用量宜小;病重、病急、病程短者用量宜大。

4. **季节与地域**　遵循"用寒远寒、用热远热"的原则。如辛温大热药夏季用量宜小,冬季用量宜大;苦寒降火药夏季用量宜大,冬季用量宜小。温热药在寒冷的北方,用量宜大;在炎热的南方,用量宜小。

一般药物的常规用量:植物药 3~12g。矿物、贝壳类药 9~30g。鲜品 30~60g。峻烈药、剧毒药和贵重药除外。

古今中药的计量单位,历代相异。明清以来,一直沿用 16 进位制,即 1 斤 = 16 两,1 两 = 10 钱,1 钱 = 10 分,1 分 = 10 厘。现在中医处方用药计量单位一律采用"g"为单位。换算如下:1 斤(16 两)= 0.5kg = 500g,1 两 = 31.25g,1 钱 = 3.125g。多统一采用近似值换算:即 1 两 = 30g,1 钱 = 3g,1 分 = 0.3g,1 厘 = 0.03g。

第四节　中药的用法

中药的用法内容十分丰富。主要包括煎药法、服药法、给药途径与剂型等。

一、煎药法

汤剂是中医临床最常用的剂型,既可口服,也可熏蒸和外洗。煎药法主要是指汤剂的煎煮方法,其质量的好坏直接影响药物疗效和用药安全。

1. **器具**　一般以砂锅、瓦罐为好。因其化学性质稳定,不易与药物发生化学反应,且受热均匀。玻璃、搪瓷、不锈钢亦可。但忌用铁、铜、铝等金属器具,以免这些金属物品与药物发生化学反应,从而影响疗效,甚至产生危害。

2. **用水**　通常只要是符合标准的饮用水即可,如自来水、井水、泉水。加水量一般以将饮片适当加压后,液面淹没过饮片 2~3cm 为宜。

3. **浸泡**　煎药之前,先将药用冷水浸泡一段时间,使药物充分浸润,以便有效成分易于煎出。一般药物浸泡 30 分钟左右即可,夏天浸泡时间不宜过长,以免变质。

4. **火候和时间**　煎药火候一般宜先武后文,即先用大火煮沸,沸后改用小火。解表药、芳香类药,一般宜武火急煎 15~20 分钟;矿物类、贝壳类药及补益药,一般宜文火久煎 40 分钟。煎药时不宜频繁打开锅盖,尽量减少挥发成分的流失。

5. **煎煮次数**　一般来说,一剂药通常煎两次,也可煎 3 次。应当注意药煎好后要趁热倒出,绞尽渣液,并将几次煎液混合后分次服用。

6. **特殊煎法**　有些药物煎法特殊,医生须在处方右上角注明。

(1)先煎:某些药物需在未加入其他药时,先行煎煮。如矿石、贝壳类药物,因质地坚硬,有效成分不易煎出,应打碎先煎 10~30 分钟后,再下其他药同煎,如生石膏、生牡蛎等;某些有毒药物,应先煎以降低毒性,如乌头、附子等;有些药需先煎,取其药液再代水煎煮他药,如灶心土等。

(2)后下:某些药物久煎易挥发而失效,须待其他药物快煎好时才下,煎沸几分钟即可,如气味芳香含挥发油的薄荷、藿香、砂仁、豆蔻等;某些药久煎则因有效成分破坏而失效,如大黄等。

(3)包煎:某些药物要用纱布包好入煎。一是因药材质地过轻、细小,煎煮时易飘浮在液面,不利于煎煮及服用,如车前子、蒲黄、海金沙等;二是有些含淀粉、黏液质较多的药物,易使锅底焦糊,如神曲等;三是有些带绒毛的药物,绒毛不易滤过,服时对咽喉有刺激性,如旋覆花等。

(4)另煎:某些贵重药物,须将其单独煎煮取汁,以免煎出的有效成分被其他同煎的药渣所吸附,如人参等。

(5)烊化:将胶类药物放入水中或已煎好的药液中溶化,再与其他药汁兑服。可防止胶类药物黏附于其他药物或药罐上,如阿胶、龟板胶等。

(6)冲服:将药物加入药液或水中混匀口服。如芒硝、竹沥,以及羚羊角等名贵药材极细粉末。

(7)泡服:如茶叶般直接开水冲泡服用,如藏红花、番泻叶、胖大海等。

二、服药法

1. 时间　服药时间应根据病情需要及药物特性来确定。多数药宜饭后服用。滋补药、驱虫药与峻下逐水药宜空腹时服用。消食药及对胃肠道有刺激性的药物宜于饭后服用。无论饭前或饭后,服药与进食都应间隔 1 小时左右。有些药应在特定的时间服用,如安神药宜在睡前 30 分钟至 1 小时服药,截疟药应在疟疾发作前 2 小时服药。急病不拘时间服;慢性病应定时服。

2. 次数　一般每日 1 剂,分早晚 2 次服用,或分早中晚 3 次服用,可根据病情增减。若病情急重者,可每隔 4 小时左右服 1 次,昼夜不停,使药力持续,以顿挫病势。呕吐患者可取少量频频服用。

3. 温度　汤剂一般宜温服。解表药要偏热服,服后盖衣被,进热粥,以利发汗。寒证用热药宜热服,热证用寒药宜冷服。但出现病药格拒时需要寒药温服或热药冷服等反佐服药法。丸、散等固体药剂,除特别规定外,一般宜用温开水送服。

三、给药途径与剂型

1. 途径　传统的给药途径,除口服和皮肤给药外,还有吸入、黏膜表面给药、舌下给药、直肠给药等。近年来又增加了皮下、肌肉、静脉和穴位等给药途径。

2. 剂型　传统剂型有汤剂、丸剂、散剂、丹剂、膏剂、酒剂、浸膏剂、糖浆剂、露剂、栓剂、酊剂、糊剂、锭剂、灸剂、烟剂、条剂、线剂、洗搽剂等,近年来又增加了注射剂、片剂、冲剂、膜剂、袋泡剂、胶囊剂、气雾剂、滴丸剂、口服液、鼻用制剂、眼用制剂等。

复习思考题

1. 何谓中药配伍的"七情"?

2. 简述"十八反""十九畏"的内容。

3. 中药的特殊煎法有哪些?

(宋立富)

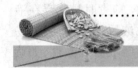

第六章

解 表 药

【学习目标】

1. 掌握解表药的含义、功效、分类、各类的性能特点、配伍关系和使用注意。

2. 掌握麻黄、桂枝、荆芥、防风、羌活、细辛、白芷、薄荷、蝉蜕、菊花、柴胡、葛根的性能、功效、应用和使用注意。

3. 熟悉紫苏、生姜、香薷、苍耳子、牛蒡子、桑叶、升麻的功效、应用和使用注意。

【概述】

1. 概念　凡以发散表邪为主要功效，常用于治疗表证的药物，称为解表药。

2. 药性特点　解表药大多辛散轻扬，入肺经和膀胱经，偏行肌表，能促进肌体出汗，使表邪随汗出而解，达到治愈表证的目的。即《内经》所谓："其在皮者，汗而发之"。

3. 功效主治　解表药具有发散表邪的作用。主要用于治疗由外感风寒或风热引起的恶寒发热、头身疼痛、无汗或者汗出不畅、脉浮等症。部分解表药兼有利水消肿、止咳平喘、透疹、止痛、消疮等功效，还可以用于咳喘、水肿、风疹、麻疹、风湿痹痛、疮疡初起等兼有表证者。

4. 分类　根据解表药的药性及功效主治差异，可分为发散风寒药及疏散风热药两类，又称辛温解表药与辛凉解表药。发散风寒药：多辛温，具有疏散风寒作用，用于治疗风寒表证。疏散风热药：多辛凉，具有疏散风热作用，用于治疗风热表证。

5. 配伍原则

（1）使用解表药时，应针对外感风寒和风热表邪的不同，相应选择发散风寒或风热的药物。由于春季多风热，冬季多风寒，夏季多夹暑湿，秋季多兼燥邪，故应根据四时气候变化的不同，恰当地配伍祛暑、化湿、润燥药物。

（2）若虚人外感，正虚邪实，难以驱散表邪者，又应根据体质不同，分别配伍益气、助阳、养阴、补血药等，以扶正祛邪。

6. 使用注意

（1）解表药发汗力强，不宜过量或过久使用，应中病即止，以免发汗太过，耗伤阳气，损及津液，造成"亡阳""伤阴"。

（2）汗为津液，血汗同源，故表虚自汗、阴虚盗汗及疮疡日久、淋证、失血患者，以及热病后期津亏液耗者，虽有表证，也应慎用解表药。

(3)使用解表药时还应注意因时因地而异,如春夏腠理疏松,容易出汗,用量宜轻;冬季腠理致密,不易出汗,用量宜重;北方严寒地区用药宜重;南方炎热地区用药宜轻。

(4)解表药多为辛散轻扬之品,入汤剂不宜久煎,以免有效成分挥发而降低药效。

第一节 发散风寒药

该类药物味辛、性温,辛以发散,温可祛寒,故以发散风寒为主要作用。用于外感风寒引起的恶寒发热,头身疼痛,无汗或汗出不畅,鼻塞流涕,舌苔薄白,脉浮紧等表实证。部分药物分别兼有祛风止痒、止痛、止咳平喘、利水消肿、消疮等功效,故可用于治疗风疹瘙痒、风湿痹证、咳喘以及水肿、疮疡初起等兼有风寒表证者。

该类药物发汗作用较强,体虚者慎用。

麻 黄
《神农本草经》

为麻黄科植物草麻黄、中麻黄或木贼麻黄的草质茎。以色淡绿或黄绿,内心色红棕,味苦涩者为佳。秋季采割草质茎,晒干,除去木质茎、残根及杂质,切段,生用、蜜炙或捣绒用。

【药性】辛、微苦,温。归肺、膀胱经。

【功效】发汗解表,宣肺平喘,利水消肿。

【应用】

1. 用于外感风寒感冒。本品发汗力强,为发汗解表之要药。宜用于恶寒发热,头身疼痛,无汗,脉浮紧的外感风寒表实证,常与桂枝相须为用,以增强发汗散寒解表之力,如麻黄汤。

2. 用于风寒束肺,咳嗽气喘。

3. 用于风邪袭表,肺失宣降的水肿、小便不利兼有表证者。

此外,取麻黄温散寒邪的作用,配合应用其他药物,还可以治风疹瘙痒、风湿痹痛,阴疽,痰核。

【用法用量】水煎服,3~10g。发汗解表宜生用,止咳平喘多炙用。

【使用注意】本品发汗力强,用量不宜过大,凡表虚自汗、阴虚盗汗及虚喘者均当慎用。

桂 枝
《神农本草经》

为樟科植物肉桂的嫩枝。春、夏剪下嫩枝,晒干或阴干,切片或切段用。

【药性】辛,甘,温。归肺、心、膀胱经。

【功效】发汗解肌,温通经脉,助阳化气。

【应用】

1. 用于外感风寒感冒。本品发汗力量缓和,无论有汗、无汗均可应用。表虚有汗者,常与白芍同用,以调和营卫,如桂枝汤。表虚无汗者,常与麻黄相须为用,以增强发汗解表之功,如麻黄汤。

2. 用于寒凝经脉之痛经、闭经、胃寒腹痛、寒湿痹痛。

3. 用于膀胱蓄水,心悸及痰饮。

此外,桂枝还具有平冲降逆之功效,用治心阳受损,阳虚阴乘,水寒之气乘虚上犯心胸的奔豚证。

【用法用量】水煎服,2~10g。

【使用注意】本品辛温助热,易伤阴动血,凡温热病及阴虚阳盛、血热妄行、孕妇胎热等均忌用。

知识链接

麻黄与桂枝

麻黄
桂枝 } 辛温发汗解表,常相须为用,治风寒表证。

麻黄:辛开苦泄,以宣散为主,发汗力强。主治表实证,且具有良好的宣肺平喘、利水消肿作用。

桂枝:辛甘温煦,以温通为用,发汗力弱。主治表虚证,且又善于温通经脉,助阳化气,治经寒腹痛、闭经及胸痹、心悸、痰饮等。

紫　苏

《本草经集注》

为唇形科植物紫苏的干燥叶、茎。7~9月采收,阴干切段用。单用叶片,称为苏叶。

【药性】辛,温。归肺、脾经。

【功效】解表散寒,行气宽中。(苏叶长于解表)。

【应用】

1. 用于外感风寒表证。本品发散风寒、发汗作用均不强,常用于轻证。若风寒感冒兼有胸闷不舒,常配伍香附、陈皮、炙甘草同用,如香苏散;若风寒感冒兼见咳嗽,常配伍杏仁、前胡、桔梗等,解表宣肺止咳,如杏苏散。

2. 用于胸腹气滞证。

此外,紫苏的干燥茎称为紫苏梗,味辛,性温,归肺、脾、胃经。无发散风寒的作用,能行气宽中。适用于胸腹气滞,痞闷作胀及孕妇脾胃气滞等,常与香附、陈皮等理气药同用。用量5~10g。入汤剂。

【用法用量】水煎服,5~10g。

【使用注意】本品辛散耗气,气虚或表虚者不宜用。

生　姜

《名医别录》

为姜科植物姜的新鲜根茎。秋、冬季采挖,除去须根,切片用。捣汁名生姜汁,取皮名生姜皮,煨熟名煨姜。

【药性】辛,微温。归肺、脾、胃经。

【功效】发散风寒,温中止呕,温肺止咳。(煨熟用长于温中止呕)。

【应用】

1. 用于外感风寒轻证。因本品发汗作用不明显,故多在发散风寒的方中作为辅助品,以增强发散风寒的功效,如桂枝汤等方剂中均有生姜。若风寒感冒轻证,可单用煎汤加红糖热服,或与紫苏配伍。

2. 用于胃寒呕吐。随配伍之不同,可用于多种呕吐,常被称为"止呕圣药"。

3. 用于肺寒咳嗽。

此外,本品还用于炮制半夏、天南星,以制其毒;或用于服半夏、天南星引起的喉舌麻痹、疼痛等不良反应。

【用法用量】水煎服,3~9g。外用适量。

【使用注意】本品作用比较温和,阴虚内热、阳热亢盛、津液耗伤者慎用。

【附药】

生姜皮

为生姜根茎剥下的外皮。味辛,性凉。能利水消肿,主要用于水肿,小便不利,常与茯苓皮、大腹皮、陈皮等同用,如五皮饮。用量3~9g,入汤剂。

生姜汁

将生姜洗净后打烂,绞取其汁入药。味辛,性微温。有化痰、止呕的功效,主要用于恶心呕吐及咳嗽痰多等症。用量3~10滴,冲服。

香 薷

《名医别录》

为唇形科植物石香薷的干燥地上部分。夏、秋季茎叶茂盛,果实成熟后采收,晒干切段用。

【药性】辛,微温。归肺、胃经。

【功效】发汗解表,和中化湿,利水消肿。

【应用】

1. 用于暑湿感冒,多因夏季乘凉、饮冷或外感风寒所致。症见发热、恶寒、头痛、无汗、腹痛、腹泻等,常与藿香、杏仁配伍。因本品外能发汗解表,内能化湿和中,故多用于外有风寒,内有湿浊的感冒。常与扁豆、厚朴同用,如香薷饮。

2. 用于水肿,小便失利。

【用法用量】水煎服,3~10g。利水消肿需浓煎冷服。

【使用注意】本品发汗力较强,表虚有汗者忌用。

荆 芥

《神农本草经》

为唇科植物荆芥的干燥地上部分。栽培或野生。夏、秋季花开到顶、穗绿时采收,阴干切段。单用穗称为荆芥穗。生用或炒炭用。

【药性】辛,微温。归肺、肝经。

【功效】祛风解表,透疹,止血。

【应用】

1. 用于外感风邪,恶寒发热,无汗头痛。因本品性较平和,故风寒、风热表证均可应用。属风寒者,常与防风、羌活、生姜等同用,以增强发散风寒的功效,如荆防败毒散;属风热者,常与金银花、连翘、薄荷等同用,以疏散风热,如银翘散。此外,尚可用于疮疡初起有表证或疮疹瘙痒等。

2. 用于麻疹不透、风疹瘙痒。

3. 用于衄血、便血、崩漏等多种出血证。

【用法用量】水煎服,5~10g。发散之力以荆芥穗为强,止血须炒炭用。

【使用注意】表虚自汗、阴虚头痛者忌用。

防 风

《神农本草经》

为伞形科植物防风的干燥根。春、秋季采挖未抽花茎植株的根,除去须根及泥沙,润透切片用。

【药性】辛、甘,微温。归肺、膀胱、肝、脾经。

【功效】祛风解表,胜湿止痛,止痉。

【应用】

1. 用于风寒表证。本品微温甘缓不峻,为风药中润剂。临床以治风寒感冒为主,但在配伍的情况下风热感冒也可使用。属风寒者,常与荆芥、羌活、生姜等同用,共奏散寒解表之功,如荆防败毒散;属风热者,常与薄荷、牛蒡子、桑叶等疏散风热药同用。

2. 用于一身之风寒湿痹痛。

3. 用于破伤风。

【用法用量】水煎服,5~10g。

【使用注意】阴虚火旺、无风寒湿邪者慎用。

知识链接

荆芥、防风：辛,微温,解表散风、祛风止痒,用于风寒感冒、风疹瘙痒等。

荆芥：质轻,善透善散,又可疏散血分风热,透邪外出,具有透疹与疗疮之功,治疗麻疹外出不畅、疮疡初期等;炒炭能止血,用治吐血、衄血、便血、尿血、崩漏等多种出血证。

防风：为治风通用药,外风可祛,内风可息,又能止痉、胜湿止痛、止泻,治疗破伤风、风寒湿痹痛及肠风泄泻等。

羌 活

《神农本草经》

为伞形科植物羌活或宽叶羌活的干燥根茎及根。春、秋季采挖,除去须根,切片晒干用。

【药性】辛、苦,温。归膀胱、肾经。

【功效】解表祛风,胜湿止痛。

【应用】

1. 用于外感风寒。本品兼有止痛和除湿作用,故更适宜风寒感冒夹湿、头身疼痛比较剧烈者,常与防风、白芷、细辛等解表散寒药同用,如九味羌活汤。

2. 用于风湿痹痛,以项背、肢节等上半身疼痛较重者最为适宜。

【用法用量】水煎服,3~10g。

【使用注意】本品发汗力强,用量太大易致耗散正气。

白 芷
《神农本草经》

为伞形科植物白芷或杭白芷的干燥根。夏、秋间叶黄时采挖,除去须根,切片晒干用。

【药性】辛,温。归肺、胃经。

【功效】祛风解表,通窍止痛,消肿排脓,燥湿止带。

【应用】

1. 用于外感风寒,头痛鼻塞,常与羌活、荆芥、防风等散寒解表药同用,如九味羌活汤。

2. 用于感受风寒引起的感冒、头痛、鼻炎、牙痛。

3. 用于疮疡肿痛。

4. 用于寒湿白带、皮肤湿疹、湿疮。

【用法用量】水煎服,3~10g。

【使用注意】阴虚火旺及痈疽已溃者慎用。

细 辛
《神农本草经》

为马兜铃科植物北细辛、汉城细辛或华细辛的干燥全草。夏季果熟期或初秋采挖,除去泥沙,阴干用。

【药性】辛,温。有小毒。归心、肺、肾经。

【功效】发散风寒,通窍止痛,温肺止咳。

【应用】

1. 用于阳虚外感,恶寒发热、无汗脉沉等,常与麻黄、附子同用,以助阳解表,如麻黄附子细辛汤。若外感风寒或风湿之头痛身痛者,常与羌活、荆芥、防风等祛风止痛药同用。

2. 用于头痛、牙痛、痹痛。

3. 用于肺寒咳嗽。

此外,本品走窜,能宣通鼻窍。常用于治疗鼻渊,鼻塞头痛,时流清涕,可与白芷、辛夷等配伍。

【用法用量】水煎服,1~3g。散剂每次服 0.5~1g,外用适量。

【使用注意】阴虚阳亢头痛、阴虚肺热咳嗽等忌用。不宜与藜芦同用。

苍 耳 子
《神农本草经》

为菊科植物苍耳的干燥成熟带总苞的果实。秋季果实成熟时采收,晒干炒去硬刺用。

【药性】辛、苦,温。有小毒。归肺经。

【功效】散风寒,通鼻窍,祛风湿,止痛。

【应用】

1. 用于风寒感冒。本品发散风寒作用不明显,一般风寒感冒不用。若风寒感冒兼有鼻塞流涕,或者头昏痛,可加入本品,既可增强发散风寒的作用,又可改善鼻部症状。

2. 用于鼻渊、风寒头痛及头风痛。

3. 用于风湿痹痛,四肢拘挛,麻木疼痛等。

【用法用量】水煎服,3~10g;临床多炒用。

【使用注意】本品有小毒,过量服用可导致中毒,引起上腹胀闷,恶心呕吐,有时出现腹痛腹泻、头痛烦躁等。

第二节　疏散风热药

该类药物多味辛、苦而性寒凉,以疏散风热为主要作用,发汗作用较发散风寒药缓和,用于外感风热或温病初起引起的发热、微恶风寒、咽干口渴、苔薄黄、脉浮数等症状。部分药物分别兼有清热利咽、透疹、明目、止咳等功效,故可用治咽喉肿痛、麻疹不透、风疹、风热目赤、风热咳嗽等。

该类药物因发汗作用较弱,一般无伤阴耗液之弊,故无严格的使用禁忌。

薄　荷
《新修本草》

为唇形科植物薄荷的干燥地上部分。鲜用或阴干切段生用。

【药性】辛,凉。归肺、肝经。

【功效】疏散风热,清利头目,利咽,透疹,疏肝。

【应用】

1. 用于风热表证或温病初起。本品辛以发散,凉可清热,善清轻凉散,对邪在卫分,常配银花、连翘等,如银翘散。

2. 用于头痛目赤,咽喉肿痛。

3. 用于麻疹不透,风疹瘙痒。

4. 用于肝郁气滞,胸胁胀痛。

【用法用量】水煎服,3~6g。宜后下。

【使用注意】本品芳香辛散,发汗耗气,故体虚多汗者不宜使用。

知识链接

薄荷
荆芥} 皆轻扬疏散,具有疏风解表,透疹止痒作用。用于外感表证、头目诸疾、风疹瘙痒,常相须为用。

薄荷:偏于辛凉,主要是疏散风热,清利头目,还有疏肝和利咽的作用,用来治疗肝郁气滞、胃肠气滞及脾胃有湿浊引起的恶心、呕吐、腹泻。

荆芥:微温,主要是祛风解表,另外,荆芥炒炭有止血作用,可以用于出血证

牛蒡子

《名医别录》

为菊科植物牛蒡的干燥成熟果实。秋季果实成熟时采收,晒干,生用或炒后捣碎用。

【药性】辛、苦,寒。归肺、胃经。

【功效】疏散风热,解毒透疹,利咽消肿。(炒后具有特异香气,药效增强)。

【应用】

1. 用于风热感冒或温病初起兼有咽喉痒痛或红肿疼痛者。本品既能够疏散风热,又能够清热解毒,常与薄荷、金银花、连翘等同用,以加强散风热、利咽喉的功效,如银翘散。

2. 用于麻疹初起疹出不透、风疹瘙痒。

3. 用于疮痈肿痛。

【用法用量】水煎服,6~12g。入煎剂宜打碎,炒后寒性减;或入散剂。

【使用注意】本品具有滑肠通便作用,脾虚便溏者慎用。

蝉 蜕

《名医别录》

为蝉科昆虫黑蚱羽化时脱落的皮壳。夏、秋季收集,去净泥土,晒干用。

【药性】甘,寒。归肺、肝经。

【功效】疏散风热,利咽开音,透疹,明目退翳,息风止痉。

【应用】

1. 用于外感风热及温病初起。常与菊花、薄荷、金银花等同用,共奏疏散风热、清热解毒之功。本品偏于利咽开音,以咽喉不利表现为声音嘶哑者为宜,常与胖大海等同用,如海蝉散。

2. 用于麻疹和风疹初起,疹出不畅。

3. 用于肝热目赤肿痛、见风流泪或翳障。

4. 用于破伤风和小儿惊风。

【用法用量】水煎服,3~6g。息风止痉可用至 15~30g。

【使用注意】《名医别录》有"主妇人生子不出",故孕妇慎用。

桑 叶

《神农本草经》

为桑科植物桑的干燥叶。初霜后采收,晒干,生用或蜜炙用。

【药性】苦、甘,寒。归肺、肝经。

【功效】疏散风热,清肺润肺,清肝明目。

【应用】

1. 用于风热感冒,温病初起。本品甘寒质轻,轻清疏散,虽疏散风热作用较为缓和,但又能清肺热、润肺燥,故常用于风热感冒,或温病初起,温热犯肺,发热、咽痒、咳嗽等症,常与菊花相须为用,并配伍连翘、薄荷、桔梗等药,如桑菊饮。

2. 用于肺热燥咳。

3. 用于肝火或风热所致的目赤涩痛、多泪等。

此外，本品尚能凉血止血，还可用治血热妄行之咳血、吐血、衄血，宜与其他凉血止血药同用。

【用法用量】水煎服，5~10g。桑叶用来清肝明目，一般生用；用于清肺润肺，蜜炙用。

菊 花
《神农本草经》

为菊科植物菊的干燥头状花序。由于产地和花色及加工方法不同，又分为黄菊花、白菊花、杭菊花、滁菊花等品种。9~11月花盛开时采收，阴干用。

【药性】辛、甘、苦，微寒。归肺、肝经。

【功效】疏散风热，平肝明目，清热解毒。

【应用】

1. 用于风热表证及温热犯肺之卫分证。本品性味辛苦微寒，能外散风邪，内清肺热，常与桔梗、杏仁等同用，以加强疏散风热，宣肺止咳功效，如桑菊饮。

2. 用于肝热或肝虚目疾。

3. 用于肝阳或肝热上攻之眩晕、头痛等症。

【用法用量】水煎服，5~10g。黄菊花长于疏散风热，白菊花长于平肝明目，野菊花长于清热解毒。

【使用注意】本品性微寒，虚寒体质者慎用。

【附药】

野菊花

为菊科植物野菊的头状花序。味苦、辛，性微寒。归肺、肝经。功效清热解毒。应用于热毒炽盛之疔毒、痈肿、咽喉肿痛、风火赤眼等。水煎服，10~15g，外用适量。

知识链接

桑叶 }
菊花 } 甘苦，均能疏散风热，平抑肝阳，清肝明目，常相须为用治疗外感风热、肝火上炎的目赤肿痛及肝阳眩晕等证。

桑叶：疏散风热之力较强，并长于清肺润燥，兼能凉血止血，可用于肺热燥咳及血热吐衄。

菊花：平肝明目之力较强，并能清热解毒，多用于肝阳上亢或疮痈肿毒。

柴 胡
《神农本草经》

为伞形科多年生草本植物柴胡或狭叶柴胡的干燥根。晒干、切段，生用或醋炙用。

【药性】苦、辛，微寒。归肝、胆经。

【功效】解表退热，疏肝解郁，升举阳气。

【应用】

1. 用于寒热往来、感冒发热等症。对于普通感冒,不分寒热均可使用,常配伍甘草,如柴胡散;若邪在少阳、寒热往来,常与黄芩、半夏等同用,如小柴胡汤。

2. 用于肝气郁结、胁肋疼痛、月经不调等。

3. 用于气虚下陷、久泻脱肛、子宫下垂等症。

【用法用量】水煎服,3~10g。解表退热宜生用,且用量宜稍重;疏肝解郁宜醋炙,且用量中等;升阳举陷可生用或酒炙,其用量宜稍轻。

【使用注意】肝阳上亢,肝风内动,阴虚火旺及气机上逆者忌用或慎用。

升 麻
《神农本草经》

为毛茛科植物大三叶升麻、兴安升麻或升麻的干燥根茎。夏、秋季采挖,除去须根,晒干切片,生用或蜜炙用。

【药性】辛、甘,微寒。归肺、脾、胃、大肠经。

【功效】发表透疹,清热解毒,升举阳气。

【应用】

1. 用于风热头痛,麻疹不透。常与葛根同用增强发表力量,如升麻葛根汤。

2. 用于齿痛口疮,咽喉肿痛。

3. 用于气虚下陷,久泻脱肛。

【用法用量】水煎服,3~10g。发表透疹解毒宜生用,升阳举陷宜蜜炙用。

【使用注意】本品升散力强,一般风热感冒,麻疹已透,以及阴虚火旺,肝阳上亢者均当忌用。

葛 根
《神农本草经》

为豆科植物野葛的干燥根。冬、春季采挖,切片晒干,生用或煨用。

【药性】甘、辛,凉。归脾、胃经。

【功效】解表退热,升阳止泻,生津,透疹。

【应用】

1. 用于项背强痛、风热感冒发热、前额头痛等。本品解肌效优,长于缓解颈部肌肉紧张,属于不典型的疏散风热药。若属外感风寒表实无汗兼有项强者,常与麻黄、桂枝、生姜等辛温解表药同用,如葛根汤;属外感风寒表虚自汗兼有项强者,常与桂枝等同用,如桂枝加葛根汤。

2. 用于湿热泻痢及脾虚腹泻等。

3. 用于温热病耗伤津液与消渴。

4. 用于麻疹初起,透发不畅。

【用法用量】水煎服,10~15g。解表生津、透疹一般生用,升阳止泻一般煨用。

【使用注意】虚寒者忌用,胃寒呕吐者慎用。

知识链接

葛根
升麻 ⎤ 发表、升阳。用于外感风寒、清阳不升等证。
柴胡 ⎦

葛根：为阳明经之主药，既能解肌退热，又能鼓舞胃气上升而生津止渴，煨熟能升
　　　阳止泻。

升麻：能散肌表风邪，去阳明头痛，又善升脾胃之阳气，主治阳气下陷、久泻脱肛、
　　　子宫下垂等症。蜜制升阳力胜，炒制收敛止血。

柴胡：主散少阳之邪，善治往来寒热，又能升举阳气，常与升麻同用，治气虚下陷
　　　之证，然升提之力不及升麻。还可疏肝。

复习思考题

1. 分述两类解表药的性能特点、功效与应用。
2. 试比较麻黄与桂枝、桑叶与菊花功效、主治的异同。
3. 试比较荆芥与防风，柴胡、葛根与升麻功效、主治的异同。
4. 羌活、白芷、柴胡均治头痛，其作用机制与临床应用有何不同？

（袁旭美）

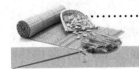

第七章

清 热 药

【学习目标】

1. 掌握清热药的含义、功效、分类、各类的性能特点、配伍关系和使用注意。

2. 掌握石膏、知母、栀子、黄芩、黄连、黄柏、金银花、连翘、板蓝根、蒲公英、地黄、牡丹皮、青蒿的性能、功效、应用和使用注意。

3. 熟悉芦根、天花粉、夏枯草、龙胆草、苦参、大青叶、紫花地丁、白头翁、鱼腥草、玄参、赤芍、地骨皮的功效、应用和使用注意。

4. 了解青黛、射干、重楼、紫草、水牛角、银柴胡、胡黄连的功效。

【概述】

1. 概念　凡以清解里热为主要功效,用于治疗各种里热证的药物,称为清热药。

2. 药性特点　清热药性多寒凉,少数性平,味多苦,兼有甘、辛、咸味。其寒凉者多入气分,能清热除烦,泻火生津;其咸寒者多入血分,能凉血解毒;其苦寒者,多能清热燥湿,泻火解毒;其兼甘味者,多具滋阴之功;其兼辛味者,又有活血或解表之能。

3. 功效主治　本类药有清热、泻火、凉血、解毒、退虚热的功效,兼能燥湿、滋阴。主治各种里热证,如热病高热、湿热泻痢、温毒发斑、目赤肿痛、痈肿疮毒及阴虚发热等。

4. 分类　根据性能特点和实际应用,清热药一般分为清热泻火药、清热燥湿药、清热解毒药、清热凉血药、清虚热药。

5. 配伍原则　需针对里热证的病位及虚实选用相应的清热药,并根据兼证及患者体质进行适当配伍。如兼表证者,应配伍解表药;热盛伤津者,应配伍养阴生津药;若兼积滞者,应配伍泻下药;体虚正伤者,又当配伍补虚扶正药。

6. 使用注意

(1)本类药物性寒凉,应中病即止,避免克伐太过,损伤正气。因寒凉伤阳、苦寒败胃,故脾胃虚寒、食少便溏者慎用。

(2)因苦燥伤津,故阴伤津亏者慎用;因甘寒助湿恋邪,故湿热者慎用,寒湿者禁用。

(3)对于阴盛格阳或真寒假热证,尤应辨明,不可妄投。

第一节 清热泻火药

清热泻火药性寒,味多苦、甘,善泻气分及脏腑实热。常用于温热病之壮热、烦渴、汗出、脉洪大等气分实热证,以及心火、肝火、肺热、胃热、膀胱热等脏腑实热证,亦多用于高热、神昏谵语、舌红苔黄者。对于体虚患者,要注意顾护正气,谨慎使用。

石　膏
《神农本草经》

为硫酸盐类矿物石膏的矿石,主含含水硫酸钙。全年可挖,除去泥沙及杂石,研细生用或煅用。

【药性】辛、甘,大寒。归肺、胃经。

【功效】生用:清热泻火,除烦止渴;煅用:敛疮生肌,收湿,止血。

【应用】

1. 用于温热病气分实热证。本品为清泻肺胃气分实热要药。对于壮热、烦渴、汗出、脉洪大等气分实热证,常与知母相须为用,如白虎汤;对于壮热神昏、发斑等温热病气血两燔证,常与玄参等清热凉血药同用,如化斑汤。

2. 用于气急喘促、发热咳嗽之肺热喘咳证。

3. 用于胃火牙痛及牙痛兼胃热阴虚、烦渴者。

4. 外用于溃疡不敛,湿疹瘙痒,水火烫伤,外伤出血。

【用法用量】水煎服,15~60g,打碎先煎。外用适量。内服宜生用,外用宜火煅研末。

【使用注意】脾胃虚寒及阴虚内热者忌用。

知　母
《神农本草经》

为百合科多年生草本植物知母的根茎。春、秋二季采挖,除去须根及泥沙,不去外皮晒干,习称"毛知母",去外皮晒干,习称"知母肉"。切片,生用或盐水炙用。

【药性】苦、甘,寒。归肺、胃、肾经。

【功效】清热泻火,滋阴润燥。

【应用】

1. 用于温热病之气分实热证。本品也是清肺胃气分实热要药。对于气分邪热亢盛之壮热、烦渴、汗出、脉洪大等,常与石膏相须为用,如白虎汤。

2. 用于肺热咳嗽和无痰或痰少的阴虚燥咳。

3. 用于阴虚火旺之骨蒸潮热、盗汗。

4. 用于内热伤津、口渴引饮、多食善饥之消渴。

本品尚可用于肠燥便秘。

【用法用量】水煎服,6~12g。

【使用注意】脾胃虚寒、大便溏泄者慎用。

石膏
知母 ｝清热泻火,除烦止渴。用于气分实热,肺热咳嗽。

石膏:善于清解,长于泻肺胃实火。用于肺热咳嗽兼喘,胃火牙痛。煅后能敛疮
　　　生肌,用于溃疡,湿疹,烫伤。

知母:善于清润,长于滋肾阴,养胃阴。用于肺燥咳嗽,消渴,阴虚骨蒸。

栀 子
《神农本草经》

为茜草科植物栀子的干燥成熟果实。秋冬采收。生用、炒焦或炒炭用。

【药性】苦,寒。归心、肝、肺、胃、三焦经。

【功效】泻火除烦,清热利湿,凉血解毒;外用消肿止痛。

【应用】

1. 用于热病心烦。本品长于清解三焦火邪,为治热病心烦、躁扰不宁之要药。对于心胸有热、烦乱不安者,常与淡豆豉合用,如栀子豉汤;对于温热病气分热盛,高热烦躁、神昏谵语者,常与黄芩、黄连、黄柏等配伍,如黄连解毒汤。

2. 用于肝胆湿热引起的黄疸和膀胱湿热引起的淋证。

3. 用于血热妄行之吐血、衄血等出血证。

4. 用于热毒疮疡。

5. 用于外伤肿痛。

【用法用量】内服,6~10g。外用生品适量,研末以面粉、鸡蛋清或韭菜汁局部调敷。栀子果皮偏于达表而祛肌肤之热;栀子种仁偏于走里而清内热。生用走气分而泻火,炒黑入血分而止血。

【使用注意】本品苦寒伤胃,不宜久服,脾虚便溏者忌用。

芦 根
《名医别录》

为禾本科植物芦苇的新鲜或干燥根茎。全年可采,鲜用或晒干用。

【药性】甘,寒。归肺、胃经。

【功效】清热泻火,生津止渴,除烦,止呕,利尿。

【应用】

1. 用于热病烦渴。本品既可清透肺胃气分实热,又能生津止渴、除烦,常与麦门冬、天花粉等药配伍。

2. 用于肺热咳嗽,肺痈吐脓。

3. 用于胃热呕逆。

4. 用于热淋涩痛,小便短赤等。

【用法用量】水煎服,干品15~30g。鲜品加倍,或捣汁用。

【使用注意】脾胃虚寒者忌用。

天 花 粉
《神农本草经》

为葫芦科植物栝楼或双边栝楼的干燥根。秋冬季采挖。刮去外皮,切厚片,晒干,生用。

【药性】甘、微苦,微寒。归肺、胃经。

【功效】清热生津,润肺止咳,消肿排脓。

【应用】

1. 用于热病烦渴,内热消渴。本品甘寒,善清肺胃实热,又能生津止渴。对于热病烦渴,可与芦根、麦门冬等配伍;对于积热内蕴,化燥伤津之消渴,常与麦冬、芦根、白茅根等配伍。

2. 用于燥热伤肺,咳痰黏稠、干咳少痰等。

3. 用于疮疡初起,热毒炽盛,未成脓者可使消散,已成脓者可溃疮排脓。

【用法用量】水煎服,10~15g。

【使用注意】脾胃虚寒便溏者慎用,孕妇忌用,不宜与乌头类药物同用。

夏 枯 草
《神农本草经》

为唇形科植物夏枯草的果穗。夏季当果穗半枯时采收,晒干,生用。

【药性】苦、辛,寒。归肝、胆经。

【功效】清肝明目,散结消肿。

【应用】

1. 用于目赤肿痛,头痛眩晕,目珠夜痛。本品主清泻肝火,虚实皆可使用。对于肝火上炎所致的目赤、头痛、眩晕,常与桑叶、菊花、决明子等配伍;对于肝阴不足血不养目所致的目珠疼痛,至夜尤甚者,可与当归、枸杞子等配伍。

2. 用于肝郁化火,痰火凝聚之瘰疬。

3. 用于乳痈肿痛。

【用法用量】水煎服,9~15g。或熬膏服。

【使用注意】脾胃虚寒者慎用。

第二节 清热燥湿药

清热燥湿药多苦寒,以清热燥湿为主要作用,兼能泻火解毒。常用于各种湿热证,亦常用于脏腑火热证及热毒证。本类药苦寒易败胃伤阴,用量不宜过大,不宜长期使用。脾胃虚寒、津伤阴亏者慎用。

黄 芩
《神农本草经》

为唇形科植物黄芩的干燥根。春、秋两季采挖。蒸透或开水润透切片,生用、酒炙或炒炭用。

【药性】苦,寒。归肺、胆、脾、大肠、小肠经。

【功效】清热燥湿,泻火解毒,止血,安胎。

【应用】

1. 用于湿热证。本品清热燥湿力强。对于湿温、暑湿之胸脘痞闷、身热不扬,常与滑石、白豆蔻、通草等配伍,如黄芩滑石汤;对于湿热中阻之痞满呕吐,常与黄连、干姜、半夏等配伍,如半夏泻心汤;对于大肠湿热之泄泻、痢疾腹痛,常与黄连、葛根等配伍,如葛根芩连汤;对于湿热黄疸,常与茵陈、栀子等配伍。

2. 用于肺热壅遏,咳嗽痰稠。本品善清肺火及上焦实热。单用即效,亦可与知母、桑白皮等同用。

3. 用于火毒炽盛所致的痈肿疮毒,咽喉肿痛。

4. 用于热盛迫血妄行所致的多种出血证。

5. 用于胎热所致的胎动不安。

【用法用量】水煎服,3~10g。清热多生用,安胎多炒用,止血多炒炭用,清上焦热多酒炒用。

【使用注意】本品苦寒伤胃,脾胃虚寒者慎用。

黄　连

《神农本草经》

为毛茛科植物黄连三角叶黄连或云连的干燥根茎。秋季采收,生用或姜炙、酒炙用。

【药性】苦,寒。归心、肝、胃、大肠经。

【功效】清热燥湿,泻火解毒。

【应用】

1. 用于湿热中阻,湿热泻痢。本品长于清中焦湿热,为治湿热泻痢要药。对于湿热阻滞中焦之脘腹痞满、恶心呕吐,常与黄芩、干姜、半夏等配伍,如半夏泻心汤;对于湿热泻痢病情轻者,单用即效;对于湿热泻痢病情较重,兼腹痛、里急后重者,常与木香配伍,如香连丸;对于湿热泻痢兼表证发热者,常与葛根、黄芩等配伍,如葛根芩连汤;若下痢脓血,常与白头翁、黄芩等配伍,如白头翁汤。

2. 用于内热盛诸证。如心火旺之高热烦躁、热盛阴伤心烦不寐;肝火犯胃,肝胃不和之胁肋胀痛、呕吐吞酸;胃热呕吐;胃火牙痛;邪火内炽,迫血妄行之吐衄。

3. 用于消谷善饥之消渴。

4. 用于痈疽疔疖。

5. 用于皮肤湿疹、湿疮。

【用法用量】水煎服,2~5g。炒用能降低寒性。姜黄连善清胃止呕,酒黄连善清上焦火,吴茱萸制黄连善疏肝降逆、和胃止呕。外用可将本品制成软膏涂敷;另可与枯矾、冰片研粉撒布,用于耳道疼痛流脓;与大枣等量煎汁点眼,用于目赤涩痛。

【使用注意】脾胃虚寒者忌用,阴虚津伤者慎用。

黄　柏

《神农本草经》

为芸香科植物黄皮树的干燥树皮,习称"川黄柏"。清明前后剥取树皮,除去栓皮,晒干压平,切片或丝,生用、炒炭用或盐水炙用。

【药性】苦,寒。归肾、膀胱经。

【功效】清热燥湿,泻火除蒸,解毒疗疮。

【应用】

1. 用于下焦湿热证。本品为治下焦湿热火毒之要药。对于湿热下注之带下黄浊臭秽,常与山药、芡实、车前子等配伍,如易黄汤;对于湿热下注膀胱,小便灼热、淋沥涩痛,常与萆薢、茯苓、车前子等配伍,如萆薢分清饮;对于湿热下注所致的脚气肿痛、痿证,常与苍术、牛膝配伍,如三妙丸;对于大肠湿热泻痢,常与白头翁、秦皮、黄连等配伍,如白头翁汤;对于湿热黄疸,与栀子配伍,如栀子柏皮汤。

2. 用于阴虚火旺,骨蒸劳热。

3. 用于热毒疮疡,湿疹瘙痒。

【用法用量】水煎服,3~12g。外用适量。盐炙可增强泻相火作用。

【使用注意】脾胃虚寒者忌用。

知识链接

黄芩 ⎫
黄连 ⎬ 清热燥湿,泻火解毒。用于湿热证、热毒炽盛证。
黄柏 ⎭

黄芩:善清上焦湿热,泻肺火。又能凉血止血,清热安胎。

黄连:善清中焦湿热,泻心胃火。又能止呕,止痢。

黄柏:善清下焦湿热,泻相火。实热、虚热皆可。

龙 胆 草
《神农本草经》

为龙胆科植物龙胆、三花龙胆、条叶龙胆或坚龙胆的干燥根及根茎。春秋采挖,晒干、切段,生用。

【药性】苦,寒。归肝、胆经。

【功效】清热燥湿,泻肝胆火。

【应用】

1. 用于下焦湿热证。本品善清下焦及肝胆湿热,为治肝胆及其经脉循行部位湿热诸疾之要药。对于湿热黄疸,常与栀子、茵陈等配伍;对于湿热下注,阴肿阴痒、带下黄臭、湿疹瘙痒等,常与黄柏、苦参等配伍;对于湿热淋证,常与栀子、木通、车前子等清热利尿通淋药配伍。

2. 用于肝经热盛之高热惊厥,肝胆实火之头痛目赤、胁痛口苦等。

【用法用量】水煎服,3~6g。

【使用注意】脾胃虚寒者不宜用,阴虚津伤者慎用。

苦 参

《神农本草经》

为豆科植物苦参的干燥根。春秋两季采挖,切片,晒干,生用。

【药性】苦,寒。归心、肝、胃、大肠、膀胱经。

【功效】清热燥湿,杀虫,利尿。

【应用】

1. 用于湿热泻痢,黄疸。本品能清热燥湿、凉血止痢。对于胃肠湿热蕴结,泄泻腹痛、下痢脓血,可单用,或与木香配伍,如香参丸;对于湿热便血、痔漏出血,可与生地配伍,如苦参地黄丸;对于湿热蕴蒸之黄疸,常与龙胆草、牛胆汁等配伍。

2. 用于湿热下注之带下阴痒,湿疹。

3. 用于湿热蕴结之小便不利、灼热涩痛。

4. 用于疥癣。

【用法用量】水煎服,4.5~9g。外用适量,煎汤洗,或与硫黄、枯矾制成软膏外涂。

【使用注意】脾胃虚寒者忌用,阴虚津伤者慎用。反藜芦。

第三节 清热解毒药

清热解毒药多苦寒,能清火邪、解热毒、消痈肿、除湿热,常兼有凉血、利湿、利尿等功效。主要适用于温热病、瘟毒发斑、痄腮、咽喉肿痛、热毒泻痢、痈肿疮毒等病证。部分药还可用于毒蛇咬伤、癌肿、水火烫伤及其他急性热病有热毒表现者。本类药易伤脾胃,不可过服。使用中还应注意区分风热内犯、虚火上炎者。

金 银 花

《新修本草》

为忍冬科植物忍冬的干燥花蕾。夏初花苞未开放时采收,阴干,生用、炒炭或制成露剂使用。

【药性】甘,寒。归肺、心、胃经。

【功效】清热解毒,疏散风热。

【应用】

1. 用于疮痈、肿痛、痢疾等热毒证。本品为治一切疮痈肿毒阳证之要药,又可凉血、止痢。对于痈疮初起之红肿热痛,可单用煎服,或与皂角刺、白芷、穿山甲配伍,如仙方活命饮;对于疔疮肿毒,坚硬根深者,常与紫花地丁、蒲公英、野菊花配伍,如五味消毒饮;对于咽喉肿痛,常与射干、马勃配伍,如银翘马勃散;对于乳痈,常与瓜蒌、穿山甲配伍,如清乳汤;对于肺痈咳吐脓血,多与鱼腥草、芦根、桃仁等配伍,以清肺排脓;对于肠痈腹痛,多与当归、薏苡仁、黄芩等配伍,如清肠饮;对于热毒痢疾,便利脓血,可单用浓煎口服,亦可与黄芩、黄连、白头翁等配伍。

2. 用于外感风热或温病初起邪在卫分之身热头痛,或温热病热入营血之神昏舌绛,心烦少寐。

本品尚能清解暑热,制成露剂用于暑热烦渴等证。

【用法用量】水煎服,6~15g。治血痢及便血多炒炭用。外用适量。

【使用注意】脾胃虚寒及气虚疮疡脓清者忌用。

连 翘
《神农本草经》

为木犀科植物连翘的干燥果实。秋季果实初熟时采收,称"青翘";果实熟透时采收,称"老翘"或"黄翘";青翘蒸熟晒干,筛取籽实作"连翘心"用。以青翘为佳。生用。

【药性】苦,微寒。归肺、心、小肠经。

【功效】清热解毒,消肿散结,疏散风热。

【应用】

1. 用于痈肿疮毒,瘰疬痰核。本品清热解毒、消散痈肿结聚之力较强,为"疮家圣药"。对于痈肿疮毒,常与金银花、蒲公英、野菊花等配伍;对于痰火郁结,瘰疬痰核,常与夏枯草、浙贝、玄参等配伍。

2. 用于外感风热或温病初起头痛发热,或温热病热入心包之高热烦渴、神昏发斑,以及热入营血之舌绛神昏。

3. 用于湿热壅滞之小便短赤、淋沥涩痛。

【用法用量】水煎服,6~15g。

【使用注意】脾胃虚寒及气虚疮疡脓清者不宜用。

知识链接

连 翘
金银花 } 清热解毒,发散风热。用于热毒疮痈,外感发热。

连翘:清心解毒力强。善于消痈散结,为"疮家圣药"。

金银花:清透解毒力强。善治热毒血痢,炒炭又能止血。

大 青 叶
《名医别录》

为十字花科植物菘蓝的干燥叶片。夏秋采收,鲜用或晒干生用。

【药性】苦,寒。归心、胃经。

【功效】清热解毒,凉血消斑。

【应用】

1. 用于温热病及外感风热证。本品可表里双解,气血两清。对于温热病热入营血,气血两燔之高热神昏,发斑,常与水牛角、玄参、栀子等配伍;对于风热表证或温病初起之发热头痛,口渴咽痛等症,常与金银花、连翘等配伍。

2. 用于心胃火盛,瘟毒上攻之发热头痛,痄腮,喉痹,咽喉肿痛,口疮诸症。

3. 用于血热毒盛之丹毒红肿。

【用法用量】水煎服,9~15g。鲜品30~60g。外用适量,多以鲜品捣烂外敷。

【使用注意】脾胃虚寒者忌用。

板 蓝 根

《新修本草》

为十字花科植物菘蓝的干燥根。秋季采挖。切片晒干,生用。

【药性】苦,寒。归心、胃经。

【功效】清热解毒,凉血利咽。

【应用】

1. 用于温热病及外感风热证。本品长于解毒利咽散结。对于温病初起或外感风热之发热头痛、咽痛等,常单用,如板蓝根颗粒,或与金银花、荆芥等配伍;对于时行温病之斑疹色紫,舌紫绛,多与生地、黄芩、紫草等配伍。

2. 用于痄腮、丹毒、大头瘟、烂喉丹痧、咽喉不利等热毒证。

【用法用量】水煎服,9~15g。

【使用注意】虚寒者忌用。

青 黛

《药性论》

为爵床科植物马蓝、蓼科植物蓼蓝或十字花科植物菘蓝的叶或茎叶经加工制成的干燥粉末或团块。秋季采收以上植物的茎叶,加水浸泡,至叶腐烂,叶落皮脱时,捞去落叶,加适量石灰乳,充分搅拌至浸液由乌绿色转为深红色时,捞取液面泡沫状物,晒干而成。

【药性】咸,寒。归肝经。

【功效】清热解毒,凉血消斑,泻火定惊。

【应用】

1. 用于咽痛痄腮,痈肿疮疡。对于热毒炽盛,咽痛,喉痹者,常与板蓝根、甘草等配伍;对于火毒疮疡,痄腮肿痛,可配寒水石共研为末,外敷患处。

2. 用于温毒发斑,血热妄行之吐血、衄血。

3. 用于肝火犯肺之咳嗽胸痛,痰中带血。

4. 用于暑热惊痫,小儿肝热惊风抽搐。

【用法用量】内服 1~3g。难溶于水,宜冲服,或入丸剂。外用适量。

【使用注意】虚寒者慎用。

紫 花 地 丁

《本草纲目》

为堇菜科植物紫花地丁的干燥全草。春、秋二季采收,鲜用或晒干生用。

【药性】苦、辛,寒。归心、肝经。

【功效】清热解毒,凉血消肿。

【应用】

用于内外疮痈肿毒。本品长于入营血消痈散结。对于热毒疔疮肿毒,常与金银花、蒲公英等配伍,如五味消毒饮;对于乳痈,常与蒲公英配伍,如地丁膏;对于肠痈,常与大黄、红藤等配伍。

本品尚可用于无名诸肿,丹毒,痈疽发背,毒蛇咬伤等。

【用法用量】水煎服,15~30g。

【使用注意】虚寒者慎用。

蒲 公 英
《新修本草》

为菊科植物蒲公英及碱地蒲公英或同属多种植物的带根全草。夏、秋季花初开时采收,鲜用或晒干用。

【药性】苦、甘,寒。归肝、胃经。

【功效】清热解毒,消肿散结,利尿通淋。

【应用】

1. 用于内外疮痈肿痛诸证。本品为治乳痈之要药,对于乳痈肿痛,可用鲜品捣汁内服,渣敷患处,也可与全瓜蒌、金银花、牛蒡子等配伍;对于肠痈腹痛,常与大黄、牡丹皮、桃仁等配伍;对于肺痈吐脓,常与鱼腥草、冬瓜仁、芦根等配伍;对于痈肿疔毒,常与野菊花、紫花地丁、金银花等配伍,如五味消毒饮;对于咽喉肿痛,常与板蓝根、玄参等配伍。

2. 用于气郁痰结所致的瘰疬结核。

3. 用于热淋涩痛,湿热黄疸。

【用法用量】水煎服,10~15g。外用鲜品适量,捣敷或煎汤熏洗患处。

【使用注意】用量过大可致缓泻。

鱼 腥 草
《名医别录》

为三白草科植物蕺菜的干燥全草。夏秋间采收,晒干,生用。

【药性】辛,微寒。归肺经。

【功效】清热解毒,消痈排脓,利尿通淋。

【应用】

1. 用于肺痈,肺热咳嗽。本品无苦寒败胃之弊,善清解肺热,消痈排脓,为治肺痈之要药。对于痰热壅肺,发为肺痈而至胸痛、咳吐脓血,常与桔梗、芦根、瓜蒌等配伍;对于肺热咳嗽,常与黄芩、贝母、知母等配伍。

2. 用于湿热蕴结之疮痈肿痛。

3. 用于膀胱湿热之小便淋沥涩痛,湿热泻痢。

【用法用量】水煎服,15~25g。鲜品加倍,水煎或捣汁服。外用适量,捣敷。

【使用注意】不宜久煎。

射 干
《神农本草经》

为鸢尾科植物射干的干燥根茎。春初或秋末采挖,以秋季采收为佳,晒干,切片,生用。

【药性】苦,寒。归肺经。

【功效】清热解毒,消痰,利咽。

【应用】

1. 用于咽喉肿痛。本品为治咽喉肿痛常用药。对于热毒痰火郁结或肺热所致的咽喉肿痛,可单用,或与升麻、桔梗、甘草等同用。

2. 用于热痰咳喘,痰多黄稠,常与桑白皮、桔梗等配伍;用于寒痰咳喘,痰多清稀,应与麻黄、细辛、半夏等配伍。

【用法用量】水煎服,3~10g。

【使用注意】脾虚便溏者及孕妇忌用或慎用。

白 头 翁
《神农本草经》

为毛茛科植物白头翁的干燥根。春秋季采挖,保留根头白绒毛,晒干,切片,生用。

【药性】苦,寒。归胃、大肠经。

【功效】清热解毒,凉血止痢。

【应用】

用于热毒血痢。本品善清胃肠湿热及血分热毒,为治痢疾要药。对于热痢腹痛,里急后重,肛门灼热,下痢脓血,可单用,或与黄连、黄柏、秦皮配伍,如白头翁汤;对于血痢时作时止,腹痛腹泻,大便带血,色暗红或紫红,或白色黏液中有鲜红色血液者,可单用本品煎服,兼保留灌肠,或与干姜、白矾等配伍,如白头翁丸。

【用法用量】水煎服,9~15g,鲜品15~30g。外用适量。

【使用注意】虚寒泻痢忌用。

重 楼
《神农本草经》

为百合科植物云南重楼或七叶一枝花的干燥根茎。秋季采收,晒干,生用。

【药性】苦,微寒。有小毒。归肝经。

【功效】清热解毒,消肿止痛,凉肝定惊。

【应用】

1. 用于疔疮痈肿,咽喉肿痛,蛇虫咬伤。本品为治痈肿疔毒、毒蛇咬伤之要药。对于疔疮痈肿,可单用研末醋调外敷,或与金银花、黄连等配伍,如夺命丹;对于咽喉肿痛、痄腮、喉痹,常与牛蒡子、板蓝根等配伍;对于蛇虫咬伤,单用捣烂外敷,或与半边莲配伍。

2. 用于跌打损伤、瘀血肿痛。

3. 用于小儿肝热惊风,四肢抽搐。

【用法用量】水煎服,3~9g。外用适量,研末调敷。

【使用注意】本品有小毒,体虚、无实热火毒者、孕妇及疮疡阴证忌用。

第四节 清热凉血药

清热凉血药多苦寒,主归心、肝二经,偏入营血分,能清解营血分热邪,主要用于温热病营血分实热证。如热入营分所致舌绛、脉细数、身热夜甚、心烦不寐,甚则神昏谵语、斑疹隐隐;热入血分迫血妄行所致吐血衄血、尿血便血、斑疹紫暗、舌色深绛等。亦可用于其他疾病所致的血热出血证。本类药中兼甘味者,能养阴生津;兼辛味者,能活血化瘀。

地 黄
《神农本草经》

为玄参科植物地黄的块根。秋季采挖,生用。

【药性】甘、苦,寒。归心、肝、肾经。

【功效】清热凉血,养阴生津。

【应用】

1. 用于热入营血证。本品为清热凉血,养阴生津之要药。对于温热病热入营血之壮热烦渴、神昏舌绛等,常与玄参、连翘等药配伍,如清营汤;对于热病后期,余热未尽,夜热早凉,常配伍青蒿、鳖甲、知母等,如青蒿鳖甲汤。

2. 用于血热妄行之吐血、衄血、便血、崩漏下血,以及血热毒盛之斑疹紫黑。

3. 用于热病伤阴之口渴,阴虚内热之消渴,津伤肠燥之便秘。

【用法用量】水煎服,10~15g。鲜品用量加倍12~30g,或以鲜品捣汁入药。

【使用注意】脾虚便溏者慎用。

玄 参
《神农本草经》

为玄参科植物玄参的干燥根。立冬前后采收,晒干,切片生用。

【药性】甘、苦、咸,微寒。归肺、胃、肾经。

【功效】清热凉血,滋阴降火,解毒散结,润肠。

【应用】

1. 用于热入营血证。本品清热凉血之力较生地稍弱。对于温病热入营分之身热夜甚、心烦口渴者,常与生地、丹参、连翘等配伍,如清营汤;对于温病热陷心包,神昏谵语,常与麦冬、连翘心、竹叶卷心等配伍,如清宫汤;对于温热病之气血两燔,高热发斑,常与石膏、知母等配伍,如化斑汤。

2. 用于肺肾阴虚之骨蒸劳嗽咳血。

3. 用于咽喉肿痛,瘰疬痰核,痈肿疮毒,脱疽。

4. 用于热病津伤之便秘。

【用法用量】水煎服,9~15g。

【使用注意】脾虚便溏者慎用。反藜芦。

知识链接

玄参
地黄 }清热凉血,养阴生津。用于热入营血,热病伤阴,阴虚内热。

玄参:长于解毒散结,降火。用于火盛阴亏之咽喉肿痛,疮痈肿毒,瘰疬痰核。

地黄:长于养阴清热,凉血。用于阴虚内热之消渴,血热出血。

牡 丹 皮

《神农本草经》

为毛茛科植物牡丹的干燥根皮。秋季采收,晒干,生用或炒用。

【药性】苦、辛,微寒。归心、肝、肾经。

【功效】清热凉血,活血散瘀。

【应用】

1. 用于温热病热入血分证。本品善清血分实热,除血中瘀滞。对于温病热入营血,灼伤血络,迫血妄行所致的发斑、吐血、衄血,常与生地黄、赤芍、水牛角等配伍,如清热地黄汤。

2. 用于温热病日久伤阴之夜热早凉,热退无汗,或低热持久不退者。本品善于清透阴分伏热,为无汗骨蒸之要药。

3. 用于血瘀经闭、痛经、癥瘕、跌打损伤瘀血肿痛。

4. 用于痈肿疮毒及瘀热互结之肠痈腹痛。

【用法用量】水煎服,6~12g。生用清热凉血,酒炙用活血散瘀,炒炭止血。

【使用注意】虚寒证、月经过多及孕妇忌用。

赤 芍

《神农本草经》

为毛茛科植物芍药或川赤芍的干燥根。春秋季采收,晒干,切片生用或炒用。

【药性】苦,微寒。归肝经。

【功效】清热凉血,散瘀止痛。

【应用】

1. 用于温热病热入血分证。本品能泻血分郁热而凉血。对于温病热入血分之斑疹紫暗、血热吐衄,常与牡丹皮、生地黄等配伍,如清热地黄汤。

2. 用于血滞经闭、痛经、癥瘕腹痛及跌打肿痛。

3. 用于肝火目赤肿痛,热毒痈肿疮毒。

【用法用量】水煎服,6~12g。

【使用注意】虚寒证不宜用。反藜芦。

知识链接

赤 芍 } 清热凉血,活血散瘀。用于温病热入营血之发斑,血热吐衄,经闭痛经,
牡丹皮 } 癥瘕积聚,跌打损伤。

赤芍:善于清泻肝热。用于肝热目赤肿痛。

牡丹皮:善透阴分伏热。用于阴虚无汗骨蒸。

紫 草

《神农本草经》

本品为紫草科植物新疆紫草或内蒙紫草的干燥根。前者习称"软紫草";后者习称"硬

紫草"。春、秋二季采收,生用。

【药性】甘、咸,寒。归心、肝经。

【功效】清热凉血,活血解毒,透疹消斑。

【应用】

1. 用于血热毒盛,斑疹紫黑。本品甘寒,入血分,为解毒透疹之专药。对于温热病血毒壅盛之斑疹紫黑,常与赤芍、连翘等配伍,如紫草快斑汤。

2. 用于麻疹初起,以及因热毒炽盛、血行瘀滞所致的疹发不透、色紫黯。

3. 外用于疮疡,湿疹,水火烫伤。

【用法用量】水煎服,5~10g。外用适量,熬膏或用植物油浸泡涂擦。

【使用注意】脾虚便溏者忌用。

水 牛 角

《名医别录》

本品为牛科动物水牛的角。取角后,水煮,除去角塞,干燥,镑片或锉粉,生用,或制成浓缩粉用。

【药性】苦,寒。归心、肝经。

【功效】清热凉血,解毒,定惊。

【应用】

1. 用于温病高热,惊风抽搐。本品长于入血分。对于温热病热入营血之高热不退,甚则神昏谵语,发斑发疹,常与生地、玄参等配伍;对于高热惊厥抽搐,常与羚羊角、牛黄、钩藤等配伍。

2. 用于血热妄行所致的吐血、衄血。

3. 用于疮痈,咽喉肿痛。

【用法用量】水煎服,15~30g,宜先煎 3 小时以上。

【使用注意】脾胃虚寒者慎用。

第五节 清 虚 热 药

清虚热药性寒凉,但无伤阴之弊,能清虚热、退骨蒸。主要用于肝肾阴虚,虚火内扰所致的骨蒸潮热、午后发热、手足心热、虚烦不寐、盗汗遗精、舌红少苔、脉细数等。亦可用于温热病后期,邪热未尽,阴液耗伤而致的夜热早凉,热退无汗,舌质红绛等。因清虚热药主要是缓解热象,不能治本,故常配伍清热养阴药以标本兼治。

青 蒿

《神农本草经》

为菊科植物黄花蒿的干燥地上部分。夏秋季采收,鲜用或阴干,切段生用。

【药性】苦、辛,寒。归肝、胆经。

【功效】清虚热,除骨蒸,解暑,截疟。

【应用】

1. 用于温病后期阴分伏热。本品可使邪热由阴分透出阳分而解。对于温病后期阴伤之夜热早凉,或低热不退等,常与鳖甲、知母、丹皮等配伍,如青蒿鳖甲汤。

2. 用于肝肾阴虚、阳气无制,虚火上扰之骨蒸潮热、遗精盗汗、手足心热、心烦颧红。

3. 用于外感暑热之发热头痛、心烦口渴。

4. 用于疟疾。本品为治疟疾之良药,单用即效。

【用法用量】水煎服,6~12g,不宜久煎。以水浸渍绞汁或鲜品捣汁服更优。

【使用注意】脾胃虚寒者慎用。

地 骨 皮

《神农本草经》

为茄科植物枸杞或宁夏枸杞的干燥根皮。春初或秋后采收,晒干,切段生用。

【药性】甘,寒。归肺、肝、肾经。

【功效】凉血退蒸,清肺降火。

【应用】

1. 用于阴虚发热。本品善除有汗骨蒸。对于阴虚火旺之骨蒸盗汗、消渴,常与知母、鳖甲、银柴胡等配伍,如地骨皮汤。

2. 用于肺火郁结,肺失清肃之气逆不降,气喘咳嗽等。

3. 用于血热妄行之吐血、衄血、尿血等。

【用法用量】水煎服,9~15g。

【使用注意】外感风寒发热及脾虚便溏者不宜用。

银 柴 胡

《本草纲目》

本品为石竹科植物银柴胡的干燥根。春、夏间植株萌发或秋后茎叶枯萎时采收,晒干,生用。

【药性】甘,微寒。归肝、胃经。

【功效】清虚热,除疳热。

【应用】

1. 用于阴虚发热,骨蒸劳热。本品无伤阴损液之弊,善退虚热,除骨蒸。对于肝肾阴虚之骨蒸潮热、盗汗等,常与鳖甲、生地、地骨皮等配伍,如清骨散。

2. 用于饮食积滞、虫积日久所致脾胃损伤之疳积发热、消瘦、腹部膨大、毛发枯稀、腹痛时作等。

【用法用量】水煎服,3~10g。

【使用注意】虚寒证忌用。

胡 黄 连

《新修本草》

本品为玄参科植物胡黄连的干燥根茎。秋季采收,晒干,生用。

【药性】苦,寒。归肝、胃、大肠经。

【功效】退虚热,除疳热,清湿热。

【应用】

1. 用于阴虚骨蒸潮热。本品能退虚热,除骨蒸。对于阴虚之骨蒸潮热、盗汗等,常与鳖甲、知母、地骨皮等配伍,如清骨散。

2. 用于脾胃虚弱、肠虫积滞所致小儿疳积之低热不退、面色萎黄、消瘦、腹痛时作等。

3. 用于胃肠湿热之泄泻不爽、痢疾腹痛等。

本品尚可用于痔疮肿痛,研末外用,或与刺猬皮、麝香配伍。

【用法用量】水煎服,3~10g。

【使用注意】虚寒证忌用。

复习思考题

1. 试述清热药的使用注意事项。

2. 比较石膏、知母药性、功效、主治的异同点。

3. 试述黄芩的性味归经、功效、主治病症、用法用量及使用注意。

4. 栀子的功效、主治病症各是什么?

（亓国锋）

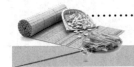

第八章

泻 下 药

【学习目标】

1. 掌握泻下药的基本概念及分类。

2. 掌握大黄、甘遂的性能特点、功效、应用及使用注意。

3. 熟悉芒硝、火麻仁的功效、应用。

4. 了解番泻叶、京大戟、芫花、牵牛子的功效、使用注意。

【概述】

1. 概念　凡以泻下通便为主要功效,用于祛除肠内积滞和体内积水的药物,称为泻下药。

2. 药性特点　泻下药多为沉降之品,主归大肠经,药性有寒有热,亦有性平者,均能通利大便。攻下药和峻下逐水药作用猛烈,润下药作用缓和。

3. 功效主治　本类药物均具有泻下通便功效,适用于肠胃积滞、实热内结、大便秘结及水湿停饮等里实证。通过泻下大便,达到清除肠内的宿食、燥屎及有害物质的目的,或使体内热毒随泻下而解除,或使水湿停饮从二便排出。

4. 分类　根据作用特点及应用范围,本类药物一般分为攻下药、润下药和峻下逐水药。

5. 配伍原则　本类药物应根据里实证的程度、兼证及病人体质选择使用,并与其他类药物配伍。一般情况下,里实积滞证常因气机阻滞而腹胀腹痛,故常需配伍行气药,以消除气滞胀满,并增强泻下通便作用;若热积便秘,应配伍清热药;寒积便秘,应配伍温里药;里实兼表证者,宜与解表药配伍,或先解表后攻里,或表里同治;里实而正虚者,应配伍补益药。

6. 使用注意　在使用攻下药和峻下逐水药时,应选用适宜剂型、用法,中病即止。对重证、急证,必须急下者,可加大剂量;对病情较轻,只需缓下者,用量不宜过大。因其作用强烈,或具有毒性,易伤正气及脾胃。对于年老体虚、脾胃虚弱者、孕妇及妇女月经期、哺乳期患者应慎用。应用峻猛而有毒性的泻下药时,一定要严格炮制法度,避免中毒。

第一节 攻 下 药

本类药多苦寒,主入胃和大肠经,泻下通便作用较强,兼能清热泻火。主要用于肠胃积滞,实热内盛,大便秘结,腹满胀痛等里实证。还可用于高热神昏、谵语发狂;火热上炎之咽喉肿痛,目赤牙痛;热毒疮痈;血热妄行之吐血、衄血等出血证。对于湿热泻痢,饮食积滞,大便不畅亦可酌情选用。

大 黄
《神农本草经》

本品为蓼科植物掌叶大黄、唐古特大黄或药用大黄的干燥根及根茎。掌叶大黄、唐古特大黄药材称为"北大黄";药用大黄药材称为"南大黄"。秋末茎叶枯萎或次春发芽前采收,切块,干燥,生用、酒炒、酒蒸或炒炭用。

【药性】苦,寒。归脾、胃、大肠、肝、心经。

【功效】泻下攻积,凉血止血,泻火解毒,活血祛瘀,利湿退黄。

【应用】

1. 用于胃肠积滞,燥结便秘。本品泻下攻积力强,为治疗积滞便秘之要药,尤宜用于热结便秘。对于阳明腑实证之热结便秘、痞满腹痛,常与芒硝、厚朴、枳实等配伍,如大承气汤;对于里实热结便秘兼气血亏耗者,常与人参、当归等配伍,如黄龙汤;对于热结伤阴者,常与生地、玄参、麦冬等配伍,如增液承气汤;对于阴寒内盛、脾阳不运之冷积便秘,常与附子、干姜等配伍,如温脾汤;对于湿热积滞之痢疾初起泻而不畅、里急后重,常与黄连、黄柏、木香等配伍,如芍药汤;对于食积泻痢,常与青皮、槟榔等配伍,如木香槟榔丸。

2. 用于热邪迫血妄行之吐血、衄血、咯血、便血、尿血。

3. 用于火热上炎所致的咽痛、目赤、口疮、牙龈肿痛,痈肿疔疮及丹毒,肠痈初起及烧烫伤。

4. 用于产后瘀阻腹痛、恶露不尽,瘀血经闭、月经不调,跌打损伤,瘀肿疼痛。

5. 用于湿热黄疸,湿热淋证。

【用法用量】内服 3~15g,外用适量研末敷于患处。生大黄泻下力强,宜后下或用沸水泡服;酒制大黄泻下力弱,活血作用较好,宜用于瘀血证;大黄炭多用于出血证。

【使用注意】虚证慎用,妇女孕期、月经期、哺乳期忌用。

芒 硝
《名医别录》

本品为硫酸盐类矿物芒硝族芒硝的结晶体,主含含水硫酸钠($Na_2SO_4 \cdot 10H_2O$)。将天然品用热水溶解,滤过,放冷析出的结晶,称"皮硝"。皮硝与萝卜共煮,取上清液放冷后析出的结晶,称"芒硝"。以青白色、透明块状结晶、清洁无杂质者为佳。芒硝经风化失去结晶水而成白色粉末称"玄明粉"。

【药性】咸、苦,寒。归胃、大肠经。

【功效】泻下软坚,清热消肿。

【应用】

1. 用于热结便秘。本品咸、苦,寒,善清泄、通泄,有泻热通便,润下软坚,荡涤胃肠的作用。对于胃肠实热积滞,脘腹胀满,大便燥结,谵语发狂等证,常与大黄相须为用,如大承气汤。

2. 用于咽痛、口疮、目赤、疮痈肿痛。多外用。

【用法用量】烊化内服，6~12g。外用适量。

【使用注意】孕妇慎用，不宜与硫黄、三棱同用。

番 泻 叶

《饮片新参》

本品为豆科植物狭叶番泻或尖叶番泻的干燥小叶。常于9月采收，生用。

【药性】苦，寒。归大肠经。

【功效】泻热行滞，通便，利水。

【应用】

1. 用于热结积滞，便秘腹痛。本品泻下导滞作用较强。对于热结便秘、习惯性便秘、老年性便秘，可单用泡服，以缓泻通便；对于热结便秘，腹满腹痛，常与枳实、厚朴配伍，以增强泻下导滞作用。

2. 用于水肿胀满。

【用法用量】水煎服，后下，2~6g，或开水泡服。

【使用注意】孕妇及哺乳期妇女慎用。

第二节 润 下 药

本类药以植物种子或种仁为主，多味甘质润性平，主入大肠经，能润燥滑肠。适用于老年、久病、产后等体质虚弱者，一般须与养阴药、补血药、行气药配伍。

火 麻 仁

《神农本草经》

本品为桑科植物大麻的干燥成熟种子。秋季果实成熟时采收，除去杂质，晒干，生用或炒用。

【药性】甘，平。归脾、胃、大肠经。

【功效】润肠通便。

【应用】

用于血虚津亏，肠燥便秘。本品甘平质润多脂，略具滋补之功。尤宜用于老人、产妇、体弱者。对于津血不足之肠燥便秘,可单用煮粥,或与当归、熟地、杏仁等配伍,如益血润肠丸;对于便秘属津亏燥热者,常与地黄、玄参、麦冬配伍;对于便秘属精血不足者,常与当归、肉苁蓉、生首乌配伍;对于肠胃燥热便秘较甚者,常与大黄、厚朴等配伍,如麻子仁丸。

【用法用量】水煎服,打碎入药,10~15g。

第三节 峻下逐水药

本类药大多味苦有毒,主入大肠、肾、肺经,药力峻猛,能引起剧烈腹泻而使水饮从肠道排出。适用于水肿、胸腹积水、痰饮积聚等。本类药易损伤正气,一般用于邪实而正气未衰者,使用时,要注意顾护正气。孕妇忌用。

甘 遂
《神农本草经》

本品为大戟科植物甘遂的块根。春季开花前或秋末茎叶枯萎后采收,晒干,生用或醋炙用。

【药性】苦,寒。有毒。归肺、肾、大肠经。

【功效】泻水逐饮,消肿散结。

【应用】

1. 用于水湿内停证。本品泻下作用峻猛,善行经隧之水湿,可引起连续如水下注样泻下,使体内潴留水饮排出体外,凡正气未衰者,均可使用。对于水湿内停之水肿胀满、胸腹积水、痰饮积聚、气逆咳喘、二便不利等证,可单用研末服用;或与牵牛子同用,如二气汤;亦可与大戟、芫花为末,枣汤送服,如十枣汤。

2. 用于风痰癫痫。

3. 用于疮痈肿毒,常研末外敷。

【用法用量】多炮制后入丸散内服,0.5~1.5g。外用适量,生用。

【使用注意】孕妇及虚证禁用,反甘草。

京 大 戟
《神农本草经》

本品为大戟科植物大戟的干燥根。秋、冬二季采挖,洗净,晒干,生用或醋炙用。

【药性】苦,寒。有毒。归肺、脾、肾经。

【功效】泻水逐饮,消肿散结。

【应用】

1. 用于水湿内停证。本品功与甘遂相似,逐水力稍弱,善泻脏腑水湿。对于水湿内停正气未衰之水肿胀满、胸腹积水、痰饮积聚、气逆咳喘、二便不利等证,可与大枣同煮,食枣,或与甘遂、芫花配伍,如十枣汤;对于胸胁停饮、胁痛痰稠者,常与甘遂、白芥子配伍,如控涎丹。

2. 用于热毒痈肿疮毒及痰水凝聚之瘰疬痰核。

【用法用量】醋炙入丸散内服,1.5~3g,每次1g。外用适量,生用。

【使用注意】体虚者及孕妇禁用,不宜与甘草同用。

【附药】

红大戟

本品为茜草科植物红大戟的干燥块根。苦,寒。归大肠、肺、胃经。功同京大戟,但毒烈之性较缓和,泻水逐饮之力较弱。本品长于消肿散结,多外用。用法用量:水煎服,1.5~3g;研末服,1g。使用注意:体虚者及孕妇禁用,不宜与甘草同用。

芫　花

《神农本草经》

本品为瑞香科植物芫花的干燥花蕾。春季花未开时采收,除去杂质,干燥,生用或醋炙用。

【药性】苦、辛,温。有毒。归肺、脾、肾经。

【功效】泻水逐饮,祛痰止咳。外用杀虫疗疮。

【应用】

1. 用于水湿内停证。本品泻水逐饮之功与甘遂、大戟相似而力稍逊,长于泻胸腹水饮。对于饮停胁下之水肿胀满、胸腹积水、痰饮积聚、二便不利,常与甘遂、大戟相须为用,如十枣汤。

2. 用于肺气壅实,寒饮内停之咳嗽有痰、气喘息粗,以及久咳寒饮不化。

3. 用于疥癣、秃疮、痈肿疮等。

【用法用量】水煎服,1.5~3g。入丸散,0.6~0.9g,每日1次。外用适量。

【使用注意】虚证及孕妇忌用;反甘草。

牵 牛 子

《名医别录》

本品为旋花科植物裂叶牵牛或圆叶牵牛的干燥成熟种子。秋末果实成熟,果壳未开裂时采收,晒干,生用或炒用。

【药性】苦,寒。有毒。归肺、肾、大肠经。

【功效】泻水通便,消痰涤饮,杀虫攻积。

【应用】

1. 用于水肿胀满。本品能排泄水湿,以正气未衰水湿实证为宜。对于水肿胀满,二便不利,可单用研末服;对于水湿壅盛,可与甘遂、大戟等配伍,如舟车丸。

2. 用于肺气壅滞之痰饮咳喘,面目浮肿。

3. 用于肠胃实热积滞,便秘腹胀及食积便秘。

4. 用于虫积腹痛。

【用法用量】水煎服,3~6g。入丸散,每次1.5~3g。

【使用注意】孕妇禁用,不宜与巴豆、巴豆霜同用。

复习思考题

1. 何谓泻下药?
2. 简述芫花的功效和主要应用。
3. 简述火麻仁与郁李仁的功效异同点。
4. 试述巴豆的功效、应用要点及使用注意。

(亓国锋)

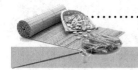

第九章

祛 风 湿 药

【学习目标】
1. 掌握祛风湿药的含义、功效、分类、各类的性能特点、配伍关系和使用注意。
2. 掌握独活、蕲蛇、木瓜、秦艽、防己、桑寄生的性能特点、功效、应用和使用注意。
3. 熟悉川乌、桑枝、雷公藤、豨莶草、五加皮的功效、主治和使用注意。
4. 了解狗脊的功效。

【概述】
1. 概念　凡以祛除风寒湿邪,治疗风湿痹证为主要功效的药物,称为祛风湿药。
2. 药性特点　祛风湿药味多辛、苦,性或温或凉,能祛除留于肌肉、经络、筋骨的风湿之邪,有的还兼有散寒、舒筋、通络、止痛、活血或补肝肾、强筋骨等作用。
3. 功效主治　祛风湿药主要用于风湿痹证之肢体疼痛,关节不利、肿大,筋脉拘挛等症。部分祛风湿药还可以用于治疗腰膝酸软、下肢痿弱等。
4. 分类　根据祛风湿药的药性及功效主治的不同,可分为祛风寒湿药、祛风湿热药及祛风湿强筋骨药三类。
5. 配伍原则
(1)使用祛风湿药时,根据痹证的类型来选择药物并作适当配伍。如风邪偏盛的行痹,选择善于祛风的祛风湿药,佐以活血养血之品;湿邪偏盛的着痹,选用温燥的祛风湿药,佐以健脾渗湿之品;寒邪偏盛的痛痹,选用温性的祛风湿药,佐以温通经脉之品。
(2)根据邪犯的部位选择药物并作合理配伍。如外邪入里而从热化或郁久化热的热痹,选用寒凉的祛风湿药,并配伍凉血清热解毒药;外感初期,病邪在表,应配伍散风胜湿的解表药;病邪入里,应配伍活血通络药;病邪夹有痰浊、瘀血,应与祛痰、散瘀药配伍使用。
(3)根据病程的新久来选择药物。如久病体虚,肝肾不足,且抗病能力减弱的患者,应选用强筋骨的祛风湿药,配伍补肝肾、益气血的药物来扶正以祛邪。
6. 使用注意　辛温性燥的祛风湿药,易伤阴耗血,故阴血亏虚者慎用。

第一节　祛风寒湿药

祛风寒湿药性味多辛、苦,性温,入肝、脾、肾经。辛能行散祛风,苦能燥湿,温能祛寒,因此本类药物有祛风、除湿、散寒、止痛、通经络等作用,其中止痛为其特点,适用于风寒湿痹,肢体关节疼痛,筋脉拘挛,痛有定处,遇寒加重等。本类药物经配伍亦可用于风湿热痹。

独　活
《神农本草经》

为伞形科植物重齿毛当归的干燥根。春初或秋末采挖,除去须根及泥沙,烘至半干,堆置2~3天,发软后再烘至全干,切片,生用。

【药性】辛、苦,微温。归肾、膀胱经。

【功效】祛风湿,止痛,解表。

【应用】

1. 用于风寒湿痹。本品功善祛风湿,止痹痛,为治风湿痹痛主药,凡风寒湿邪所致之痹痛,无论新久,均可用;因其主入肾经,性善下行,尤以腰膝、腿足关节疼痛属下部寒湿者为宜。治风寒湿痹,肌肉、腰背、手足疼痛,与当归、白术、牛膝等同用,如独活汤;治疗痹证日久正虚,腰膝酸软,关节屈伸不利,与桑寄生、杜仲、人参等配伍使用,如独活寄生汤。

2. 用于风寒夹湿表证。本品能散风寒湿而解表,治外感风寒夹湿所致的头痛头重,常配伍羌活、藁本、防风等,如羌活胜湿汤。

3. 用于少阴头痛。本品善入肾经搜伏风,治疗风扰肾经,伏而不出之少阴头痛,常与细辛、川芎等配伍,如独活细辛汤。

此外,取独活祛风湿的作用,还可以治皮肤瘙痒,内服外洗皆可。

【用法用量】水煎服,3~10g。外用适量。

【使用注意】本品辛温性燥,易伤阴耗血,故阴血亏虚者慎用。

威　灵　仙
《新修本草》

为毛茛科植物威灵仙、棉团铁线莲或东北铁线莲的干燥根及根茎。秋季采挖,除去泥沙,晒干,切段,生用。

【药性】辛、咸,温。归膀胱经。

【功效】祛风湿,通络止痛,消骨鲠。

【应用】

1. 用于风湿痹证。本品既能祛风湿,又能通经络止痛,为治风湿痹痛要药。凡风湿痹痛,肢体麻木,筋脉拘挛,屈伸不利,无论上下皆可使用,尤宜用于风邪偏盛,拘挛掣痛者。可单用为末服,如威灵仙散;与当归、肉桂配伍,可治风寒腰背疼痛,如神应丸。

2. 用于消咽喉骨鲠。本品能软坚而消骨鲠,可单用或与砂糖、醋煎后慢慢咽下。与砂仁、砂糖煎服亦有较好疗效。

此外,取本品通络止痛的作用,可治跌打伤痛、头痛、牙痛、胃脘痛等;还能消痰逐饮,用于痰饮、噎膈、痞满积聚。

【用法用量】水煎服,6~10g。外用适量。

【使用注意】本品辛散走窜,气血虚弱者慎用。

川 乌

《神农本草经》

为毛茛科植物乌头的干燥母根。6月下旬至8月上旬采挖,除去子根、须根及泥沙,晒干,生用或水浸、煮透、切片,制后用。

【药性】辛、苦,热。有大毒。归心、肝、肾、脾经。

【功效】祛风湿,温经止痛。

【应用】

1. 用于风寒湿痹。本品善于祛风除湿、温经散寒,有明显的止痛作用,为治风寒湿痹证佳品,尤宜寒邪偏盛之风湿痹痛。常与麻黄、芍药、甘草等配伍,治寒湿侵袭、历节痛风,不可屈伸,如乌头汤;与草乌、地龙、乳香等配伍,可治寒湿瘀血留滞经络,肢体筋脉挛痛,关节屈伸不利,久不愈者,如活络丹。

2. 用于心腹冷痛,寒疝疼痛。本品散寒止痛功效显著,常用于阴寒内盛之心腹冷痛。常配伍赤石脂、干姜、蜀椒等,治心痛彻背,背痛彻心,如乌头赤石脂丸;多与蜂蜜同煎,治寒疝,绕脐腹痛,手足厥冷,如大乌头煎。

3. 用于跌打损伤,麻醉止痛。本品止痛作用较强,用于跌打损伤,骨折瘀肿疼痛,多与自然铜、地龙、乌药等配伍,如回生续命丹。古方以本品为麻醉止痛药,多以生品与生草乌并用,配伍姜黄等内服,如整骨麻药方;配伍生南星、蟾酥等外用,如外敷麻药方。

【用法用量】水煎服,宜先煎、久煮,1.5~3g。外用适量。

【使用注意】孕妇忌用;不宜与贝母类、半夏、白及、白蔹、天花粉、瓜蒌类同用;内服一般应炮制用,生品内服宜慎用;酒浸、酒煎服易中毒,应慎用。

【附药】

草乌

毛茛科植物北乌头的干燥根。秋季茎叶枯萎时采挖,除去须根及泥沙,干燥。药性、功效、应用、用法用量、使用注意与川乌同,毒性更强。一般宜炮制后用,炮制方法同川乌。

蕲 蛇

《雷公炮炙论》

为蝰科动物五步蛇的干燥体。多于夏、秋二季捕捉,剖开蛇腹,除去内脏,洗净,干燥。去头、鳞,切段生用、酒炙,或黄酒润透,去鳞、骨用。

【药性】甘、咸,温。有毒。归肝经。

【功效】祛风,通络,止痉。

【应用】

1. 用于风湿顽痹,中风半身不遂。本品具走窜之性,能内走脏腑,外达肌表而透骨搜风,以祛内外之风邪,为截风要药;又能通经络,凡风湿痹证无不宜之,尤善治病深日久之风湿顽痹,经络不通,麻木拘挛,以及中风口眼歪斜,半身不遂,常与防风、羌活、当归等配伍,如白花蛇酒。

2. 用于小儿惊风,破伤风。本品入肝,既能祛外风,又能息内风,风去则惊搐自定,为治抽搐痉挛常用药。治小儿急慢惊风、破伤风之抽搐痉挛,多与乌梢蛇、蜈蚣同用,如定命散。

3. 用于麻风、疥癣。本品外走肌表而祛风止痒,兼以毒攻毒,故常用于风毒之邪壅于肌肤。治麻风,与大黄、蝉蜕、皂角刺等相配,如追风散;治疥癣,与荆芥、薄荷、天麻同用,如驱风膏。

此外,本品有毒,能以毒攻毒,可治瘰疬、梅毒、恶疮。

【用法用量】水煎服,3~9g。研末吞服,每次 1~1.5g,每日 2~3 次。或酒浸、熬膏、入丸散服。

【使用注意】阴虚内热者忌用。

【附药】

金钱白花蛇

为眼镜蛇科动物银环蛇的幼蛇干燥体。夏、秋二季捕捉,剖开蛇腹,除去内脏,干燥。切段用。药性、功效、应用与蕲蛇相似而力较强。水煎服,2~5g;研粉吞服,1~1.5g。

乌梢蛇

为游蛇科动物乌梢蛇的干燥体。多于夏、秋二季捕捉,剖开蛇腹,除内脏,干燥。去头及鳞片,切段生用、酒炙,或黄酒闷透,去皮骨用。药性、功效、应用与蕲蛇相似。

蛇蜕

为游蛇科动物王锦蛇、红点锦蛇和黑眉锦蛇等多种蛇脱下的皮膜。全年均可收集,去净泥沙,晾干。味甘、咸,性平。归肝经。功效祛风,定惊,退翳,解毒止痒。适用于惊风癫痫,翳障,喉痹,口疮,痈疽疔毒,瘰疬,皮肤瘙痒,白癜风等。水煎服,2~3g;研末服,每次 0.3~0.6g。外用适量。孕妇忌用。

木 瓜

《名医别录》

为蔷薇科植物贴梗海棠的干燥近成熟果实,习称"皱皮木瓜"。安徽宣城产者称"宣木瓜",质量较好。夏、秋二季果实绿黄时采收,置沸水中烫至外皮灰白色,对半纵剖,晒干,切片,生用。

【药性】酸,温。归肝、脾经。

【功效】舒筋活络,和胃化湿。

【应用】

1. 用于风湿痹证。本品善舒筋活络,且能去湿除痹,尤为湿痹、筋脉拘挛要药,亦常用于腰膝关节酸重疼痛。常与乳香、没药、生地同用,治筋急项强,不可转侧,如木瓜煎。与羌活、独活、附子配伍,治脚膝疼重,不能远行久立,如木瓜丹。

2. 用于脚气水肿。本品祛湿舒筋,为脚气水肿常用药,多配伍吴茱萸、槟榔、苏叶等,治感受风湿,脚气肿痛不可忍,如鸡鸣散。

3. 用于吐泻转筋。本品能化湿和胃,湿去则中焦得运,泄泻可止;舒筋活络而缓挛急。治湿阻中焦之腹痛吐泻转筋,偏寒者,常配吴茱萸、茴香、紫苏等,如木瓜汤;偏热者,多配蚕沙、薏苡仁、黄连等,如蚕矢汤。

此外,本品有消食作用,用于消化不良;并能生津止渴,可治津伤口渴。

【用法用量】水煎服,6~9g。

【使用注意】内有郁热,小便短赤者忌用。

第二节 祛风湿热药

祛风湿热药味多为辛、苦,性寒,入肝、脾、肾经。辛行散,苦降泄,寒清热。本类药具有良好的祛风除湿,通络止痛,清热消肿之功,主要用于风湿热痹,关节红肿热痛等症。经配伍亦可用于风寒湿痹。

秦 艽

《神农本草经》

为龙胆科植物秦艽、麻花秦艽、粗茎秦艽或小秦艽的干燥根。前三种按性状不同分别习称"秦艽"和"麻花艽",后一种习称"小秦艽"。春秋二季采挖,除去泥沙;秦艽及麻花艽晒软,堆置"发汗"至表面呈红黄色或灰黄色时,摊开晒干,或不经"发汗"直接晒干;小秦艽趁鲜时搓去黑皮,晒干。切片,生用。

【药性】辛、苦,平。归胃、肝、胆经。

【功效】祛风湿,通络止痛,退虚热,清湿热。

【应用】

1. 用于风湿痹证。本品为风药中之润剂。风湿痹痛,筋脉拘挛,骨节酸痛,无论寒热新久均可配伍应用。其性偏寒,兼有清热作用,故对热痹尤为适宜,多配伍防己、牡丹皮、络石藤等。

2. 用于中风不遂。本品既能祛风邪,舒筋络,又善"活血荣筋",可用于中风半身不遂、口眼歪斜,四肢拘急,舌强不语等,单用大量水煎服即能奏效。与升麻、葛根、防风等同用,可治中风口眼歪斜,言语不利,恶风恶寒,如秦艽升麻汤;与当归、熟地、白芍等同用,可治血虚中风,如秦艽汤。

3. 用于骨蒸潮热,疳积发热。本品能退虚热,除骨蒸,亦为治虚热要药。治骨蒸日晡潮热,如秦艽鳖甲散;治肺痿骨蒸劳嗽,如秦艽扶羸汤;治小儿疳积发热,如秦艽散。

4. 用于湿热黄疸。本品苦以降泄,能清肝胆湿热而退黄。

此外,本品尚能治痔疮、肿毒等。

【用法用量】水煎服,3~10g。

防 己

《神农本草经》

为防己科植物粉防己及马兜铃科植物广防己的干燥根。前者习称"汉防己",主产于安徽、浙江、江西、福建等地;后者习称"木防己"。秋季采挖,洗净,除去粗皮,切段,粗根纵切两半,晒干,切厚片,生用。

【药性】辛、苦,寒。归膀胱、肺经。

【功效】祛风湿,止痛,利水消肿。

【应用】

1. 用于风湿痹证。本品既能祛风除湿止痛,又能清热。对风湿痹证湿热偏盛,肢体酸重,关节红肿疼痛,以及湿热身痛者,尤为适宜,如宣痹汤;亦可用于风寒湿痹证四肢挛急者,如防己饮。

2. 用于水肿,小便不利,脚气。本品能清热利水,善走下行而泻下焦膀胱湿热,尤宜用于下肢水肿,小便不利者。

3. 用于湿疹疮毒。本品治湿疹疮毒,可与苦参、金银花等配伍。

此外,本品有降血压作用,可用于高血压。

【用法用量】水煎服,5~10g。

【使用注意】本品大苦大寒易伤胃气,胃纳不佳及阴虚体弱者慎用。

桑 枝
《本草图经》

为桑科植物桑的干燥嫩枝。春末夏初采收,去叶,晒干,或趁鲜切片,晒干,生用或炒用。

【药性】微苦,平。归肝经。

【功效】祛风湿,利关节。

【应用】

用于风湿痹证。本品祛风湿而善达四肢经络,通利关节,痹证新久、寒热均可应用,尤宜用于风湿热痹,肩臂、关节酸痛麻木者。

此外,本品尚能利水,治水肿;祛风止痒,治白癜风、皮疹瘙痒;生津液,治消渴。

【用法用量】水煎服,9~15g。外用适量。

雷 公 藤
《本草纲目拾遗》

为卫矛科植物雷公藤的根或根的木质部。秋季挖取根部,去净泥土,晒干,或去皮晒干,切厚片,生用。

【药性】辛、苦,寒。有大毒。归肝、肾经。

【功效】祛风湿,活血通络,消肿止痛,杀虫解毒。

【应用】

1. 用于风湿顽痹。本品有较强的祛风湿,活血通络之功,为治风湿顽痹要药,苦寒清热力强,消肿止痛功效显著,尤宜用于关节红肿热痛、肿胀难消、晨僵、功能受限,甚至关节变形者。可单用内服或外敷,能改善运动功能,减轻疼痛。

2. 用于麻风,顽癣,湿疹,疥疮。本品苦燥除湿止痒,杀虫攻毒,对多种皮肤病皆有良效。治麻风病,可单用煎服,或配金银花、黄柏、当归等;治顽癣等可单用,或随证配伍防风、荆芥、刺蒺藜等祛风止痒药内服或外用。

3. 用于疔疮肿毒。本品苦寒清热解毒,并能以毒攻毒,消肿止痛,治疗热毒痈肿疔疮,常与蟾酥配伍应用。

【用法用量】水煎服,10~25g(带根皮者减量),文火煎1~2小时。研粉服,每日1.5~4.5g。外用适量。

【使用注意】内脏有器质性病变及白细胞减少者慎服;孕妇忌用。

豨 莶 草
《新修本草》

为菊科植物豨莶、腺梗豨莶或毛梗豨莶的干燥地上部分。夏、秋二季花开前及花期均可采割,除去杂质,晒干,切段,生用或黄酒蒸制用。

【药性】辛、苦,寒。归肝、肾经。

【功效】祛风湿,利关节,解毒。

【应用】

1. 用于风湿痹痛,中风半身不遂。本品能祛筋骨间风湿,通经络,利关节。生用性寒,宜用于风湿热痹;酒制后善于补肝肾,常用于风湿痹痛,筋骨无力,腰膝酸软,四肢麻痹,或中风半身不遂。

2. 用于风疹,湿疮,疮痈。本品生用苦寒能清热解毒,化湿热。治风疹湿疮,可单用内服或外洗。

此外,本品能降血压,可治高血压。

【用法用量】水煎服,9~12g。外用适量。治风湿痹痛、半身不遂宜制用,治风疹湿疮、疮痈宜生用。

第三节 祛风湿强筋骨药

祛风湿强筋骨药主入肝、肾经,除祛风湿外,兼有一定的补肝肾、强筋骨的作用,主要用于风湿日久,肝肾虚损,腰膝酸软,脚弱无力等。风湿日久,易损肝肾;肝肾虚损,风寒湿邪又易犯腰膝部位。故选用本类药物有扶正祛邪、标本兼顾的意义。亦可用于肾虚腰痛,骨痿,软弱无力。

五 加 皮
《神农本草经》

为五加科植物细柱五加的干燥根皮,习称"南五加皮"。夏、秋采挖,剥取根皮,晒干,切厚片,生用。

【药性】辛、苦,温。归肝、肾经。

【功效】祛风湿,补肝肾,强筋骨,利水。

【应用】

1. 用于风湿痹证。本品兼补益之功,为强壮性祛风湿药,尤宜用于老人及久病体虚者。治风湿痹证,腰膝疼痛,筋脉拘挛,可单用或配伍使用,如五加皮酒。

2. 用于筋骨痿软,小儿行迟,体虚乏力。本品有温补之效,能补肝肾,强筋骨。

3. 用于水肿,脚气。本品能温肾而除湿利水。治水肿,小便不利,如五皮散;治风寒湿壅滞之脚气肿痛,如五加皮丸。

【用法用量】水煎服,5~10g;或酒浸、入丸散服。

桑 寄 生
《神农本草经》

为桑寄生科植物桑寄生的干燥带叶茎枝。冬季至次春采割,除去粗茎,切段,干燥,或蒸后干燥,切厚片,生用。

【药性】苦、甘,平。归肝、肾经。

【功效】祛风湿,补肝肾,强筋骨,安胎。

【应用】

1. 用于风湿痹证。本品祛风湿又长于补肝肾,强筋骨,对痹证日久,伤及肝肾,腰膝酸软,筋骨无力者尤宜。

2. 用于崩漏经多,妊娠漏血,胎动不安。本品能补肝肾,养血而固冲任,安胎,治肝肾亏虚,月经过多,崩漏,妊娠下血,胎动不安,如桑寄生散。

此外,本品尚能降血压,可用于高血压。

【用法用量】水煎服,9~15g;或酒浸、入丸散服。

狗 脊
《神农本草经》

为蚌壳蕨科植物金毛狗脊的干燥根茎。秋、冬二季采挖,除去泥沙,干燥;或去硬根、叶柄及金黄色绒毛,切厚片,干燥,为"生狗脊片";蒸后,晒至六七成干,切厚片,干燥,为"熟狗脊片"。原药或生狗脊片砂烫用。

【药性】苦、甘,温。归肝、肾经。

【功效】祛风湿,补肝肾,强筋骨。

【应用】

1. 用于风湿痹证。本品能行能补,对肝肾不足,兼有风寒湿邪之腰痛脊强,不能俯仰者最为适宜。

2. 用于腰膝酸软,下肢无力。本品补肝肾,强腰膝,又能治肝肾虚损,腰膝酸软,下肢无力。

3. 用于遗尿,白带过多。本品有温补固摄作用,治肾虚不固之尿频、遗尿,以及冲任虚寒,带下过多清稀。

此外,狗脊的绒毛有止血作用,外敷可用于金疮出血。

【用法用量】水煎服,6~12g。

【使用注意】肾虚有热,小便不利或短涩黄赤者慎用。

复习思考题

1. 何谓祛风湿药?分几类?各类药有何作用?

2. 比较独活与羌活的功效异同。

3. 祛风湿强筋骨药有哪些药物?功效如何?

4. 试述桑寄生的性味、归经、功效及应用。

(吴少珍)

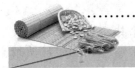

第十章

化 湿 药

【学习目标】

1. 掌握化湿药的含义、功效、分类、各类的性能特点、配伍关系和使用注意。

2. 掌握藿香、苍术、厚朴、砂仁的性能、功效、应用和使用注意。

3. 熟悉佩兰、豆蔻的功效、应用和使用注意。

【概述】

1. 概念　凡气味芳香,性偏温燥,以化湿运脾为主要作用的药物,称为化湿药。

2. 药性特点　化湿药辛香温燥,主入脾、胃经,能促进脾胃运化,消除湿浊,前人谓之"醒脾""醒脾化湿"等。同时,其辛能行气,香能通气,能行中焦之气机,以解除因湿浊引起的脾胃气滞之症状。此外,部分药还兼有解暑、辟秽、开窍、截疟等作用。

3. 功效主治　化湿药主要用于湿浊内阻,脾为湿困,运化失常所致的脘腹痞满、呕吐泛酸、大便溏薄、食少体倦、口甘多涎、舌苔白腻等症。此外,有芳香解暑之功,湿温、暑湿等证亦可选用。

4. 配伍原则　使用化湿药时,根据湿困的不同情况及兼证进行适当的配伍。如湿阻气滞,脘腹胀满痞闷者,常与行气药配伍;如湿阻且偏于寒湿,脘腹冷痛者,可配伍温中祛寒药;如脾虚湿阻,脘痞纳呆,神疲乏力者,常配伍补气健脾药同用;如用于湿温、湿热、暑湿者,常与清热燥湿、解暑、利湿之品同用。

5. 使用注意

(1)化湿药气味芳香,多含挥发油,一般以散剂疗效较好,入汤剂不宜久煎,宜后下,防止挥发性有效成分挥发而疗效降低。

(2)本类药物多辛温香燥,易耗气伤阴,故阴虚血燥及气虚者慎用。

藿 香
《名医别录》

为唇形科植物广藿香的地上部分。夏秋季枝叶茂盛时采割,切段生用。

【药性】辛,微温。归脾、胃、肺经。

【功效】化湿,止呕,解暑。

【应用】

1. 用于湿阻中焦。本品气味芳香,为芳香化湿要药。因其性微温,多用于寒湿困脾所致的脘腹痞闷,少食作呕,神疲体倦等症。

2. 用于呕吐。本品既能化湿,又能和中止呕。治湿浊中阻所致之呕吐,本品最为捷要。

3. 用于暑湿或湿温初起。本品既能化湿,又可解暑。治暑月外感风寒,内伤生冷所致的恶寒发热,头痛脘闷,呕恶吐泻暑湿证。

【用法用量】水煎服,3~10g。鲜品加倍。

【使用注意】阴虚血燥者不宜用。

<h2 style="text-align:center">佩 兰</h2>
《神农本草经》

为菊科植物佩兰的干燥地上部分。夏、秋二季分两次采割,切段生用,或鲜用。

【药性】辛,平。归脾、胃、肺经。

【功效】化湿,解暑。

【应用】

1. 用于湿阻中焦。本品化湿和中之功与藿香相似,治湿阻中焦之证,每相须为用,以增强芳香化湿之功。又因其性平,芳香化湿浊,去陈腐,用治脾经湿热,口中甜腻、多涎、口臭等脾瘅证。

2. 用于暑湿或湿温初起。本品既能化湿,又能解暑。

【用法用量】水煎服,3~10g。鲜品加倍。

<h2 style="text-align:center">苍 术</h2>
《神农本草经》

为菊科多年生草本植物茅苍术或北苍术的干燥根茎。春、秋二季采挖,晒干,切片,生用、麸炒或米泔水炒用。

【药性】辛、苦,温。归脾、胃、肺经。

【功效】燥湿健脾,祛风散寒。

【应用】

1. 用于湿阻中焦。本品对湿阻中焦,脾失健运所致的脘腹胀闷,呕恶食少,吐泻乏力,舌苔白腻等症,最为适宜。若脾虚湿聚,水湿内停之痰饮或水湿外溢之水肿,与利水渗湿药同用,如胃苓汤;若湿热或暑湿证,则可与清热燥湿药同用。

2. 用于风湿痹证。本品长于祛湿,故痹证湿胜者尤宜,如薏苡仁汤;若湿热痹痛,可配伍清热泻火药,如白虎加苍术汤;若湿用于湿热痿证,与黄柏、薏苡仁、牛膝同用,即四妙散;若治下部湿浊带下、湿疮、湿疹,可与清热燥湿药同用。

3. 用于风寒夹湿表证。本品能开肌腠而发汗,祛肌表之风寒表邪,因其长于胜湿,故以风寒表证夹湿者最为适宜。

此外,本品尚能明目,用于夜盲症及眼目昏涩。可单用,或与羊肝、猪肝蒸煮同食。

【用法用量】水煎服,3~9g。

【使用注意】阴虚内热、气虚多汗者忌用。

厚 朴
《神农本草经》

为木兰科植物厚朴或凹叶厚朴的干燥干皮、根皮及枝皮。4~6月剥去,根皮及枝皮直接阴干,干皮置沸水中微煮后堆置阴湿处,"发汗"至内表面变紫褐色或棕褐色时,蒸软取出,卷成筒状,干燥。切丝,姜制用。

【药性】辛、苦,温。归脾、胃、肺、大肠经。

【功效】燥湿消痰,下气除满。

【应用】

1. 用于湿阻中焦,脘腹胀满。本品能燥湿,又能下气除胀满,为消除胀满的要药。

2. 用于食积气滞,腹胀便秘。本品可下气宽中,消积导滞。用于热结便秘,如大承气汤。

3. 用于痰饮喘咳。本品能燥湿消痰,下气平喘。用于痰饮阻肺,肺气不降,咳喘胸闷者,如苏子降气汤;用于寒饮化热,胸闷气喘,喉间痰声辘辘,烦躁不安者,如厚朴麻黄汤;用于宿有喘病,因外感风寒而发者,如桂枝加厚朴杏子汤。

此外,七情郁结,痰气互阻,咽中如有物阻,咽之不下,吐之不出的梅核气,亦可取本品燥湿消痰,下气宽中之效,如半夏厚朴汤。

【用法用量】水煎服,3~10g。或入丸散。

【使用注意】本品辛苦温燥,易耗气伤津,故气虚津亏者及孕妇当慎用。

【附药】

厚朴花 为本植物的干燥花蕾。于春季花未开时采摘,稍蒸后,晒干或低温干燥。性味苦微温,善于理气宽中,芳香化湿,其功似厚朴而力缓,主治脾胃湿阻气滞之胸腹胀满疼痛,纳少苔腻等证。用量3~9g。

砂 仁
《药性论》

为姜科植物阳春砂、绿壳砂或海南砂的干燥成熟果实。于夏、秋间果实成熟时采收,晒干或低温干燥,打碎生用。

【药性】辛,温。归脾、胃、肾经。

【功效】化湿行气,温中止泻,安胎。

【应用】

1. 用于湿阻中焦及脾胃气滞证。本品化湿醒脾,行气温中之效均佳,为醒脾调胃要药。故凡湿阻或气滞所致之脘腹胀痛等症常用,寒湿气滞者尤为适宜。

2. 用于脾胃虚寒吐泻。本品善温中暖胃以达止呕止泻之功,但其重在温脾。

3. 用于气滞妊娠恶阻及胎动不安。本品能行气和中而止呕安胎。若妊娠呕逆不能食,可单用,如缩砂散;若气血不足,胎动不安者,以益气养血安胎,如泰山磐石散。

【用法用量】水煎服,3~6g,入汤剂宜后下。

【使用注意】阴虚血燥者慎用。

复习思考题

1. 何谓化湿药? 食滞、痰饮、水肿为何选用芳香化湿药?

2. 简述藿香的功效与应用,并比较与佩兰的异同。

3. 白豆蔻、砂仁均能行气宽中,临床如何区别使用?

4. 简述苍术的功效与应用,并比较与厚朴的异同。

5. 列举本章可以作为食品调料的药物名称。

（吴少珍）

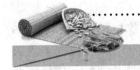

第十一章

利水渗湿药

【学习目标】

1. 掌握利水渗湿药的含义、功效、分类、各类的性能特点、配伍关系和使用注意。

2. 掌握茯苓、薏苡仁、泽泻、车前子、茵陈、金钱草的性能、功效、应用和使用注意。

3. 熟悉猪苓、滑石、川木通、萹蓄、地肤子、海金沙、绵萆薢、虎杖的功效、主治和使用注意。

4. 了解瞿麦、石韦的功效。

【概述】

1. 概念　凡能通利水道,渗泄水湿,以治疗水湿内停病证为主的药物,称为利水渗湿药。

2. 药性特点　利水渗湿药味多甘淡,主归膀胱、小肠经,作用趋于下行,具有利水消肿、利尿通淋、利湿退黄等功效。

3. 功效主治　利水渗湿药主要用于小便不利、水肿、泄泻、痰饮、淋证、黄疸、湿疹、带下、湿温等水湿所致的病证。

4. 分类　根据药物作用特点及临床应用不同,利水渗湿药分为利水消肿药、利尿通淋药和利湿退黄药三类。

5. 配伍原则　应用利水渗湿药,须视不同病证,选用有关药物,作适当配伍。如水肿骤起有表证者,配宣肺解表药;水肿日久,脾肾阳虚者,配温补脾肾药;湿热蕴结者,配清热药;寒湿相并者,配温里祛寒药;热伤血络而尿血者,配凉血止血药;至于泄泻、痰饮、湿温、黄疸等,常与健脾、芳香化湿或清热燥湿等药物配伍。

6. 使用注意　本类药易耗伤津液,对阴亏津少、肾虚遗精或遗尿者,宜慎用或忌用,有些药物有较强的通利作用,孕妇慎用。

第一节　利水消肿药

本类药物味甘淡性平或微寒,淡能渗泄水湿,服药后能使小便畅利,水肿消退,故具有利水消肿作用。用于水湿内停之水肿、小便不利,以及泄泻、痰饮等证,临证时则宜根据不同病证之病因病机,选择适当配伍。

茯苓

《神农本草经》

为多孔菌科真菌茯苓的干燥菌核。寄生于松科植物赤松或马尾松等树根上。多于7～9月采挖，挖出后除去泥沙，堆置"发汗"后，摊开晾至表面干燥，再"发汗"，反复数次至现皱纹、内部水分大部散失后，阴干，称为"茯苓个"。取之浸润后稍蒸，及时切片，晒干；或将鲜茯苓按不同部位切制，阴干，生用。

【药性】甘、淡，平。归心、脾、肾经。

【功效】利水消肿，渗湿，健脾，宁心。

【应用】

1. 用于水肿。本品既可祛邪，又可扶正，利水而不伤正气，实为利水消肿要药。可用治寒热虚实各种水肿。治疗水湿内停所致之水肿、小便不利，如五苓散；治疗脾肾阳虚水肿，如真武汤；用于水热互结，阴虚小便不利水肿，如猪苓汤。

2. 用于痰饮证。本品善渗泄水湿，使湿无所聚，痰无由生，可治痰饮之目眩心悸，如苓桂术甘汤；治疗饮停于胃而呕吐者，如小半夏加茯苓汤。

3. 用于脾虚泄泻。本品能健脾渗湿而止泻，尤宜用于脾虚湿盛泄泻，如参苓白术散；茯苓味甘，善入脾经，能健脾补中，治疗脾胃虚弱，倦怠乏力，食少便溏，如四君子汤。

4. 用于心悸，失眠。本品益心脾而宁心安神。常用治心脾两虚，气血不足之心悸，失眠，健忘，如归脾汤；治疗心气虚，不能藏神，惊恐而不能安卧者，如安神定志丸。

【用法用量】水煎服，10～15g。

【使用注意】虚寒精滑者忌用。

【附药】

茯苓皮　为茯苓菌核的黑色外皮。性能同茯苓。功效利水消肿。长于行皮肤水湿，多用于治疗皮肤水肿。用量15～30g。

茯神　为茯苓菌核中间带有松根的部分。性能同茯苓。功效宁心安神，专治心神不安、惊悸、健忘等。用量同茯苓。

薏苡仁

《神农本草经》

为禾本科植物薏苡的干燥成熟种仁。秋季果实成熟时采割植株，晒干，打下果实，再晒干，除去外壳、黄褐色种皮及杂质，收集种仁，生用或炒用。

【药性】甘、淡，凉。归脾、胃、肺经。

【功效】利水消肿，渗湿，健脾，除痹，清热排脓。

【应用】

1. 用于水肿，小便不利，脚气。本品既利水消肿，又健脾补中。常用于脾虚湿盛之水肿腹胀，小便不利。治水肿喘急、脚气浮肿。

2. 用于脾虚泄泻。本品能渗除脾湿，健脾止泻，尤宜治脾虚湿盛之泄泻。

3. 用于湿痹拘挛。本品能渗湿除痹，能舒筋脉，缓和拘挛。常用治湿痹而筋脉拘挛急痛者。本品药性偏凉，能清热而利湿。

4. 用于肺痈,肠痈。本品清肺肠之热,排脓消痈。

【用法用量】水煎服,9~30g。清利湿热宜生用,健脾止泻宜炒用。

【使用注意】津液不足者慎用。

猪　苓

《神农本草经》

为多孔菌科真菌猪苓的干燥菌核。寄生于桦树、枫树、柞树的根上。主产于陕西、山西、河北、河南、云南等地。春秋二季采挖,去泥沙,晒干,切片入药,生用。

【药性】甘、淡,平。归肾、膀胱经。

【功效】利水消肿,渗湿。

【应用】

用于水肿,小便不利,泄泻。本品甘淡渗泄,利水作用较强,用于水湿停滞的各种水肿,单味应用即可。本品药性沉降,善通利水道。

【用法用量】水煎服,6~12g。

泽　泻

《神农本草经》

为泽泻科植物泽泻的干燥块茎。冬季茎叶开始枯萎时采挖,洗净,干燥,除去须根及粗皮,以水润透切片,晒干,麸炒或盐水炒用。

【药性】甘,寒。归肾、膀胱经。

【功效】利水消肿,渗湿,泄热。

【应用】

1. 用于水肿,小便不利,泄泻。本品利水作用较强,治疗水湿停蓄之水肿,小便不利。泽泻能利小便而实大便,治脾胃伤冷,水谷不分,泄泻不止。本品泻水湿,行痰饮,常治痰饮停聚,清阳不升之头目昏眩。

2. 用于淋证,遗精。本品既能清膀胱之热,又能泄肾经之虚火,下焦湿热尤为适宜。也可治疗肾阴相对不足,相火偏亢之遗精、潮热。

【用法用量】水煎服,6~10g。

第二节　利尿通淋药

本类药物性味多苦寒,或甘淡而寒。苦能降泄,寒能清热,走下焦,尤能清利下焦湿热,以利尿通淋为主要作用,主要用于小便短赤,热淋,血淋,石淋及膏淋等证。临床应酌情选用适当配伍,以提高药效。

车　前　子

《神农本草经》

为车前科植物车前或平车前的干燥成熟种子。夏、秋二季种子成熟时采收果穗,晒干,搓出种子,除去杂质,生用或盐水炙用。

【药性】甘,微寒。归肝、肾、肺、小肠经。

【功效】利尿通淋,渗湿止泻,明目,祛痰。

【应用】

1. 用于淋证,水肿。本品善通利水道,清膀胱热结。治疗湿热下注于膀胱而致的小便淋沥涩痛,如八正散;也可治水湿停滞之水肿,小便不利;治久病肾虚,腰重脚肿,如济生肾气丸。

2. 用于泄泻。本品能利水湿,分清浊而止泻,即利小便而实大便。尤宜用于小便不利之水泻,可单用本品研末,米饮送服。

3. 用于目赤肿痛,目暗昏花,翳障。本品善清肝热而明目,可治目赤涩痛;治肝肾阴亏,两眼昏花,如驻景丸。

4. 用于痰热咳嗽。本品入肺经,能清肺化痰止咳。

【用法用量】水煎服,9~15g。宜包煎。

【使用注意】肾虚精滑者慎用。

【附药】

车前草 为车前的全草。功效与车前子相似,兼有清热解毒功效。多应用于热毒痈肿,内服或用鲜草捣烂外敷。内服用量9~30g,鲜品加倍,外用适量。

滑 石
《神农本草经》

为硅酸盐类矿物滑石族滑石,主含含水硅酸镁$[Mg_3(Si_4O_{10})(OH)_2]$,全年可采。采挖后,除去泥沙及杂石,洗净,砸成碎块,研粉用,或水飞晾干用。

【药性】甘、淡,寒。归膀胱、肺、胃经。

【功效】利尿通淋,清热解暑,收湿敛疮。

【应用】

1. 用于热淋,石淋,尿热涩痛。本品能清膀胱湿热而通利水道,是治淋证常用药,治湿热下注之小便不利,热淋及尿闭,如八正散;也可用于石淋。

2. 用于暑湿,湿温。本品既能利水湿,又能解暑热,是治暑湿常用药。治暑热烦渴,小便短赤,如六一散;治湿温初起及暑温夹湿,头痛恶寒,身重胸闷,脉弦细而濡,如三仁汤。

3. 用于湿疮,湿疹,痱子。本品外用有清热收湿敛疮的作用。

【用法用量】水煎服,10~20g。宜包煎。外用适量。

【使用注意】脾虚、热病伤津及孕妇忌用。

木 通
《神农本草经》

为木通科植物木通、三叶木通或白木通的干燥藤茎。秋季采收,截取茎部,除去细枝,阴干即得,洗净润透,切片,晒干,生用。

【药性】苦,寒。有毒。归心、小肠、膀胱经。

【功效】利尿通淋,清心火,通经下乳。

【应用】

1. 用于热淋涩痛,水肿。本品能利水消肿,下利湿热,使湿热之邪下行从小便排出。治膀胱湿热,小便短赤,淋沥涩痛;还可治水肿。

2. 用于口舌生疮,心烦尿赤。本品能上清心经之火,下泄小肠之热。常治心火上炎,口舌生疮,或心火下移小肠而致的心烦尿赤等症。

3. 用于经闭乳少。本品通经下乳。用治血瘀经闭,乳汁短少或不通;还能利血脉,通关节。

【用法用量】水煎服,3~6g。

【使用注意】本品有毒,故用量不宜过大,也不宜久服,肾功能不全者及孕妇忌用,内无湿热者、儿童与年老体弱者慎用。

【附药】

关木通 为马兜铃科植物东北马兜铃的藤茎。秋季采收,晒干,切片,生用。味苦性寒。有毒。归心、小肠、膀胱经。功效清心火,利小便,通经下乳。用于口舌生疮,心烦尿赤,水肿,热淋涩痛,白带,经闭乳少,湿热痹痛。煎服用量3~6g。关木通所含的马兜铃酸为有毒成分,用量过大会引起急性肾衰竭,甚至死亡,为了确保安全,有关部门决定用木通或川木通代替关木通。

川木通 为毛茛科植物小木通或绣球藤的干燥藤茎。春、秋二季采收,除去粗皮,晒干,或趁鲜切薄片,晒干。味淡、苦,性寒。归心、肺、小肠、膀胱经。功效与关木通相似,亦用治水肿,淋证,口疮,经闭,乳少,关节痹痛。川木通副作用较关木通小。煎服用量3~6g。

瞿　麦
《神农本草经》

为石竹科植物瞿麦和石竹的干燥地上部分。夏、秋二季花果期采割,除去杂质,晒干,切段生用。

【药性】苦,寒。归心、小肠经。

【功效】利尿通淋,破血通经。

【应用】

1. 用于淋证。本品能清心与小肠火,导热下行,有利尿通淋之功,为治淋证常用药,尤以热淋最为适宜。

2. 用于闭经,月经不调。本品能破血通经。对于血热瘀阻之经闭或月经不调尤宜。

【用法用量】水煎服,9~15g。

【使用注意】孕妇忌用。

萹　蓄
《神农本草经》

为蓼科植物萹蓄的干燥地上部分。夏季叶茂盛时采收。割取地上部分,除去杂质,切段,晒干,生用。

【药性】苦,微寒。归膀胱经。

【功效】利尿通淋,杀虫止痒。

【应用】

1. 用于淋证。本品清利下焦湿热。多用于热淋、石淋,如八正散。

2. 用于虫证,湿疹,阴痒。本品苦能燥湿,微寒清热,又善"杀三虫",用于治蛔虫病、蛲虫病、钩虫病;用于湿疹、湿疮、阴痒等证。

【用法用量】水煎服,9~15g,鲜者加倍。外用适量。

【使用注意】脾虚者慎用。

地 肤 子
《神农本草经》

为藜科植物地肤的成熟果实。秋季果实成熟时采收植株,晒干,打下果实,除去杂质,生用。

【药性】辛、苦,寒。归肾、膀胱经。

【功效】利尿通淋,清热利湿,止痒。

【应用】

1. 用于淋证。本品能清利湿热而通淋,故用于膀胱湿热,小便不利,淋沥涩痛之证,如地肤子汤。

2. 用于阴痒带下,风疹,湿疹。本品能清除皮肤中之湿热与风邪而止痒。治风疹、湿疹;治下焦湿热,外阴湿痒;治湿热带下。

【用法用量】水煎服,9~15g。外用适量。

海 金 沙
《嘉祐本草》

为海金沙科植物海金沙的干燥成熟孢子。秋季孢子未脱落时采割藤叶,晒干,搓揉或打下孢子,除去藤叶,生用。

【药性】甘、咸,寒。归膀胱、小肠经。

【功效】利尿通淋,止痛。

【应用】

用于淋证。本品尤善止尿道疼痛,为治诸淋涩痛之要药。又能利水消肿,治疗水肿。

【用法用量】水煎服,6~15g。宜包煎。

【使用注意】肾阴亏虚者慎用。

石 韦
《神农本草经》

为水龙骨科植物庐山石韦和石韦或有柄石韦的干燥叶。全年均可采收。除去根茎及根,拣去杂质,洗去泥沙,晒干或阴干,切段,生用。

【药性】甘、苦,微寒。归肺、膀胱经。

【功效】利尿通淋,清肺止咳,凉血止血。

【应用】

1. 用于淋证。本品清利膀胱而通淋,兼可止血,尤宜用于血淋。对膀胱湿热见小便淋沥涩痛者也常用。

2. 用于肺热咳喘。本品清肺热,止咳喘。用于肺热咳喘气急。

3. 用于血热出血。石韦既止血又凉血,故对血热妄行之吐血、衄血、尿血、崩漏尤为适宜。

【用法用量】水煎服,6~12g。

绵萆薢

《神农本草经》

为薯蓣科植物绵萆薢、薯蓣或粉背薯蓣的干燥根茎。秋、冬二季采挖,除去须根,洗净,切片,晒干,生用。

【药性】苦,平。归肾、胃经。

【功效】利湿去浊,祛风除痹。

【应用】

1. 用于膏淋,白浊。本品善利湿而分清去浊,为治膏淋要药。

2. 用于风湿痹痛。本品能祛风除湿,通络止痛。善治腰膝痹痛,筋脉屈伸不利。

【用法用量】水煎服,9~15g。

【使用注意】肾阴亏虚遗精滑泄者慎用。

第三节 利湿退黄药

本类药物性味多苦寒,主入脾、胃、肝、胆经。苦寒则清泄湿热,故以利湿退黄为主要作用,主要用于湿热黄疸,症见目黄、身黄、小便黄等。部分药物还可用于湿疮痈肿等证。临证可根据阳黄、阴黄之湿热寒湿偏重不同,选择适当配伍治疗。

茵陈

《神农本草经》

为菊科植物滨蒿或茵陈蒿的干燥地上部分。春季幼苗高6~10cm时采收或秋季花蕾长成时采割。春季采收的习称"绵茵陈",秋季采割的称"茵陈蒿"。除去杂质及老茎,晒干,生用。

【药性】苦,辛,微寒。归脾、胃、肝、胆经。

【功效】利湿退黄,解毒疗疮。

【应用】

1. 用于黄疸。本品善清利脾胃肝胆湿热,使之从小便而出,为治黄疸之要药。治身目发黄,小便短赤之阳黄证,如茵陈蒿汤;治黄疸湿重于热者,如茵陈五苓散;治脾胃寒湿郁滞,阳气不得宣运之阴黄,如茵陈四逆汤。

2. 用于湿疮瘙痒。本品有解毒疗疮之功,故可用于湿热内蕴之风瘙瘾疹,湿疮瘙痒。

【用法用量】水煎服,6~15g。外用适量,煎汤熏洗。

【使用注意】蓄血发黄者及血虚萎黄者慎用。

金钱草

《本草纲目拾遗》

为报春花科植物过路黄的干燥全草。江南各省均有分布。夏、秋二季采收,除去杂质,晒干,切段生用。

【药性】甘、咸,微寒。归肝、胆、肾、膀胱经。

【功效】利湿退黄,利尿通淋,解毒消肿。

【应用】

1. 用于湿热黄疸。本品清肝胆之火,又能除下焦湿热,有清热利湿退黄之效。

2. 用于石淋,热淋。本品利尿通淋,善消结石,尤宜用于石淋。还能清肝胆湿热,消胆石。

【用法用量】水煎服,15~60g,鲜品加倍。外用适量。

虎　杖
《名医别录》

为蓼科植物虎杖的干燥根茎和根。春秋二季采挖,除去须根,洗净,趁新鲜切短段或厚片,晒干,生用或鲜用。

【药性】微苦,微寒。归肝、胆、肺经。

【功效】利湿退黄,清热解毒,散瘀止痛,化痰止咳。

【应用】

1. 用于湿热黄疸,淋浊,带下。本品治湿热黄疸,以及湿热蕴结膀胱之小便涩痛,淋浊带下等。

2. 用于水火烫伤,痈肿疮毒,毒蛇咬伤。本品入血分,有凉血清热解毒作用。治水火烫伤而致肤腠灼痛或溃后流黄水者;治湿毒蕴结肌肤所致痈肿疮毒,以虎杖根烧灰贴,或煎汤洗患处;治毒蛇咬伤,可取鲜品捣烂敷患处,亦可煎浓汤内服。

3. 用于经闭,癥瘕,跌打损伤。本品有活血散瘀止痛之功。

4. 用于肺热咳嗽。本品既能苦降泄热,又能化痰止咳,治肺热咳嗽。

此外,本品还有泻热通便作用,可用于热结便秘。

【用法用量】水煎服,9~15g。外用适量。

【使用注意】孕妇忌用。

复习思考题

1. 何谓利水渗湿药?利水渗湿药分为几类?各主治何病证?

2. 为什么称茯苓为利水渗湿要药?

3. 分别叙述茯苓、猪苓、泽泻的利水消肿作用及其不同特点。

4. 简述车前子的功效及应用,并与滑石、木通比较功用的异同。

5. 简述茵陈蒿主治黄疸的配伍应用。

6. 简述海金沙的功效及应用,并与石韦、萆薢比较功用的异同。

(吴少珍)

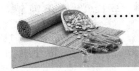

第十二章

温 里 药

【学习目标】

1. 掌握温里药的含义、功效、性能特点、配伍关系和使用注意。

2. 掌握附子、干姜、肉桂、吴茱萸的性能、功效、应用和使用注意。

3. 熟悉小茴香、丁香的功效、主治和使用注意。

【概述】

1. 概念　凡以温里祛寒为主要功效,常用于治疗里寒证的药物,称温里药。

2. 药性特点　温里药味辛而性温热。

3. 功效主治　温里药以温里祛寒,温肾回阳为主要功效,适用于里寒证(包括脾胃寒、肺寒、肝寒、肾阳不足及心肾阳虚欲脱等证)。

4. 配伍原则

(1)使用温里药时,应针对不同病证,选择相应药物配伍。若外寒已入里,表寒仍未解者,可配辛温解表药;脾肾阳虚者,可配温补脾肾药;亡阳气脱者,宜与大补元气药同用。

(2)寒凝经脉、气滞血瘀者,可配行气活血药;寒湿内阻,可配芳香化湿或温燥祛湿药。

5. 使用注意　本类药多辛热燥烈,易耗阴动火,凡属热证、阴虚火旺、津血亏虚者忌用。孕妇慎用。

附 子

《神农本草经》

为毛茛科植物乌头的子根加工品。加工炮制为盐附子、黑附片、白附片、淡附片、炮附片。

【药性】辛、甘,大热。有毒。归心、肾、脾经。

【功效】回阳救逆,补火助阳,散寒止痛。

【应用】

1. 用于亡阳证。本品能上助心阳、中温脾阳、下补肾阳,为"回阳救逆第一品药"。治亡阳兼气脱者,常与人参同用,如参附汤。

2. 用于肾、脾、心诸脏阳气衰弱者。

3. 用于风寒湿痹周身骨节疼痛者,尤善治寒痹痛剧者。

【用法用量】水煎服,3～15g。本品有毒,宜先煎 0.5～1 小时,至口尝无麻辣感为度。

【使用注意】孕妇及阴虚阳亢者忌用。本品反半夏、瓜蒌、贝母、白蔹、白及。生品外用,内服须炮制。若内服过量,或炮制、煎煮方法不当,可引起中毒。

干　姜
《神农本草经》

为姜科植物姜的干燥根茎。冬季采收,晒干或低温烘干,生用。

【药性】辛,热。归脾、胃、心、肺经。

【功效】温中散寒,回阳通脉,温肺化饮。

【应用】

1. 用于脾胃虚寒之腹痛,呕吐,泄泻。本品长于温中散寒、健运脾阳,为温暖中焦之主药。治脾胃虚寒,脘腹冷痛,常与党参、白术等同用,如理中丸。

2. 用于心肾阳虚,阴寒内盛所致的亡阳厥逆,脉微欲绝者。

3. 用于寒饮喘咳,形寒背冷,痰多清稀。

【用法用量】水煎服,3～10g。

【使用注意】本品辛热燥烈,阴虚内热、血热妄行者忌用。

肉　桂
《神农本草经》

为樟科植物肉桂的干燥树皮。多于秋季剥取,阴干,生用。

【药性】辛、甘,大热。归肾、脾、心、肝经。

【功效】补火助阳,散寒止痛,温经通脉,引火归原。

【应用】

1. 用于肾阳不足,命门火衰的阳痿,宫冷。本品能补火助阳,益阳消阴,作用温和持久,为治命门火衰之要药。治腰膝冷痛,夜尿频多,滑精遗尿,常与附子、熟地、山茱萸等同用,如肾气丸。

2. 用于寒邪内侵或脾胃虚寒的脘腹冷痛,寒疝。

3. 用于寒痹腰痛,胸痹,阴疽,闭经,痛经。

4. 用于元阳亏虚,虚阳上浮。

此外,在补气益血方中少量加入肉桂,有鼓舞气血生长之效,可用于久病体虚气血不足者。

【用法用量】水煎服,1～5g,宜后下或焗服;研末冲服,每次1～2g。

【使用注意】阴虚火旺,里有实热,血热妄行出血及孕妇忌用。畏赤石脂。

知识链接

附子
干姜　性味均辛热,能温中散寒止痛,用治脾胃虚寒之脘腹冷痛、大便溏泄等。
肉桂

附子、干姜能回阳救逆,用治亡阳证。此功附子力强,干姜力弱,常相须为用。干姜主入脾胃,长于温中散寒、健运脾阳而止呕,尚能温肺化饮,用治肺寒痰饮咳喘。

附子、肉桂味甘而大热,散寒止痛力强,善治脘腹冷痛甚者及寒湿痹痛证,二者又能补火助阳,用治肾阳虚证及脾肾阳虚证。肉桂还能引火归原、温经通脉,用治虚阳上浮及胸痹、阴疽、闭经、痛经等。

吴 茱 萸

《神农本草经》

为芸香科植物吴茱萸、石虎或疏毛吴茱萸的干燥近成熟果实。8~11月果实尚未开裂时,剪下果枝,晒干或低温干燥,用甘草汤制过应用。

【药性】辛、苦,热。有小毒。归肝、脾、胃、肾经。

【功效】散寒止痛,降逆止呕,助阳止泻。

【应用】

1. 用于寒凝疼痛。本品既散肝经之寒邪,又疏肝气之郁滞,为治肝寒气滞诸痛之主药。治厥阴头痛,干呕吐涎沫,常与生姜、人参等同用,如吴茱萸汤。

2. 用于胃寒呕吐。

3. 用于虚寒泄泻。

【用法用量】水煎服,2~5g。外用适量。

【使用注意】本品辛热燥烈,易耗气动火,故不宜多用、久服。阴虚有热者忌用。

小 茴 香

《新修本草》

为伞形科植物茴香的干燥成熟果实。秋季果实初熟时采割植株,晒干,生用或盐水炙用。

【药性】辛,温。归肝、肾、脾、胃经。

【功效】散寒止痛,理气和胃。

【应用】

1. 用于寒疝腹痛,睾丸偏坠胀痛,少腹冷痛,痛经。本品能温肾暖肝,散寒止痛。治寒疝腹痛,常与乌药、青皮、高良姜等配伍,如天台乌药散。

2. 用于中焦虚寒气滞证。

【用法用量】水煎服,3~6g。外用适量。

【使用注意】阴虚火旺者慎用。

丁 香
《雷公炮炙论》

为桃金娘科植物丁香的干燥花蕾。通常于9月至次年3月,花蕾由绿转红时采收,晒干,生用。

【药性】辛,温。归脾、胃、肺、肾经。

【功效】温中降逆,散寒止痛,温肾助阳。

【应用】

1. 用于胃寒呕吐、呃逆。本品暖脾胃而行气滞,尤善降逆,故有温中散寒、降逆止呕、止呃之功,为治胃寒呕逆之要药。治脾胃虚寒之吐泻、食少,常与白术、砂仁等同用,如丁香散。

2. 用于胃寒脘腹冷痛。

3. 用于阳痿,宫冷。

【用法用量】水煎服,1~3g。外用适量。

【使用注意】热证及阴虚内热者忌用。畏郁金。

高 良 姜
《名医别录》

为姜科植物高良姜的干燥根茎。夏末秋初采挖生长4~6年的根茎,晒干,生用。

【药性】辛,热。归脾、胃经。

【功效】散寒止痛,温中止呕。

【应用】

1. 用于胃寒冷痛。本品能散寒止痛,为治胃寒脘腹冷痛之常用药,每与炮姜相须为用,如二姜丸。

2. 用于胃寒呕吐。

【用法用量】水煎服,3~6g。研末服,每次3g。

复习思考题

1. 简述温里药的性能特点、功效与应用。

2. 比较附子、干姜、肉桂的功效与应用之异同。

3. 试述吴茱萸的性味、功效及使用注意。

（黄 萍）

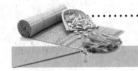

第十三章

理 气 药

· · · · · · · · · · · · · · · · · · · ·

【学习目标】

1. 掌握理气药的含义、功效、性能特点、配伍关系和使用注意。

2. 掌握陈皮、枳实、木香、香附、川楝子的性能、功效、应用和使用注意。

3. 熟悉青皮、沉香、乌药、佛手、薤白的功效、主治和使用注意。

【概述】

1. 概念　凡以疏理气机为主要功效,常用于治疗气滞证或气逆证的药物,称为理气药。

2. 药性特点　理气药大多辛苦温而芳香,主归脾、胃、肝、肺经。

3. 功效主治　理气药以疏通气机为主要功效,主要用于治疗脾胃气滞或肝气郁滞所引起的脘腹胀痛、嗳气吞酸、胁肋胀痛、抑郁不乐、月经不调等症。

4. 配伍原则

(1)使用理气药时,应针对病证选择药物。如饮食积滞,脾胃气虚者,可相应配伍消导药、补中益气药;湿热阻滞,寒湿困脾者,可相应配伍清热除湿药、苦温燥湿药。

(2)肝气郁滞,肝血不足者,可相应配伍疏肝理气,养血柔肝之品。

(3)外邪客肺,痰饮阻肺者,可相应配伍宣肺解表,祛痰化饮之品。

(4)瘀血阻滞者,配活血祛瘀药。

5. 使用注意　本品多辛温香燥,易耗气伤阴,故气阴不足者慎用,孕妇忌用破气药。

陈 皮

《神农本草经》

为芸香科植物橘及其栽培变种的成熟干燥果皮。秋末冬初果实成熟时采收果皮,晒干或低温干燥,生用。

【药性】辛、苦,温。归脾、肺经。

【功效】理气健脾,燥湿化痰。

【应用】

1. 用于脾胃气滞证。本品有行气止痛、健脾和中之功,以寒湿中阻之气滞最宜。治脘腹胀痛、恶心呕吐、泄泻,常与苍术、厚朴等同用,如平胃散。

2. 用于呕吐、呃逆证。

3. 用于湿痰、寒痰的咳嗽。

4. 用于气机阻滞的胸痹证。

【用法用量】水煎服,3~10g。

【使用注意】本品辛散苦燥,温能助热,舌赤少津,内有实热者慎用。气虚及阴虚燥咳者不宜用。吐血证慎用。久服、多服损人元气。

【附药】

橘核　为橘的种子。味苦,性平。归肝经。功效理气散结,止痛。适用于疝气疼痛、睾丸肿痛及乳房结块等。煎服,3~9g。

橘络　为橘瓤上的筋膜。味甘、苦,性平。归肝、肺经。功效行气通络,化痰止咳。适用于痰滞经络之胸胁作痛、咳嗽、痰多等。煎服,3~5g。

化橘红　为芸香科植物化州柚或柚的未成熟或接近成熟外层果皮。味辛、苦,性温。归肺、脾经。功效理气宽中,燥湿化痰,消食。适用于湿痰或寒痰咳嗽,食积呕恶,脘腹胀痛等。煎服,3~10g。

青 皮
《本草图经》

为芸香科小乔木橘及其栽培变种的幼果或未成熟果实的干燥果皮。5~6月间收集自落的幼果,晒干,称为"个青皮",7~8月间采收未成熟的果实,晒干,习称"四花青皮"。生用或醋炙用。

【药性】苦、辛,温。归肝、胆、胃经。

【功效】疏肝破气,消积化滞。

【应用】

1. 用于肝郁气滞之胸胁胀痛、疝气疼痛、乳房肿痛。本品有疏肝理气、散结止痛之功。治寒疝疼痛,常与乌药、小茴香、木香等同用,如天台乌药散。

2. 用于气滞脘腹疼痛。

3. 用于食积腹痛。

4. 用于气滞血瘀之癥瘕积聚、久疟痞块。

【用法用量】水煎服,3~10g。醋炙疏肝止痛力强。

【使用注意】本品性烈耗气,气虚者慎用。

枳 实
《神农本草经》

为芸香科植物酸橙及其栽培变种或甜橙的干燥幼果。5~6月间采集自落的果实,晒干或低温干燥,生用或麸炒用。

【药性】苦、辛、酸,温。归脾、胃、大肠经。

【功效】破气除痞,化痰消积。

【应用】

1. 用于胃肠积滞,湿热泻痢。本品善破气除痞、消积导滞。治胃肠积滞,热结便秘,腹满胀痛,常与大黄、芒硝、厚朴等同用,如大承气汤。

2. 用于胸阳不振、痰阻胸痹之胸中满闷、疼痛。

3. 用于气滞胸胁疼痛。

4. 用于产后腹痛。

【用法用量】水煎服,3~10g。炒后性较平和。

【使用注意】孕妇慎用。

【附药】

枳壳 为芸香科植物酸橙及其栽培变种的接近成熟的果实(去瓤),生用或麸炒用。性味、归经、功用与枳实相似,但作用较缓和,长于行气宽中除胀,用于胸胁胀满、脘腹痞闷。用法用量:3~10g,煎服。

木 香
《神农本草经》

为菊科植物木香、川木香的根。秋、冬二季采挖,晒干,生用或煨用。

【药性】辛、苦,温。归脾、胃、大肠、胆经。

【功效】行气止痛,健脾消食。

【应用】

1. 用于脾胃气滞证。本品善通行脾胃之滞气,既为行气止痛之要药,又为健脾消食之佳品。治脾虚气滞,脘腹胀满、食少便溏,常与党参、白术、陈皮等同用,如香砂六君子汤。

2. 用于泻痢里急后重。为治湿热泻痢里急后重之要药。常与黄连配伍,如香连丸;若治饮食积滞之脘腹胀满、大便秘结或泻而不爽,可与槟榔、青皮、大黄等同用,如木香槟榔丸。

3. 用于湿热郁蒸、气机阻滞之脘腹胀痛、胁痛、黄疸、疝气疼痛。可与郁金、大黄、茵陈等配伍;若治寒疝腹痛及睾丸偏坠疼痛,可与川楝子、小茴香等同用,如导气汤。

4. 用于气滞血瘀之胸痹。

此外,木香气味芳香,能醒脾开胃,用于补益方剂中,能减轻补益药的碍胃和滞气之弊,使补益药补而不滞。

【用法用量】水煎服,3~6g。生用行气力强,煨用行气力缓用以止泻。

【使用注意】本品辛温香燥,故阴虚、津亏、火旺者慎用。

沉 香
《名医别录》

为瑞香科植物沉香及白木香含有树脂的木材。全年均可采收,阴干,生用。

【药性】辛、苦,微温。归脾、胃、肾经。

【功效】行气止痛,温中止呕,纳气平喘。

【应用】

1. 用于胸腹胀痛。本品善散胸腹阴寒,行气以止痛。治脾胃虚寒之脘腹冷痛,常与肉桂、干姜、附子等同用,如沉香桂附丸。

2. 用于胃寒呕吐。

3. 用于虚喘证。

【用法用量】水煎服,1~5g,宜后下;或磨汁冲服,或入丸、散剂,每次0.5~1g。

【使用注意】本品辛温助热,阴虚火旺者慎用。气虚下陷者亦慎用。

乌 药

《本草拾遗》

为樟科灌木或小乔木乌药的块根。全年均可采挖,晒干,生用或麸炒用。

【药性】辛,温。归肺、脾、肾、膀胱经。

【功效】行气止痛,温肾散寒。

【应用】

1. 用于寒凝气滞之胸腹诸痛证。治寒疝腹痛,常与小茴香、青皮、高良姜等同用,如天台乌药散。

2. 用于肾阳不足、膀胱虚冷之尿频、遗尿。

【用法用量】水煎服,6~10g。

【使用注意】本品辛热温燥,能散气耗血,故气血虚而有内热者不宜使用。

香 附

《名医别录》

为莎草科植物莎草的干燥根茎。秋季采挖,晒干,生用或醋炙用。用时碾碎。

【药性】辛、微苦、微甘,平。归肝、脾、三焦经。

【功效】疏肝解郁,调经止痛,理气宽中。

【应用】

1. 用于肝郁气滞之胁痛、腹痛。本品善散肝气之郁结,平肝气之横逆,故为疏肝解郁、行气止痛之要药。治肝气郁结之胁肋胀痛,胸闷善太息,多与柴胡、川芎、枳壳等同用,如柴胡疏肝散。

2. 用于气机阻滞的月经不调,痛经,乳房胀痛。

3. 用于脾胃气滞之腹痛。

【用法用量】水煎服,6~10g。醋炙止痛力增强。

【使用注意】凡气虚无滞、阴虚血热者忌服。

知识链接

木香
香附 } 均有理气止痛之功,并能宽中消食,均用于治疗脾胃气滞、脘腹胀痛、食少诸症,二者可配伍应用。

木香:药性偏燥,主入脾胃,善治脾胃气滞之食积不化,脘腹胀痛,泄痢里急后重,兼可用于治疗胁痛、黄疸、疝气疼痛及胸痹心痛,为理气止痛之要药。

香附:性质平和,主入肝经,以疏肝解郁、调经止痛见长,主治肝气郁结之胁肋胀痛、乳房胀痛、月经不调、癥瘕疼痛等症,为妇科调经之要药。

佛 手

《滇南本草》

为芸香科植物佛手的干燥果实。秋季果实尚未变黄或刚变黄时采收,晒干或低温干燥,生用。

【药性】辛、苦，温。归肝、脾、胃、肺经。

【功效】疏肝解郁，理气和中，燥湿化痰。

【应用】

1. 用于肝郁胸胁胀痛。本品善疏肝解郁、行气止痛。治肝气郁结之胁肋胀痛，常与柴胡、川芎、枳壳等同用，如柴胡疏肝散。

2. 用于气滞脘腹疼痛。

3. 用于久咳痰多，胸闷作痛。

【用法用量】水煎服，3～10g。

【使用注意】阴虚火旺，无气滞者慎用。

薤　白

《神农本草经》

为百合科植物小根蒜或薤的地下干燥鳞茎。夏、秋二季采挖，晒干，生用。

【药性】辛、苦，温。归肺、胃、大肠经。

【功效】通阳散结，行气导滞。

【应用】

1. 用于寒痰阻滞、胸阳不振之胸痹证。本品善散阴寒之凝滞，通胸阳之闭结，为治胸痹之要药，常与瓜蒌、半夏、枳实等配伍，如瓜蒌薤白半夏汤。

2. 用于胃寒气滞的脘腹痞满胀痛。

3. 用于胃肠气滞的泻痢里急后重。

【用法用量】水煎服，5～10g。

【使用注意】气虚无滞者、胃弱纳呆或不耐蒜味者不宜用。

复习思考题

1. 简述理气药的性能特点、功效与应用。

2. 比较陈皮与青皮、木香与香附的功效与应用之异同。

3. 试述枳实的性味、功效及使用注意。

（黄　萍）

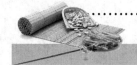

第十四章

消 食 药

【学习目标】

1. 掌握消食药的含义、功效、性能特点、配伍关系和使用注意。

2. 掌握山楂、莱菔子、鸡内金的性能、功效、应用和使用注意。

3. 熟悉神曲、麦芽的功效、主治和使用注意。

【概述】

1. 概念　凡以消化食积为主要作用,主治饮食积滞的药物,称为消食药。

2. 药性特点　消食药多味甘性平,主归脾胃二经。

3. 功效主治　消食药以消食化积为主要功效,主要用于治疗由于宿食停留,饮食不消,脾胃虚弱所引起的脘腹胀满、恶心呕吐、不思饮食、大便失常、消化不良等症。

4. 配伍原则

(1)消食药多属渐消缓散之品,应根据不同病情予以适当配伍。若宿食内停,气机阻滞,可配理气药;积滞化热者,可配苦寒清热或轻下之品。

(2)寒湿困脾,中焦虚寒者,可相应配伍芳香化湿、温中健脾之品。

5. 使用注意　本品多耗气,故气虚而无积滞者慎用。

山 楂

《神农本草经集注》

为蔷薇科植物山里红或山楂的成熟果实。秋季果实成熟时采收,切片干燥,生用或炒用。

【药性】酸、甘,微温。归脾、胃、肝经。

【功效】消食化积,行气散瘀。

【应用】

1. 用于饮食积滞证。本品功善消食化积,能治各种饮食积滞,尤为消化油腻肉食积滞之要药。治肉食积滞之脘腹胀满、嗳气吞酸、腹痛便溏,常与莱菔子、神曲、茯苓等同用,如保和丸。

2. 用于泻痢腹痛,疝气痛。

3. 用于瘀阻胸腹痛,痛经。

【用法用量】水煎服,9~12g。生山楂长于活血化瘀;炒山楂、焦山楂多用于消食导滞;山楂炭多用于止泻。

【使用注意】脾胃虚弱而无积滞者或胃酸分泌过多者均慎用。

神 曲
《药性论》

为面粉或麸皮和其他药物混合后经发酵而成的加工品。生用或炒用。

【药性】甘、辛,温。归脾、胃经。

【功效】消食和胃。

【应用】

1. 用于饮食积滞证。本品能健脾开胃,和中止泻,善消米面食积。治疗食滞脘腹胀满,食少纳呆,肠鸣腹泻者,常与山楂、麦芽、陈皮等同用,如保和丸。

2. 用于外感表证兼食滞者。

【用法用量】水煎服,6~15g。消食宜炒焦用。

【使用注意】脾阴虚、胃火盛者不宜用;能落胎,孕妇宜少食。

麦 芽
《药性论》

为禾本科植物大麦的成熟果实经发芽干燥而成。生用、炒黄或炒焦用。

【药性】甘,平。归脾、胃、肝经。

【功效】消食健胃,回乳消胀。

【应用】

1. 用于米面薯芋食滞证。本品能促进淀粉性食物的消化。治脾虚食少,食后饱胀,常与白术、陈皮、山楂等同用,如健脾丸。

2. 用于断乳、乳房胀痛。

此外,取麦芽能疏肝理气的作用,可做辅助用药,与川楝子、茵陈、白芍等同用,治肝肾阴虚之胁痛,如镇肝熄风汤。

【用法用量】水煎服,10~15g,回乳60g以上。生麦芽功偏消食健胃,疏肝理气;炒麦芽多用于回乳消胀,行气消食。

【使用注意】哺乳期妇女不宜使用。

莱 菔 子
《日华子本草》

为十字花科植物萝卜的成熟种子。夏季果实成熟时采割植株。生用或炒用,用时捣碎。

【药性】辛、甘,平。归肺、脾、胃经。

【功效】消食除胀,降气化痰。

【应用】

1. 用于食积气滞证。本品在消食化积之中,尤善行气消胀。治食积作痛,常与苍术、厚朴、山楂等同用,如平胃保和汤。

2. 用于咳喘痰多,胸闷食少。

【用法用量】水煎服,5~12g。生用吐风痰,炒用消食下气化痰。

【使用注意】气虚及无食积、痰滞者慎用。不宜与人参同用。

知识链接

山 楂
莱菔子}均有消食化积之功,主治食积证。

山楂:长于消积化滞,主治肉食积滞。

莱菔子:尤善消食行气消胀,主治食积气滞证。

鸡 内 金

《神农本草经》

为雉科动物家鸡的沙囊内壁。杀鸡后,取出鸡肫,干燥,生用、炒用或醋炙入药。

【药性】甘,平。归脾、胃、小肠、膀胱经。

【功效】消食健胃,涩精止遗,通淋化石。

【应用】

1. 用于米面薯芋乳肉等各种食积证。本品消食化积作用较强,并可健运脾胃,病情较轻者,单味研末服即有效。

2. 用于小儿脾虚疳积。

3. 用于肾虚遗精、遗尿。

4. 用于砂石淋证,胆结石。

【用法用量】水煎服,3~10g;研末服,每次1.5~3g。研末服效果比煎剂好。

【使用注意】脾虚无积滞者慎用。

复习思考题

1. 简述消食药的性能特点、功效与应用。

2. 比较山楂与莱菔子的功效与应用之异同。

3. 试述鸡内金的性味、功效及使用注意。

(黄 萍)

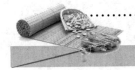

第十五章

驱 虫 药

【学习目标】

1. 掌握驱虫药的含义、功效、性能特点和使用注意。

2. 掌握使君子、苦楝皮的性能、功效、应用和使用注意。

3. 熟悉槟榔的功效、主治和使用注意。

【概述】

1. 概念　凡以驱除或杀灭人体内寄生虫,治疗肠虫证为主的药物,称为驱虫药。

2. 药性特点　本类药物入脾、胃、大肠经,部分药物具有一定的毒性。

3. 功效主治　驱虫药以驱除或杀灭肠道寄生虫为主要功效,主要用于治疗湿热内蕴或饮食不洁,食入或感染寄生虫卵所引起的嗜食异物,绕脐腹痛,肛门瘙痒,肌肉消瘦,腹部膨大等症。部分驱虫药还可以用于疳积、便秘、疥癣。

4. 配伍原则

(1)使用驱虫药时,应根据寄生虫的种类及病人体质强弱、证情缓急及不同兼证进行配伍。如大便秘结者,可配泻下药;兼有积滞者,可配消积导滞药;脾胃虚弱者,可配健脾和胃之品。

(2)使用肠道驱虫药时,多与泻下药同用,以利虫体排出。

5. 使用注意

(1)本品对人体正气多有损伤,故要控制剂量,防止用量过大中毒或损伤正气;对素体虚弱、年老体衰及孕妇,更当慎用。

(2)一般应在空腹时服用,使药物充分作用于虫体而保证疗效。

(3)对发热或腹痛剧烈者,不宜急于驱虫,待症状缓解后,再施用驱虫药物。

使 君 子

《开宝本草》

为使君子科植物使君子的干燥成熟果实。9~10月果皮变紫黑时采收,晒干,生用或炒香用。

【药性】甘,温。归脾、胃经。

【功效】杀虫消积。

【应用】

1. 用于蛔虫病,蛲虫病。本品既有良好的驱杀蛔虫作用,又具缓慢的滑利通肠之性,故为驱蛔要药,尤宜用于小儿。常与苦楝皮、槟榔等同用,如使君子散。

2. 用于小儿疳积。

【用法用量】水煎服,9~12g,捣碎;取仁炒香嚼服,6~9g。小儿每岁1~1.5粒,每日总量不超过20粒。空腹服用,每日1次,连服3日。

【使用注意】大量服用可出现呃逆、眩晕、呕吐、腹泻等不良反应。若本品与热茶同服,亦能引起呃逆、腹泻,故服用时当忌饮热茶。

苦 楝 皮
《名医别录》

为楝科植物楝或川楝的干燥树皮及根皮。四时可采,但以春、秋两季为宜。鲜用或切片生用。

【药性】苦,寒。有毒。归肝、脾、胃经。

【功效】杀虫,疗癣。

【应用】

1. 用于蛔虫、蛲虫、钩虫等病。本品苦寒有毒,有较强的杀虫作用,可治多种肠道寄生虫,为广谱驱虫中药。治蛔虫病,常与使君子、槟榔、大黄等同用,如化虫丸。

2. 用于疥癣,湿疮。

【用法用量】水煎服,3~6g。外用适量,研末,用猪脂调敷患处。

【使用注意】本品有毒,不宜过量或持续久服。孕妇及肝肾功能不全者慎用。有效成分难溶于水,需文火久煎。

槟 榔
《名医别录》

为棕榈科植物槟榔的干燥成熟种子。春末至秋初采收成熟果实。浸透切片或捣碎用。

【药性】苦,辛,温。归胃、大肠经。

【功效】杀虫,消积,行气,利水,截疟。

【应用】

1. 用于多种肠道寄生虫病。本品驱虫谱广,对绦虫、蛔虫、蛲虫、钩虫、姜片虫等肠道寄生虫都有驱杀作用,并以泻下作用驱除虫体为其优点。用治绦虫证疗效最佳,常与木香同用,如圣功散。

2. 用于食积气滞,泻痢后重。

3. 用于水肿,脚气肿痛。

4. 用于疟疾。

【用法用量】水煎服,3~10g。驱绦虫、姜片虫30~60g。生用力佳,炒用力缓;鲜者优于陈久者。

【使用注意】脾虚便溏或气虚下陷者忌用;孕妇慎用。

知识链接

　　使君子
　　苦楝皮 ⎱杀虫,常相须治疗蛔虫、蛲虫病。
　　槟　榔

　　使君子:味甘气香而不苦,为驱蛔要药,具有缓慢的滑利通肠之性,且具有健脾消
　　　　　　积之功用。

　　苦楝皮:苦寒有毒,为广谱驱虫中药,有较强的杀虫作用,可治多种肠道寄生虫,
　　　　　　且具有疗癣止痒之功用。

　　槟榔:味苦、辛,性温,对多种肠道寄生虫都有驱杀作用,以泻下作用驱除虫体为
　　　　　其优点,且具有行气,利水、截疟之功用。

复习思考题

1. 试述驱虫药的药性特点及功效主治。
2. 比较使君子与苦楝皮功效与应用之异同。

(黄　萍)

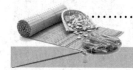

第十六章

止 血 药

【学习目标】

1. 掌握止血药和各类止血药的功效、主治、性能特点、配伍应用及使用注意。

2. 掌握凉血止血药小蓟、地榆的性能、功效、应用及使用注意。熟悉大蓟、槐花、侧柏叶、白茅根功效与主治。

3. 掌握化瘀止血药三七、茜草、蒲黄的性能、功效、应用及使用注意。

4. 掌握收敛止血药白及的性能、功效、应用及使用注意。熟悉仙鹤草的功效与主治。了解棕榈炭的功效。

5. 掌握温经止血药艾叶的性能、功效、应用及使用注意。熟悉炮姜的功效与主治。

【概述】

1. 概念　凡以制止体内外出血为主要功效的药物,称为止血药。

2. 功效主治　止血药有促进血液凝固,制止出血的功效。主要用于各种出血病证,如咯血、衄血、吐血、便血、尿血、月经过多、崩漏、紫癜,以及外伤出血等。及时而有效地制止出血,以减少血液的耗损。同时,对于防止大量失血或气随血脱,也有重要意义。

3. 分类　根据止血药的不同特点,分为凉血止血、收敛止血、化瘀止血,温经止血四类。因炭性收敛,故部分止血药习惯炮制成炭。古有"红见黑则止"之说,并非一概而论。

4. 配伍原则　应用本类药物时,必须根据出血的原因和不同的证型,从整体出发,选择药性功效相宜的止血药,并随证配伍。如血热妄行的出血,应凉血止血药与清热凉血药合用;属于阳虚寒凝经脉的,应温经止血药与温阳益气药合用;属于阴虚阳亢的,宜合用养阴潜阳药;属于气不摄血的,当合用补气药;属于瘀滞出血的,宜祛瘀止血,并适当选配活血药和行气药以增强疗效。

5. 使用注意　在使用凉血止血药和收敛止血药时,必须注意止血不留瘀,对实热方盛或瘀血内阻的出血证,不宜过早使用收敛止血药,若有瘀血未尽者,可酌情加活血祛瘀药同用,以免留瘀之弊。止血药多炒炭用。一般而言,止血药炒炭后增加了苦涩之性,使止血作用加强。

第一节　凉血止血药

凉血止血药是指既能止血,又能清热凉血的药物。

本类药物性属寒凉,主入血分,能清泄血分之热而止血,适用于血热妄行所致的各种出血病证,常配伍清热凉血药以加强凉血止血作用。若血热夹瘀之出血,宜配伍化瘀止血药,少量配伍行气药。虚寒性出血证,原则上不宜用本类药物。又因其寒凉易于留瘀,故不宜过量久服。

小 蓟
《名医别录》

为菊科植物刺儿菜或刻叶刺儿菜的地上部分或根。夏季花期采集,洗净晒干,切段生用或炒炭用。

【药性】甘、苦,凉。归心、肝经。

【功效】凉血止血,消散痈肿。

【应用】

1. 用于血热出血证,如吐血、衄血、崩漏等。捣汁服,治九窍出血;捣烂外涂,治金疮出血;临证治疗多种出血证;善治尿血、血淋。

2. 用于热毒痈肿。单味水煎内服,或用鲜品捣烂敷患处。

【用法用量】水煎服,5~12g,鲜品可用至30~60g。外用适量,捣烂敷患处。

【使用注意】脾胃虚寒而无瘀滞者慎用,汤剂不宜久煎。

大 蓟
《名医别录》

为菊科多年生宿根草本植物大蓟的根和全草。夏秋花期采集全草,秋末挖取根部,晒干,切段生用。

【药性】甘、苦,凉。归心、肝经。

【功效】凉血止血,祛瘀消肿。

【应用】

1. 用于血热妄行所致的各种出血证,如咯血、衄血、崩漏、尿血等。

2. 用于疮疡肿毒,无论内服、外敷,均有一定效果。鲜品应用更佳。

此外,现代还用于肾炎、高血压、肝炎等病。

【用法用量】水煎服,9~15g。鲜品30~60g。外用适量,捣烂敷患处。

【使用注意】本品味苦性凉,脾胃虚寒者忌服;性能散瘀,孕妇或无瘀滞者慎用。

地 榆
《神农本草经》

为蔷薇科多年生草本植物地榆和长叶地榆的根。夏、秋季采挖,洗净,除去须根,晒干切片,生用或炒炭用。

【药性】苦、酸、涩,微寒。归肝、大肠经。

【功效】凉血止血,解毒敛疮。

【应用】

1. 用于各种出血证,尤适用于下焦血热所致的便血、痔血、血痢及崩漏等。单用或用醋煎服。

2. 用于烫火伤,可单用为散剂,麻油调敷,能使渗出液减少,疼痛减轻,愈合加速。

此外,亦用于湿疹、皮肤溃烂等。

【用法用量】水煎服,9~15g。外用适量。止血多炒炭用,解毒敛疮多生用。

【使用注意】本品性寒酸涩,凡虚寒性便血、下痢、崩漏及出血有瘀者慎用。因地榆含水解型鞣质,易被身体大量吸收而引起中毒性肝炎,所以大面积烧伤者,不宜使用地榆制剂外敷。

槐　　花
《日华子本草》

为豆科落叶乔木植物槐树的花蕾。6~7 月采收,晒干,生用或炒用。

【药性】苦,微寒。归肝、大肠经。

【功效】凉血止血。

【应用】

1. 血热妄行所致的出血证。尤对便血、痔血为佳。常与地榆同用或侧柏叶、荆芥炭、枳壳同用,以加强止血之功,如槐花散。

2. 用于湿热较重的便血或痔血。

现代以本品生用,有改善毛细血管脆性和降血压的作用。

【用法用量】水煎服,5~10g。外用适量。止血多炒炭用,清热泻火宜生用。

【附药】

槐角　为槐树成熟的果实。药性、功效均同槐花。但止血作用不及槐花,而以清热润肠为其特长。临床多用于便秘、痔疮肿痛或兼有出血者。又能清肝泻火,故用于肝热所致的头昏、头痛、目赤等,配黄芩、栀子、夏枯草同用。用量 6~9g。入汤剂。孕妇慎用。

侧　柏　叶
《名医别录》

为柏科常绿乔木植物侧柏的嫩枝及叶。全年均可采收,剪下小枝,除去粗梗,阴干切段。生用或炒炭用。

【药性】苦、涩,寒。归肺、肝、脾经。

【功效】凉血止血,生发乌发。

【应用】

1. 用于血热妄行的各种出血证,可单用,也可与鲜生地、鲜荷叶、鲜艾叶同用,治血热吐衄,如四生丸。

2. 用于寒证的出血。

此外,近年用本品治秃发、脂溢性皮炎,以鲜品 60g,加 60% 酒精(或白酒)适量,浸泡 7 天,取药液涂擦。亦可与制首乌、熟地等补肝肾药同用煎服,治秃发。

【用法用量】水煎服,6~12g。外用适量。止血多炒炭用,化痰止咳宜生用。

白　茅　根
《神农本草经》

为禾本科多年生草本植物白茅的根茎。春季苗未出土前或秋后苗枯时采挖。洗净鲜用,或晒干切短节用。

【药性】甘,寒。归肺、胃、膀胱经。

【功效】凉血止血,清热利尿,清肺止咳。

【应用】

1. 用于热证的尿血、吐血、衄血等。

2. 用于热淋、水肿、小便不利等。

3. 用于肺热咳嗽、热病烦渴、胃热呕哕等。

【用法用量】水煎服,9～30g。鲜品 30～60g。以鲜品为佳。可捣汁服。多生用,止血亦可炒炭用。

知识链接

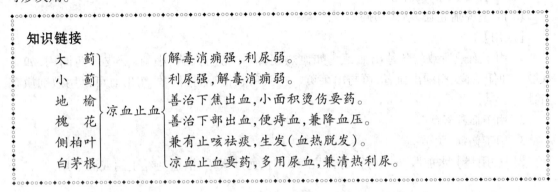

大 蓟		解毒消痈强,利尿弱。
小 蓟		利尿强,解毒消痈弱。
地 榆	凉血止血	善治下焦出血,小面积烫伤要药。
槐 花		善治下部出血,便痔血,兼降血压。
侧柏叶		兼有止咳祛痰,生发(血热脱发)。
白茅根		凉血止血要药,多用尿血,兼清热利尿。

第二节 化瘀止血药

化瘀止血药是指既能止血,又能活血化瘀的药物。

本类药物既能止血,又能化瘀,具有止血不留瘀的特点。适用于瘀血内阻,血不循经之出血病证,随证配伍也可用于其他各种出血之证。部分药物尚能消肿、止痛,还可用治跌打损伤、经闭、瘀滞心腹疼痛等病证。本类药物具行散之性,对于出血而无瘀者及孕妇宜慎用。

三 七

《本草纲目》

为五加科植物三七的根。采取栽培三年以上的植株。在立秋前后 10 天结子前采挖为佳,种子成熟后采挖质差。洗净泥土,剪下支根(习称筋条)、须根及茎基(习称剪口)、大小分开,先曝晒至半干,边晒边搓,使其表皮光滑,体形圆整坚实。晒干生用。

【药性】甘、微苦,温。归肝、胃经。

【功效】化瘀止血,活血定痛。

【应用】

1. 用于人体内外各种出血,对有瘀滞肿痛者,尤为适宜。本品善于止血,又能化瘀生新,有止血不留瘀,化瘀不伤正的特点,为止血良药。单用为散剂,或与花蕊石、血余炭同用,以加强止血之功,如化血丹。外伤出血,可用散剂撒布伤口,如云南白药,即以本品为主药制成。

2. 用于跌打损伤,瘀滞肿痛者。

此外,近年用于冠心病心绞痛,有一定疗效。民间认为用三七同鸡炖服有活血补血的作用。

【用法用量】多研末吞服,1~3g;煎服,3~9g。外用适量。研末调敷。

【使用注意】本品性温,凡出血而见阴虚口干者,常配滋阴凉血药同用。孕妇慎用。

茜　草
《本草纲目》

为茜草科植物茜草的根。春、秋两季采挖,洗净晒干,切片。生用或炒用。

【药性】苦,寒。归肝经。

【功效】凉血止血,活血祛瘀。

【应用】

1. 用于血热所致的各种出血证。如血热崩漏者,常与大蓟、小蓟、丹皮等药同用,如十灰散。冲任不固,崩漏出血者,可与山茱萸、黄芪、乌贼骨等同用。外伤出血可以用散剂撒布患处。

2. 用于血滞经闭。

3. 用于伤痛、关节痛。

【用法用量】水煎服,6~10g。亦入丸、散。止血炒炭用,活血通经生用或酒炒用。

蒲　黄
《神农本草经》

为香蒲科水烛香蒲和东方香蒲的花粉。其他同属植物的花粉,亦可入药。夏季花刚开放时,剪下穗状花序(雄序)的顶端部分,晒干碾压,筛取粉末。生用或炒用。

【药性】甘,平。归肝、心包经。

【功效】止血,化瘀,通淋。

【应用】

1. 用于各种出血证。如衄血、吐血、崩漏、尿血等。可单用或与其他止血、凉血药同用。与青黛同用,治肺热衄血;与生地黄等同用,治吐血。也可与仙鹤草、旱莲草、侧柏叶等同用。外伤出血可撒布患处。

2. 用于产后瘀血腹痛及瘀血阻滞性痛经,心腹疼痛。

3. 用于血淋涩痛。

此外,现代亦用于冠心病心绞痛。

【用法用量】水煎服,5~10g。包煎。外用适量,研末调敷。止血多炒用,化瘀、利尿多生用。

【使用注意】生蒲黄有收缩子宫的作用,故孕妇忌用,但可用于产后子宫收缩不良的出血。

第三节　收敛止血药

本类药物大多味涩,或为炭类,或质黏,故能收敛止血。其性多平,或凉血不寒,适用于虚寒性出血或热性出血。其性收涩,有留瘀恋邪之弊,临证每多配化瘀止血药或活血祛瘀药同用。对于出血有瘀或出血初期邪实者,应慎用。

白 及
《神农本草经》

为兰科植物白及的块茎。夏秋苗枯采挖,除去残茎和须根,洗净,入沸水煮至内无白,除去粗皮,晒干,切片或打粉用。

【药性】苦、甘、涩,微寒。归肺、肝、胃经。

【功效】收敛止血,消肿生肌。

【应用】

1. 用于肺、胃出血,可为散剂单用,米汤饮或开水调服。亦可随证配伍应用。如配阿胶、生地、藕节等滋阴凉血、止血药,可用于肺结核咯血,如白及枇杷丸。治胃及十二指肠出血,可与乌贼骨同用,如乌及散。对于外伤出血,可单用或与煅石膏为散剂外敷患处。

2. 用于疮痈肿痛及手足皲裂。若疮痈已溃,久不收口,以散剂外用。手足皲裂以散剂麻油调涂患处。

【用法用量】水煎服,6~15g。散剂每次服3~6g。外用适量。

【使用注意】不宜与乌头类药物同用(十八反)。

仙 鹤 草
《滇南本草》

为蔷薇科植物龙牙草的全草。夏、秋季采收,洗净晒干,切段生用。

【药性】苦、涩,平。归心、肝经。

【功效】收敛止血,解毒,止痢,杀虫。

【应用】

1. 用于各种出血证,单用或配伍其他止血药。如属血热妄行,常与凉血止血药的鲜生地、丹皮、栀子、侧柏叶等同用。如属虚寒,常与益气补血、温经止血药如党参、黄芪、熟地、炮姜等同用。

2. 用于疖疮痈肿、痔疮。

3. 用于腹泻、痢疾,则以慢性泻痢为宜。

此外,现代用于滴虫性阴道炎,以本品煎浓汁冲洗阴道,再用带线棉球浸汁放入,约3小时后取出,须连用1周左右。用于劳力过度所致的脱力劳伤,神疲乏力而纳食正常者,每天30g与等量红枣水煎服,有调补气血之功,有助于体力恢复。另外,本品用于疟疾,单用大剂量水煎服。

【用法用量】水煎服,6~12g,大剂量可用至30~60g。外用适量。

【附药】

鹤草芽　为蔷薇科植物龙牙草的冬芽。性味:苦、涩、凉。功效:杀绦虫。可单用本品研末,空腹服,用量为30~50g。大剂量可用至100g。

棕 榈 炭
《本草拾遗》

为棕榈科常绿乔木植物棕榈树的叶鞘纤维(即叶柄基部的棕毛)。另用棕榈树的干燥叶柄,称棕板或棕榈皮。冬至前后采收,切成小片,煅炭用。

【药性】苦、涩,平。归肺、肝、大肠经。

【功效】收敛止血。

【应用】用于衄血、咯血、便血及崩漏等而无瘀滞者。

【用法用量】水煎服,3~9g。散剂每次服1~1.5g。

【使用注意】出血兼有瘀滞,湿热下痢初起者慎用。

第四节 温经止血药

温经止血药是指既能止血,又能温经散寒的药物。

本类药物性属温热,主入肝脾两经而能温内脏,益脾阳,固冲脉而统摄血液,具有温经止血之效。适用于脾不统血,冲脉失固之虚寒性出血病证。如便血、崩漏、紫癜等出血日久,色暗淡者。

应用时,若属脾不统血者,可配益气健脾药;若属肾虚冲脉失固者,可配益肾暖宫药。因本类药物药性温热,故血热妄行及阴虚火旺之出血证忌用。

艾 叶
《名医别录》

为菊科植物艾的叶片。夏秋间花未开时采摘,晒干或阴干,生用或炒炭用。若连枝割下,晒干捣绒,称艾绒,供作艾条。

【药性】辛、苦,温。有小毒。归肝、脾、肾经。

【功效】温经止血,散寒止痛。

【应用】

1. 用于虚寒性出血证。如虚寒性月经过多、崩漏及妊娠下血等,常与阿胶、地黄等同用,共奏补虚散寒止血之功,如胶艾汤。若兼气虚不摄者,可与党参、黄芪、白术等同用。亦可用于血热吐衄症,常与鲜侧柏叶、鲜荷叶、鲜生地同用,共奏清热止血之功,如四生丸。

2. 用于下焦虚寒,腹中冷痛、月经不调、经行腹痛。

此外,用艾叶煎汁外洗,可治皮肤湿疹瘙痒。将艾绒制成艾条、艾炷等,用以烧灸,能使热气内注,具有温煦气血,透达经络的作用。

近年又用艾叶油止咳、祛痰、平喘。

【用法用量】水煎服,3~9g。外用适量。温经止血宜炒炭用,余生用。艾叶油(胶囊装)每次服0.1ml,每日3次。

炮　姜

《珍珠囊》

为姜科植物姜干燥根茎的炮制品。又名黑姜。以干姜砂烫至鼓起,表面呈棕褐色,或炒炭至外表黑色,内至棕褐色入药。

【药性】苦、涩,温。归脾、肝经。

【功效】温经止血,温中止痛。

【应用】

1. 用于出血证。治吐血、便血、常以炮姜研末,米汤调服;若为虚寒性吐血、便血,还可配人参、黄芪、附子等同用。治冲任虚寒,崩漏下血,配乌梅、棕榈等同用,如如圣散。治产后恶露不尽,小腹疼痛或痛经,常配当归、川芎、桃仁等,以活血调经止痛。

2. 用于中焦虚寒的腹痛、腹泻。可治疗脾虚冷泻不止;寒凝脘腹痛;产后血虚寒凝,小腹疼痛。

【用法用量】水煎服,3~9g。研末服,1~2g。

【使用注意】孕妇及阴虚有热者禁用。

知识链接

艾叶 ┐
炮姜 ┘温经止血 ┌ 主治下焦虚寒证,妇科要药。
　　　　　　 └ 兼温中止痛,止泻止血。治崩漏,寒性腹痛。

生姜 ┐
干姜 ┤ 均辛温,具有温中散寒作用。
炮姜 ┘

生姜:为姜之鲜品入药,性微温,长于发汗解表,温中止呕,用于外感风寒表证,为"呕家圣药"。

干姜:为姜之干品,辛热性燥,长于温中散寒,助阳、回阳,偏治里寒证,主治脾胃寒证、亡阳证及寒饮喘咳等。

炮姜:为干姜的炮制加工品,苦涩温,无辛散功效,长于温经止血,温脾止泻,用于虚寒性出血。

故有"生姜走而不守,干姜能走能守,炮姜守而不走"之说。

小结

止血药以止血为主要功效,可用治各种原因所致的出血证,如咯血、吐血、衄血、便血、尿血、崩漏和外伤等出血证。根据药性特点,结合临床应用,分凉血止血、化瘀止血、收敛止血、温经止血等类。

凉血止血药多具苦和凉性,多归肝、胃、膀胱经　常用于血热所致的出血证,可用于疮疡肿毒,烫火伤等。

凉血止血作用,以地榆、槐花最强,大蓟、侧柏叶次之,白茅根最弱。

地榆苦寒清降,凉大肠,善治便血、血痢,亦能解毒疗疮;槐花、槐角凉血解毒甚优,善疗下部出血,为痔漏出血要药;大蓟擅长凉血消肿,对咯血、尿血尤有卓效;小蓟清热凉血之功甚著,善治吐血、血淋;侧柏叶善于平肝清肺,能清上泻下,对衄血、吐血效果较好;白茅根长于清降肺气,通利膀胱,清热凉血而利尿,善疗衄血、尿血。

地榆生用凉血解毒力强,槐花生用清肝凉血力强,侧柏叶生用凉血及祛痰力强,三药炒炭用,其清热作用减弱,主要用以收敛止血。另因地榆含较多水解型鞣质,易被吸收引起药物性肝炎,故其不宜大面积烧伤者。

化瘀止血药多具苦味,多归肝、胃经、常用于出血兼有瘀滞之证等。

化瘀止血作用,以三七、蒲黄最强,茜草次之。

三七甘而微苦,能化瘀生新,和营止血,长于止体内外出血,尤善治外伤出血,跌仆损伤肿痛,为血证和伤科之要药;蒲黄入血分,走上彻下,善于止血活血,化瘀生新为最,以治尿血、崩漏为主;茜草根泻肝火,清血热,长于泻火凉血,为治吐血、衄血、崩漏之要药。

茜草、蒲黄,均能化瘀止血,治疗瘀血阻滞、血不归经之诸出血证,瘀血经闭、痛经、产后瘀痛等证。不同的是茜草性寒,炒炭宜用于瘀血出血兼热者,生用则凉血活血通经,宜用于瘀血诸证夹热者,又治风湿痹痛。蒲黄性平,生炒用均止血,生用活血化瘀止血利尿。瘀血出血无论寒热均宜,尤善治尿血、血淋,炒炭则收涩止血,略兼化瘀,出血重证及瘀滞不明显者宜之。

收敛止血药多具涩味和寒性,多归肝、脾经,常用于出血而无瘀滞之症,亦可用于痈疮,烫火伤,仆损等。其收敛止血作用,以仙鹤草、白及最强,棕榈炭次之。

仙鹤草止血广泛,尤以吐血、咯血起效快,白及黏涩,以止肺胃出血及外伤出血擅长,现代治胃及十二指肠溃疡出血最常用,外用于皮肤出血,效佳;棕榈炭功专收涩,对崩漏和月经过多疗效显著。

白及消肿与生肌作用有不同的主治证,消肿宜用于疮痈初起未溃,局部肿痛者,多与解毒消痈之品同用,外用和内服均可。生肌则为外用,宜用于疮肿已溃,久不收口,并可用于手足皲裂。

仙鹤草用于痢疾,有热毒者可解毒,无邪者可收敛,故虚实皆可。仙鹤草杀虫,主要是指杀灭阴道滴虫,宜外用,治滴虫性阴道炎之阴痒、带下等。

温经止血药都具辛味和温性,多归肝、脾经。常用于虚寒出血症,亦可用于腹痛、呕吐。

艾叶长于温下元,逐寒凝,以治崩漏、月经过多为主;炮姜温中阳,摄脾气,治吐血、便血为先。

生艾叶与凉血止血药同用可防寒凉止血药留瘀之弊,又可增强止血之功。艾叶与阿胶配伍,艾叶性温,能散寒暖宫,温经止血,并能调经安胎,阿胶性平,功效养血止血,二药结合,既养血止血,又散寒暖宫调经,治崩漏血虚有寒之证。

另外,使用止血药时还应注意止血药是治标之品,临床应用需配合相应药物如清热药、温热药、活血化瘀药以及补虚药,以标本兼治。止血药用法用量各自不同,有需炒炭者,有不需炒炭者,有主要用于汤剂者,有直接研末吞服者,有需用量较大者,应根据具体药物和病证加以选择应用。

复习思考题

1. 止血药分为哪几类?每类各有何特点?各适用于哪种出血证?
2. 简述小蓟的功效及应用,并比较地榆、白茅根功用的异同。
3. 简述三七的性味、功效及应用,并比较与茜草、蒲黄功用的异同。
4. 简述白及的功效与应用。
5. 简述艾叶的功效及应用,指出外用的治法及应用范围。

(丁国瑜　陈满平)

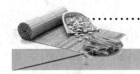

第十七章

活血化瘀药

【学习目标】

1. 掌握活血化瘀药的含义、功效、适应证、配伍方法、分类及各类的性能特点、使用注意。

2. 掌握川芎、延胡索、郁金；丹参、红花、桃仁、益母草、牛膝、莪术的性能、功效、应用及特殊使用注意。

3. 熟悉姜黄、乳香、五灵脂；鸡血藤；土鳖虫、骨碎补、血竭；三棱、水蛭、穿山甲的功效、主治及特殊用法。

4. 掌握相似药物性能主治的异同。

【概述】

1. 概念　凡以通利血脉，促进血行，消散瘀血为主要功效的药物，称为活血祛瘀药，或活血化瘀药。其作用强烈者，习称破血药。

2. 药性特点　本类药物多辛，善走散，多归心、肝二经，入血分，具有行血、散瘀等功效。

3. 功效主治　活血化瘀药主要适用于血行失畅，瘀血阻滞之证。如血滞经闭、痛经、产后血瘀腹痛、心腹刺痛、癥瘕痞块、跌打损伤、骨折，以及痹证、痈肿疮疡而有血滞作痛之症等。某些活血药尚有活血通脉的作用，故现代又用于冠心病、心绞痛、血栓闭塞性脉管炎等。

4. 配伍原则　应用本章药物时，首先根据病症的不同特点选用适当的药物，其次，针对瘀血的不同病因病机进行合理配伍。

(1)气滞导致血瘀，或因血瘀引起气滞者，常与行气药同用。

(2)因寒凝血瘀，常配伍温里药以温通经脉。

(3)对于有剧烈疼痛者，可选用活血、行气、定痛的药物。

(4)治疗痹证、痈肿疮疡，则应与祛风湿或清热解毒药同用。

(5)出血而有瘀血者，应恰当地处理好瘀血与止血的关系，不可一味使用活血或止血药。

(6)此外，在应用活血祛瘀药的同时，应注意人体正气的强弱。凡正气不足的，可酌情配伍补虚药。

5. 使用注意　本类药物不宜用于妇女月经过多、血虚经闭等证。由于某些药物能催产下胎，故孕妇尤当慎用或忌用。

第一节 活血止痛药

本类药物多具辛行温通之性,既能活血又可行气,有良好的止痛作用。适用于气血瘀滞所致的各种痛证,如头痛、胸胁痛、心腹痛、痛经、产后瘀痛、跌打损伤之瘀痛等,也可用于其他瘀血病证。

活血止痛药各有不同的特点,临床应用时,应根据病情、病因、疼痛部位的不同选药,并随证配伍。如肝郁血瘀者,选理气活血之品,并兼顾疏肝解郁;跌打损伤,瘀肿疼痛者,则选散瘀消肿药,并配活血疗伤之品;妇女经产诸痛者,选配养血活血调经之品;外科疮疡痈肿,选配清热解毒活血消痈之品。

川 芎
《神农本草经》

为伞形科多年生草本植物川芎的干燥根茎。5月当茎上的节盘突出,并略带紫色时采挖,除去须根。烘干,切片。生用或酒炒用。

【药性】辛,温。归肝、胆、心包经。

【功效】活血行气,祛风止痛。

【应用】

1. 用于血瘀气滞所致的痛经、经闭及产后血瘀腹痛、跌打损伤等各种疼痛,本品既能活血,又能行血中之气,有较强的止痛作用,为"血中之气药"。常与当归,芍药、红花等同用。若因肝气郁滞而致血行不畅的胁肋疼痛,常与柴胡、香附等同用。对疮痈化脓、体虚不溃者,又常与黄芪、金银花、皂角刺等同用,如托里消毒散。

2. 用于外感风邪,头痛身痛及风湿痹痛等。本品能"上行头目",祛风止痛,为治头痛要药,无论风寒、风热、风湿、血虚、血瘀头痛均可随证配伍使用。

3. 用于风热上冲,头目眩晕者。

此外,现代用于治疗冠心病心绞痛,常与丹参、红花、降香同用。

【用法用量】水煎服,3~10g。研末冲服,1~1.5g。

【使用注意】本品辛温升散,凡阴虚火旺,舌红口干,妇女月经过多及出血性疾病,均不宜应用。

延 胡 索
《雷公炮炙论》

为罂粟科多年生草本植物延胡索的块茎。又称(元)胡索。多人工栽培。夏初茎叶枯萎时采挖,除去须根,洗净,入沸水中烫煮至恰无白心时取出,晒干,捣碎生用或醋炙用。

【药性】辛,苦,温。归肝、脾经。

【功效】活血,行气,止痛。

【应用】

用于气血阻滞的胃痛、腹痛、胁痛、疝气痛和痛经、肢体痛等各种痛证。本品可治一身上下诸痛。可单用,以本品为散剂,温酒调服,治胃脘痛。治心腹刺痛,常与五灵脂同用,如手拈散。治肝热郁滞，心腹胁肋痛，常与川楝子同用，如金铃子散。治疝气疼痛，可与小茴香、荔枝核等同用。血滞腰痛或痛经等，常与当归、桂枝等同用。

近年常以本品与活血行气药同用，治冠心病，心绞痛，胃、十二指肠溃疡，慢性胃炎，胃脘疼痛，肝炎，痛经，早期高血压和各种平滑肌痉挛疼痛等。

【用法用量】水煎服，3～10g。研末吞服，每次1.5～3g。温水送服，醋炙可增强行气止痛作用。

郁 金
《新修本草》

为姜科植物温郁金、蓬莪术或姜黄或广西莪术的块根。野生或栽培。秋冬两季采挖，除去须根，洗净泥土，蒸或煮至透心，晒干，切片用。

【药性】辛、苦，寒。归肝、心、肺经。

【功效】行气化瘀，清心解郁，凉血止血，利胆退黄。

【应用】

1. 用于气滞血瘀所致的胸腹胁肋胀痛、月经不调、痛经及癥瘕痞块等多种疼痛。本品既能活血化瘀止痛，又可疏肝行气解郁。气血郁滞的胸痛，常与木香等药同用，如颠倒木金散。气血郁滞的痛经，常与柴胡、当归、丹皮等同用，如宣郁通经汤。胁下痞块，常与丹参、鳖甲、泽兰、青皮等同用。

2. 用于湿温病，湿浊蒙蔽清窍所致的神志不清以及痰气壅阻，闭塞心窍所致的癫痫等。

3. 用于血热所致的吐血、衄血、尿血、倒经、血淋。

4. 用于黄疸。

此外，现代亦用于胆石症、冠心病之胸闷痛。

【用法用量】水煎服，3～10g。研末服，2～5g。

【使用注意】不宜与丁香同用（十九畏）。

姜 黄
《新修本草》

为姜科植物姜黄的根茎。又称色姜黄、砣姜黄或子姜黄。秋、冬茎叶枯萎时采挖，除去须根，洗净，煮至透心为度，晒干，撞去外皮，切薄片或捣碎，生用。

【药性】辛、苦，寒。入肝、胆、脾、胃经。

【功效】活血行气，通经止痛。

【应用】

1. 用于气滞血瘀所致的心、腹、胸胁痛及产后腹痛、跌打伤痛等。本品既入血分又入气分，能活血行气止痛。治治心腹疼痛，常与当归、木香、乌药等同用，如姜黄散；胸胁疼痛，常与柴胡、白芍、香附同用；治肝胃气滞寒凝之胸胁痛，常与枳壳、桂心、炙草同用，如推气散；治气滞血瘀之痛经、经闭、产后腹痛，常与当归、川芎、红花同用；治跌打损伤，瘀肿疼痛，常与苏木、乳香、没药同用，如姜黄汤。

2. 用于风湿痹痛。治疗寒凝血瘀的上肢及肩膀疼痛。

此外，本品配白芷、细辛为末外用可治牙痛，牙龈肿胀疼痛，配大黄、白芷、天花粉等外敷,可用于疮疡痈肿,单用本品外敷可用于皮癣痛痒。

【用法用量】水煎服,3~10g。外用适量。

【使用注意】姜黄力猛,血虚无气滞血瘀者慎用,孕妇忌用。

乳 香
《名医别录》

为橄榄科植物乳香树及其同属植物皮部渗出的树脂。野生或栽培。春夏季采收。将树干的皮部由下向上顺序切伤,使树脂渗出,数天后凝成固体,即可采收。可打碎生用,内服多炒用。

【药性】辛、苦,温。归心、肝、脾经。

【功效】活血行气止痛,消肿生肌。

【应用】

1. 用于跌打损伤、疮疡痈肿。本品活血止痛,消肿生肌,为外伤科要药。治跌打损伤,常与没药、血竭、红花等同用,如七厘散;治疮疡肿毒初起,红肿热痛,常与没药、金银花、白芷、穿山甲等同用,如仙方活命饮;治痈疽、瘰疬、痰核,肿块坚硬不消,常与没药、麝香、雄黄同用,如醒消丸。

2. 用于气滞血瘀之痛证。本品可用于一切气滞血瘀之痛证。可治胸痹心痛;痛经、经闭、产后瘀阻腹痛。

【用法用量】水煎服,3~5g,宜炒去油用。外用适量,生用或炒用,研末外敷。

【使用注意】胃弱者慎用,孕妇及无瘀滞者忌用。

没 药
《开宝本草》

为橄榄科植物没药树或其他同属植物皮部渗出的树脂。野生或栽培。11月或次年2月,采集由树皮裂缝处渗出于空气中变成红棕色坚块的油胶树脂。拣去杂质,打成碎块生用,内服多制用,清炒或醋炙。

【药性】辛、苦,平。归心、肝、脾经。

【功效】活血止痛,消肿生肌。

【应用】没药的功效主治与乳香相似。治疗心腹瘀痛,单用煎服;若治经闭、痛经、产后腹痛、跌打伤痛、痈肿疮疡及胃脘疼痛,常与乳香相须为用。前人认为乳香偏于活血舒筋利痹,故风湿痹痛多选乳香;而没药以行气化瘀止痛见长,所医气滞血瘀,胃脘疼痛多用没药。两药外用均能消肿生肌,外敷治疗疮疡久溃不愈。

【用法用量】水煎服,3~5g。外用适量。

【使用注意】同乳香。

五 灵 脂
《开宝本草》

为鼯鼠科动物复齿鼯鼠的干燥粪便。全年均可采收,除去杂质,晒干。许多粪粒凝结成块状的称"灵脂块",又称"糖灵脂",质佳;粪粒松散呈米粒状的,称"灵脂米",质量较次。生用或醋炙、酒炙用。

【药性】苦、咸、甘，温。归肝经。

【功效】活血止痛，化瘀止血。

【应用】

1. 用于瘀血阻滞的多种疼痛。本品善于活血化瘀止痛，为治疗瘀滞疼痛之要药，常与蒲黄相须为用，即失笑散。治胸痹心痛，常与川芎、丹参、乳香、没药同用；若治脘腹胁痛，配伍延胡索、香附、没药等；若治痛经，经闭，产后瘀滞腹痛，则与当归、益母草等同用；治骨折肿痛，可配白及、乳香、没药，研末外敷。

2. 用于瘀滞出血症。

此外，五灵脂治疗蛇、蝎、蜈蚣等虫咬伤，单用内服，或外敷；或配雄黄同用。现代还用于治疗冠心病，心绞痛，胃炎，胃溃疡，胃息肉和产后子宫复位不全等。

【用法用量】水煎服，3~10g，宜包煎。

【使用注意】血虚无瘀及孕妇慎用，人参畏五灵脂（十八反）。

第二节 活血调经药

凡以活血调经为主要功效，常用以治疗妇产科经产瘀滞证的药物，称活血调经药。本类药物药性大多辛散苦泄，主归肝经血分，主治血行不畅所致的月经不调、痛经、经闭及产后瘀滞腹痛；也常用于瘀血痛证、跌打损伤、疮痈肿毒、癥瘕等。

妇女经产瘀滞之证，多与肝之疏泄失常有关。故在使用活血调经药时，常配伍疏肝理气药。同时，需根据引起瘀滞的原因而选配不同的活血调经药。

丹 参
《神农本草经》

为唇形科植物丹参的根。秋季采挖，洗净晒干，切片。生用或酒炒用。

【药性】辛、苦，微寒。归心、肝经。

【功效】祛瘀止痛，活血通经，清心除烦。

【应用】

1. 用于多种瘀血证，对血瘀有热或妇女月经不调较为适宜。如血滞经闭、产后恶露不尽，单用为散，以酒送服，如丹参散。亦可与活血化瘀的当归、泽兰、益母草等同用。治心腹刺痛，常与砂仁、檀香同用，如丹参饮。癥瘕积聚者，常与三棱、莪术、鳖甲、泽兰等同用。亦用于痹证，若属热痹关节红肿疼痛，常与忍冬藤、赤芍、秦艽、桑枝等同用。

2. 用于疮痈肿痛。

3. 用于温热病热入营血。

4. 用于心烦不寐，或心悸怔忡、失眠。

此外，现代常用于多种瘀血为患或血行不畅的病证。如治疗肝脾肿大或冠心病心绞痛。亦用于血栓闭塞性脉管炎、宫外孕等。

【用法用量】水煎服，10~15g。活血化瘀宜酒炙用。

【使用注意】反藜芦,孕妇慎用。

红 花

《开宝本草》

为菊科植物红花干燥花。夏季开花,当花色由黄转为鲜红时采摘,阴干生用。

【药性】辛,温。归心、肝经。

【功效】活血通经,散瘀止痛。

【应用】

1. 用于瘀血阻滞,血行不畅的多种病证。如红蓝花酒,单用本品治妇人腹中血气刺痛。复方常与桃仁、当归、川芎等同用,以治血滞经闭、痛经、产后瘀血腹痛及癥瘕等证。

2. 用于跌打损伤及痈肿疮疡、热郁血滞所致的斑疹紫暗。

此外,现代常与丹参、川芎、赤芍等同用,治疗冠心病心绞痛。治疗血栓闭塞性脉管炎,常与当归、桃仁、赤芍、乳香、没药等同用。

【用法用量】水煎服,3~10g。外用适量。

【使用注意】孕妇忌用。有出血倾向者慎用。

【附药】

番红花 为鸢尾科植物番红花(藏红花)的干燥花柱头。以往多由印度、伊朗经西藏输入。现在国内已有栽培。味甘性寒。归心、肝经。功效同红花,而力较强,又兼有凉血解毒之功。对于斑疹大热、疹色不红活及温病热入血分之证常用。用量1~3g。入汤剂。孕妇忌用。

桃 仁

《神农本草经》

为蔷薇科植物桃或山桃的成熟种子。7~9月摘下成熟果实,除去果肉,击破果核,取出种仁晒干,除去种皮,用时捣碎。

【药性】苦、甘,平。有小毒,归心、肝、大肠经。

【功效】活血祛瘀,润肠通便,止咳平喘。

【应用】

1. 用于血瘀经闭、痛经、癥瘕等,常与红花、川芎、当归等同用,如桃红四物汤。用于肠痈或肺痈初起,与大黄、丹皮、冬瓜仁等同用,如大黄牡丹汤,与冬瓜仁、薏苡仁等同用,如苇茎汤。有热郁瘀滞者,常与黄芩、金银花、薏苡仁等同用。用于跌打损伤、血瘀肿痛者,常与红花、大黄、穿山甲等同用,如复元活血汤。

2. 用于肠燥便秘。

3. 用于上气喘咳。

现代用于治疗血栓闭塞性脉管炎,小儿支气管哮喘,急性气管炎,肋间神经痛,肋软骨炎,神经性头痛,脑血栓形成,慢性肝炎,肝硬化,外伤及软组织损伤和银屑病等。

【用法用量】水煎服,5~10g。用时捣碎;桃仁霜入汤剂宜包煎。

【使用注意】孕妇忌用。便溏者慎用。本品有毒,不可过量。

知识链接

桃仁 ┐
红花 ┘ 活血祛瘀通经,治血瘀经闭、痛经、产后瘀阻腹痛等。二者相须用于瘀血证。

桃仁:性平质润,有润肠通便之功,兼止咳,用于肠燥便秘,咳嗽气喘。

红花:辛散温通,散瘀止痛力强,善治一切血瘀作痛。配凉血消斑药,可治血热瘀滞,斑疹色暗。

益 母 草
《神农本草经》

为唇形科植物益母草的全草。我国各地均产。夏秋间花期采收,晒干切段。生用或熬膏用。

【药性】辛、苦,微寒。归肝、心包经。

【功效】活血调经,利尿消肿,清热解毒。

【应用】

1. 用于妇女血瘀气滞的月经不调、经行不畅、小腹胀痛、产后瘀滞腹痛、恶露不尽等妇科疾患,为妇科经产要药,故有益母之名。亦用于跌打损伤,瘀血作痛等。可单用煎服或膏剂服用,如益母草膏。或与当归、赤芍、木香等同用,如益母丸。若用于血瘀崩漏和产后恶露不尽,常与当归、川芎、蒲黄等配伍。

2. 用于水肿,小便不利。

3. 用于跌打损伤,疮痈肿毒,皮肤痒疹。

此外,现代还用于治疗功能失调性子宫出血,产后子宫复位不全,原发性高血压,冠心病,高血脂和肾炎水肿等。

【用法用量】水煎服,9~30g。鲜品12~40g。外用适量捣敷或煎汤外洗。

【使用注意】孕妇忌用。血虚及无瘀滞者慎用。

【附药】

茺蔚子 为益母草的果实。又称小胡麻。味甘性微寒。活血调经功效似益母草,且能凉肝明目。适用于肝热头痛、目赤肿痛等,常与青葙子、决明子等同用。若配枸杞子、生地等补肝肾药,可用于目昏暗有翳膜者。瞳孔散大、血虚无瘀者慎用。用量5~10g。

牛 膝
《神农本草经》

为苋科植物牛膝(怀牛膝)和川牛膝(甜牛膝)的干燥根。冬季采挖,除去须根,干燥或经硫黄烟熏后,切片。生用或酒炒、盐水炒用。

【药性】苦、酸,平。归肝、肾经。

【功效】活血祛瘀,引血下行,补肝肾,强筋骨。

【应用】

1. 用于血滞经闭、痛经、产后瘀血腹痛及跌打损伤等,常与川芎、赤芍、桃仁等同用。气滞血瘀者,可与木香、丹皮等同用,如牛膝散。腰膝及足部伤痛者,常与当归、川芎、续断等同用。

2. 用于上部血热妄行、阴虚火旺之证。

3. 用于腰膝关节疼痛,屈伸不利等证。

4. 用于热淋小便短涩疼痛或尿血。亦可用于难产。

此外,牛膝及其制剂现代用于治疗高血压,风湿性关节炎,尿道结石,血栓闭塞性脉管炎,血管神经性头痛,脑血栓,肝硬化和慢性肝炎等。

【用法用量】水煎服,5~12g。引血下行、利尿通淋宜生用;补肝肾、强筋骨宜酒炙用。川牛膝长于活血调经,怀牛膝长于补肝肾,强筋骨。

【使用注意】孕妇及月经过多者忌用。中气下陷,脾虚泄泻,下元不固,多梦遗精者慎用。

【附药】

土牛膝 为苋科植物牛膝的野生种和柳叶牛膝等属的根和根茎。味辛、苦,性平。能活血散瘀,清热解毒,利尿。用于血滞经闭、风湿疼痛、咽喉肿痛、白喉、脚气水肿、尿血等。用量10~15g。鲜品加倍。

鸡 血 藤
《本草纲目拾遗》

为豆科植物密花豆(三叶鸡血藤)的藤茎。秋季割取,晒干切片。生用或熬制鸡血藤膏用。

【药性】苦、甘,温。归肝、肾经。

【功效】活血,补血,通络。

【应用】

1. 用于月经不调、痛经、闭经。本品既能活血又能补血,对血虚、血瘀所致的面色萎黄、闭经、痛经等均适用。血虚兼有瘀滞的经闭、月经后期、痛经和血虚头昏等,常与当归、熟地等同用。

2. 用于关节酸痛,手足麻木,肢体瘫痪,风湿痹痛等证。

此外,鸡血藤及其制剂现代还用于治疗再生障碍性贫血,放射性白细胞减少症,坐骨神经痛与多发性神经炎等。

【用法用量】水煎服,9~15g。或浸酒服,或熬膏服。

【附药】

鸡血藤膏 本品系鸡血藤煎浓汁,加入辅料(鲜川牛膝、鲜续断、红花、黑豆另煎浓汁)、糯米浆、饴糖,一起再浓缩成膏。加工成长方块状,成黑褐色,有光泽。气香,味涩、微苦而后略甜,称鸡血藤膏。功效同鸡血藤,且补血作用较佳。可单用浸酒内服,亦可随证配合相应药物同用。用量5~10g,烊化冲服。

王 不 留 行
《神农本经草经》

为石竹科植物麦蓝菜的成熟种子。6~7月种子成熟时割取全草晒干,果壳自然裂开,收集种子,晒干,生用或炒用。

【药性】苦,平。归肝、胃经。

【功效】活血通经,下乳消痈,利尿通淋。

【应用】

1. 用于血滞经闭、痛经等,常与当归、川芎、香附等同用。

2. 用于产后乳汁不下、乳痈。

3. 用于热淋,血淋、石淋。

此外,王不留行及其制剂现代还用于治疗带状疱疹,子宫肌瘤,急性乳腺炎,产后乳汁不通等。

【用法用量】水煎服,5~10g。外用适量。

【使用注意】孕妇慎用。

第三节 活血疗伤药

凡以活血疗伤,治疗伤科疾患为主的药物,称为活血疗伤药。

本类药物性味多辛、苦、咸,主归肝、肾经,除活血化瘀外,更长于消肿止痛,续筋接骨,止血生肌敛疮。主要用于跌打损伤、瘀肿疼痛、骨折筋损、金疮出血等伤科疾患。也可用于其他一般血瘀病证。临床根据肝主筋、肾主骨的理论,可酌情配以补肝肾、强筋骨之品。

土 鳖 虫
《神农本草经》

为鳖蠊科昆虫地鳖或冀地鳖雌虫的全体。野生者,夏季捕捉;饲养者全年可捕捉。用沸水烫死,晒干或烘干。

【药性】咸,寒。有小毒。归肝经。

【功效】破血逐瘀,续筋接骨。

【应用】

1. 用于跌打损伤,筋伤骨折,本品为伤科常用药。可单用研末调敷,或研末黄酒冲服。若骨折瘀痛,配自然铜、骨碎补、乳香等同用,以达祛瘀接骨止痛之效,如接骨紫金丹;骨折筋伤后期,紧固软弱,常与续断、杜仲等同用,如壮筋续骨丸。

2. 用于血瘀经闭,产后瘀滞腹痛,积聚痞块。

【用法用量】水煎服,3~10g;研末服,1~1.5g,黄酒送服。外用适量。

【使用注意】孕妇忌用。

苏 木
《新修本草》

为豆科植物苏木的干燥心材。多于秋季采伐,取树干,除去枝皮及边材,留取中心部分,锯段,晒干。炮制时,将其刨成薄片或砍成小块,或经蒸软切片用。

【药性】甘、咸、辛,平。归心、肝经。

【功效】行血祛瘀,消肿止痛。

【应用】

1. 用于跌打损伤,骨折筋伤,瘀滞肿痛。本品能活血散瘀、消肿止痛。常配乳香、没药、自然铜等,如八厘散。

2. 用于血滞经闭,产后瘀阻腹痛,痛经,心腹疼痛,痈肿疮毒等。

【用法用量】水煎服,3~9g。外用适量,研末撒敷。

【使用注意】月经过多和孕妇忌用。

骨 碎 补
《开宝本草》

为水龙骨科植物槲蕨或中华槲蕨的根茎。又名毛姜、申姜。全年均可采挖,以冬春两季为主。除去叶及鳞片,洗净,切片,干燥。生用或砂烫用。

【药性】苦,温。归肝、肾经。

【功效】活血续伤,补肾健骨。

【应用】

1. 用于跌打损伤或创伤,筋骨损伤,瘀滞肿痛。本品能活血散瘀、消肿止痛、续筋接骨。以其入肾治骨,能治筋骨伤碎而得名,为伤科要药。治跌仆损伤,可单用本品浸酒服,亦可外敷、水煎服;伤筋断骨,金疮,配没药、自然铜等,以达续筋接骨之效,如骨碎补散。

2. 用于肾虚诸证。

此外,本品还可用于斑秃、白癜风等。

【用法用量】水煎服,3~9g。外用适量,研末调敷或鲜品捣敷,亦可浸酒擦患处。

【使用注意】阴虚火旺,血虚风燥慎用。

马 钱 子
《本草纲目》

为马钱科植物云南马钱或马钱的成熟种子。以个大、肉厚饱满、表面灰棕色、微带绿、有细密茸毛、质坚硬无破碎者为佳。冬季果实成熟时采收,除去果肉,取出种子,晒干,炮制后入药。又名番木鳖。

【药性】苦,寒。有大毒。归肝、脾经。

【功效】散结消肿,通络止痛。

【应用】

1. 用于跌打损伤,痈疽肿痛。本品能通经络,散结消肿定痛。治跌打损伤,骨折肿痛,可配麻黄、乳香、没药等分为丸,如九分散;本品苦寒清泄,能散结消肿,攻毒止痛。治痈疽疮毒,多作外用,单用即效。治喉痹肿痛,可配青木香、山豆根等分为末吹喉,如番木鳖散。

2. 用于风湿顽痹,麻木瘫痪。

此外,马钱子及其制剂现代还用于治疗重症肌无力,小儿麻痹后遗症,三叉神经痛,类风湿关节炎,腰椎间盘突出症,面神经麻痹,神经性皮炎和手足癣等。

【用法用量】0.3~0.6g,炮制后入丸、散用。外用适量,研末调涂。

【使用注意】本品有大毒须制用,不宜多服久服,所含有毒成分能被皮肤吸收,故外用亦不宜大面积涂敷。孕妇及体虚者禁用。

血 竭
《新修本草》

为棕榈科植物麒麟竭的果实及树干中渗出的树脂。以外色黑似铁、研粉红似血、火燃呛鼻、有苯甲酸样香气者为佳。秋季采集果实,置蒸笼内蒸煮,使树脂渗出;或将树干砍破或钻以若干小孔,使树脂自然渗出,凝固而成。打碎研末用。

【药性】甘、咸,平。归肝经。

【功效】活血定痛,化瘀止血,敛疮生肌。

【应用】

1. 用于跌打损伤、外伤出血、疮疡不敛。本品入血分而散瘀止痛,为伤科及其他瘀滞痛证要药。治跌打损伤,筋骨疼痛,常配乳香、没药、儿茶等,如七厘散;善治瘀血阻滞,血不归经的出血病症,如外伤出血、血痔肠风等。可单用研末,或配乳香、没药、儿茶等外敷患处;研末外敷还可用治疮疡久溃不敛之证,亦可配伍乳香、没药等,如血竭散。

2. 用于产后瘀滞腹痛、痛经、经闭及其他瘀血心腹刺痛。

此外,近代单用治胃、十二指肠溃疡、食道静脉破裂等各种上消化道出血,有较好的疗效。

【用法用量】内服,多入丸、散,研末服,每次1~2g。外用适量,研末外敷。

【使用注意】无瘀血者不宜用,孕妇及月经期忌用。

第四节 破血消癥药

凡药性峻猛,以破血逐瘀、消除癥瘕为主要功效的药物称破血消癥药。

本类药物以虫类居多,兼有咸味,均主归肝经血分。药性峻猛,走而不守,能破血逐瘀、消癥散积,适应于重症瘀血所致的癥瘕积聚,也用于血滞经闭、瘀肿疼痛、偏瘫等。应用本类药物时,常与行气、破气药同用,以增强逐瘀消癥的功效;或配伍攻下药以增强其攻逐瘀血之力。

本类药物药性峻猛,大多有毒,易耗气、动血、伤阴,所以凡出血证,阴血亏虚,气虚体弱者,以及孕妇当忌用或慎用。

莪 术
《药性论》

为姜科植物蓬莪术或温郁金、广西莪术根茎。秋冬两季采挖,去净泥土、须根,蒸熟透心,晒干切片,生用或醋炙用。

【药性】辛、苦,温。归肝、脾经。

【功效】破血行气,消积止痛。

【应用】

1. 用于血瘀气滞所致的经闭腹痛、产后血瘀作痛及癥瘕等,常与三棱相须为用或与川芎、当归等同用,如莪术散。

2. 用于饮食不节,脾运失常所致食积气滞、脘腹胀满疼痛。

此外,本品既破血祛瘀,又消肿止痛,可用于跌打损伤,瘀肿疼痛,常与其他祛瘀疗伤药同用。

【用法用量】6~9g。入汤剂。醋炙加强止痛作用。

【使用注意】孕妇及月经过多者忌用。

三　棱
《本草拾遗》

为黑三棱科植物黑三棱的块茎。冬、春两季采挖,除去须根,洗净泥土,削去外皮晒干,切片。生用、醋炙或麸炒用。

【药性】辛、苦,平。归肝、脾经。

【功效】破血行气,消积止痛。

【应用】

所治病证与莪术基本相同,常相须为用。二者的区别为三棱偏于破血,莪术偏于破气。

此外,近代以三棱、莪术为主,配五灵脂、肉桂、大黄,名蜕膜散,治中期妊娠引产后蜕膜残留。

【用法用量】水煎服,5~10g。醋炒能加强止痛之功。

【使用注意】孕妇及月经过多者忌用。

知识链接

莪术 ⎱
三棱 ⎰ 破血行气,消积止痛,用于血瘀气结之重症。

三棱:偏入血分,破血之力优于莪术。

莪术:偏入气分,破气之力优于三棱。

故治血瘀气滞诸证,两药每相须为用以增效。

水　蛭
《神农本草经》

为水蛭科动物蚂蟥、水蛭及柳叶蚂蟥的干燥体。夏秋季捕捉,洗净,用沸水烫死,晒干,放在石灰缸中或与花椒同放干燥处,以防虫蛀。生用或微火炒黄用。

【药性】咸、苦,平。有小毒。归肝经。

【功效】破血通经,逐瘀消癥。

【应用】

1. 用于瘀血阻滞的经闭、癥瘕积聚等证,本品破血逐瘀力强,常与桃仁、三棱、苏木等同用,如抵当汤。以防伤正气,尚须佐以益气养血药,以加强消癥活血通经之功,如化癥回生丹。

2. 用于跌打损伤,心腹疼痛。

此外,用本品与活血祛瘀药同用,治疗血小板增多症,治脑出血颅内血肿,有较好疗效,外囊出血者尤佳;治断肢再植手术后瘀肿;对冠心病心绞痛及肺心病急性发作期,高脂血症等,均有一定疗效。

【用法用量】水煎服,1~3g。散剂每次服 0.3~0.5g。或以鲜活者放置于瘀肿局部吸血消瘀。

【使用注意】孕妇及月经过多者忌用。

穿 山 甲
《本草纲目》

为鲮鲤科动物穿山甲(食蚁鲮鲤)的鳞片。属保护动物。将甲壳置沸水中烫过,取下鳞片,洗净晒干,防蛀。用时以砂烫至松泡呈黄色,筛去砂子,称炮甲珠;或炒后再以醋淬后用,用时捣碎。

【药性】咸,微寒。归肝、胃经。

【功效】活血消癥,通经下乳,消肿排脓。

【应用】

1. 用于癥瘕痞块、血瘀经闭等,本品活血散瘀之力较强,治疗癥瘕,常与鳖甲、大黄、赤芍等同用,如穿山甲散;治疗血瘀经闭,常与当归、红花、桃仁同用,如化瘀汤。

2. 用于风湿痹痛,肢体麻木。治风湿痹痛,关节不利,麻木拘挛;治中风瘫痪,手足不举。

3. 用于产后乳脉不通、乳汁不下。

4. 用于痈肿疮毒、瘰疬。

此外,现代用于治疗淋巴结炎,肌纤维组织炎,卵巢囊肿,前列腺增生及肿瘤等。乳癌、瘰疬、瘿瘤则与栝楼、乳香、贝母等同用,如《外科集验》的神效栝楼散。

【用法用量】水煎服,5~10g。研末吞服每次 1~1.5g。疗效以散剂为优。

【使用注意】孕妇忌用。

复习思考题

1. 简述活血化瘀药的性能特点。

2. 简述活血化瘀药的配伍应用。

3. 简述川芎的药性特点及临床应用,并与郁金、延胡索比较功用的异同。

4. 简述郁金与姜黄功效及应用的异同。

5. 简述丹参的功效与应用,并与红花、益母草比较功用的异同。

6. 简述三棱的功效及应用,并与莪术、水蛭比较功用的异同。

(丁国瑜 陈满平)

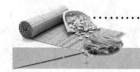

第十八章

化痰止咳平喘药

【学习目标】

1. 掌握化痰止咳平喘药含义、功效、分类、各类药的性能特点和使用注意。

2. 掌握半夏、桔梗、川贝母、瓜蒌、苦杏仁、葶苈子的性味、功效、应用、配伍及使用注意。

3. 熟悉天南星、前胡、浙贝母、竹茹、昆布、紫苏子、百部、紫菀、马兜铃、枇杷叶、桑白皮的性味、功效及主要应用。

4. 了解竹沥、旋覆花、白前、款冬花、白芥子的功效及主要应用。

【概述】

1. 概念 凡以祛痰或消痰，以及能够减轻或制止咳嗽喘息为主要功效，用治咳喘证的药物，称为化痰止咳平喘药。

2. 药性特点 本类药大多辛、苦或甘味，药性寒凉或温热。辛能宣通肺气，苦能燥湿化痰，降泄肺气，温以散寒，凉可清热，甘润肺燥。

3. 功效主治 本类药有宣通肺气、化痰止咳、降气平喘等作用。主要用于治疗由外感或内伤引起的痰饮阻肺，肺失宣降的痰多咳嗽气喘，痰蒙清窍或引动肝风所致的眩晕、癫痫惊厥、中风痰迷者，以及痰阻经络所致的瘿瘤、瘰疬、阴疽流注、麻木肿痛等病证。

4. 分类 根据化痰、止咳平喘药的不同性能及特点，可分为温化寒痰药、清化热痰药和止咳平喘药三类。

5. 配伍原则 凡外感、内伤均能引起痰多与咳喘，一般咳嗽每多夹痰，而痰多也每致咳喘，故治疗上化痰药与止咳平喘药常相互配伍应用。在临床应用时，除根据各药的特点加以选择外、还须根据致病原因和证型作适当配伍。如兼有表证者，配解表药；如兼有里热证者，配清热药；如兼有里寒证，配温里散寒药；虚劳咳喘者，配补虚药；如癫痫惊厥者，配安神药和平肝息风药；瘿瘤瘰疬，配软坚散结药；阴疽流注麻木肿痛者，配温阳散寒通滞药。

6. 使用注意

（1）咳嗽兼咯血者，不宜用强烈有刺激性的化痰药，否则有促进出血之虞。

（2）麻疹初起，虽有咳嗽，但不宜止咳，应清宣肺气为主，收敛性及温燥的止咳药应忌用，以免敛邪而致久咳不已及影响麻疹之透发。

（3）有毒性的药物，应注意其炮制、用法、用量及不良反应的防治。

第一节 温化寒痰药

该类药物药性多辛苦温燥,归肺、脾、肝经,具有温化寒痰或燥湿化痰之功。用于寒痰、湿痰所致的各种证候。如咳嗽、气喘、痰多清稀,色白呈泡沫状,胸闷痞满,舌苔白滑以及肢节疼痛、阴疽流注等证。常与温肺散寒、燥湿健脾药配伍应用。

该类药物作用比较强烈,凡属阴虚燥咳、痰热咳嗽,或有咯血病史者,均应慎用。

半　夏
《神农本草经》

为天南星科植物多年生草本半夏的干燥块茎。夏、秋二季采挖,洗净,除去外皮及须根,晒干。生用或制用。因炮制方法不同,又有清半夏(生半夏加白矾共煮,切片晒干)、法半夏(以生半夏与甘草、石灰共制而成)、姜半夏(以生半夏加生姜、白矾共煮,切片晒干)之分。

【药性】辛、温。有毒。归脾、胃、肺经。

【功效】燥湿化痰,降逆止呕,消痞散结。外用消肿止痛。(清半夏偏于燥湿化痰,法半夏偏于燥湿和胃,且温性较弱,姜半夏偏于降逆止呕)

【应用】

1. 用于寒痰、湿痰所致的各种证候。湿痰咳嗽,痰量多而清稀,与陈皮、茯苓同用,以加强燥湿祛痰之作用,如二陈汤。湿痰眩晕,常与白术、天麻、茯苓同用,共奏祛痰息风的作用,如半夏天麻汤。寒痰咳嗽,痰多清稀,常与温肺化饮的细辛、干姜同用。

2. 用于多种呕吐证。

3. 用于胸脘痞闷、梅核气、痰核瘰疬等证。

【用法用量】3~9g,入汤剂。外用适量,磨汁涂或研末以酒调敷患处。生用外治痈肿。

【使用注意】反乌头,阴虚燥咳、血证热痰、燥痰应慎用。本品剂量过大(30~90g)或生品内服0.1~2.4g可引起中毒。主要表现为口内苦涩流涎、口舌麻木、舌干、不能发音、胃部不适、恶心、腹泻;或有胸前压迫感、心悸。也有因服生半夏过量而致永久性失音者;外用半夏可致过敏性坏死皮炎。

天　南　星
《神农本草经》

为天南星科植物多年生草本天南星、异叶天南星或东北天南星的干燥块茎。秋、冬季两季采挖,除去外皮及须根,洗净晒干。即为生南星。用白矾水浸泡,再与生姜共煮,切片晒干则为制南星。

【药性】苦、辛,温。有毒。归肺、肝、脾经。

【功效】燥湿化痰,祛风解痉;外用消肿止痛。

【应用】

1. 用于湿痰、顽痰证。咳嗽痰多,胸膈痞闷等,常与半夏、枳实、茯苓等同用,共奏燥湿化痰的作用,如导痰汤。肺热痰多,黄稠而黏,常与黄芩、半夏同用,加强清热祛痰之效,如小黄丸。寒痰咳嗽,痰涎清稀,常与半夏、肉桂为丸,生姜汤送服,如姜桂丸。痰浊上犯头痛、头晕,常与天麻、半夏等同用,如玉壶丸。

2. 用于风痰证。

3. 用于痈疽痰核肿痛,蛇虫咬伤,常用生品研末调敷。

此外,近年来以生南星内服或局部应用治癌肿有一定效果。

【用法用量】3~10g 入汤剂,多制用。外用适量。外用消肿止痛,用生品研末调敷或鲜品捣敷患处。

【使用注意】阴虚燥痰及孕妇忌用。本品误食,皮肤接触或服用过量可导致中毒,初期可致咽喉烧灼感、口舌麻木、舌强流涎、咽颊充血,张口困难,口腔糜烂等,继则影响中枢神经,出现头昏心慌、四肢麻木,甚至昏迷窒息、呼吸停止。皮肤接触中毒可致瘙痒肿胀。

【附药】

胆南星 为制天南星的细粉与牛、羊或猪胆汁经加工而成,或为生天南星细粉与牛羊或猪胆汁经发酵制成小块状或圆柱状。味苦,微辛,性凉;归肺、肝、脾经。有清化热痰,息风定惊的功效。用于痰热咳嗽,咯痰黄稠,中风痰迷,癫狂惊痫等证。用量 3~6g。入汤剂。

知识链接

半　夏 ⎫ 二者均辛温有毒,既能燥湿化痰,为治寒痰、湿痰要药,每相须为用;又能
天南星 ⎭ 消肿止痛,治痈疽肿毒、痰核肿痛、癌症等。

半夏:主归脾胃经,善除脾胃湿痰;还能降逆止呕,为治呕吐要药;并能消痞散结,
　　　治胸脘痞闷、梅核气等证。

天南星:主归肝经,温燥之性强于半夏,善治顽痰;又善祛经络风痰而止痉,治中
　　　　风半身不遂、破伤风等。

白 芥 子

《名医别录》

为十字花科植物一至二年生草本白芥或芥的干燥成熟种子。前者习称"白芥子",后者习称"黄芥子"。夏末初秋两季果实成熟时采收,取种子晒干,生用或炒用。

【药性】辛,温。归肺经。

【功效】温肺化痰,利气散结,通络止痛。

【应用】

1. 用于寒痰、痰饮证。寒痰壅滞,胸胁胀满,咳嗽喘息等,常与苏子、莱菔子同用,如三子养亲汤。痰饮停滞胸膈之咳喘,胸痛实证,常与甘遂,大戟同用,如控涎丹。

2. 用于痰滞肌肉、经络所致的肩臂关节疼痛,肢体麻木以及阴疽流注等。

【用法用量】3~9g,入汤剂。用炒制品并研粉入药效果更好,用散剂或膏剂。外用适量。

【使用注意】久咳肺虚、阴虚火旺者忌用。内服用量不宜过大,过量易致胃肠炎、产生腹痛腹泻,有消化道溃疡,出血者忌用。外敷有发泡作用,皮肤过敏者忌用。

旋　覆　花
《神农本草经》

为菊科多年生草本旋覆花或欧亚旋覆花的干燥头状花序。夏、秋花开时采收。阴干或晒干。生用或蜜炙用。

【药性】苦、辛、咸，微温。归肺、脾、胃、大肠经。

【功效】降气化痰，降逆止呕。

【应用】

1. 用于寒痰、痰饮证，证见痰壅气逆或痰饮蓄结所致咳喘痰多、胸膈痞满等。偏热者，常与桔梗、桑白皮、槟榔等同用、如旋覆花汤。寒饮喘咳，兼有表证者，常与半夏、前胡、细辛等同用，如金沸草散。

2. 用于噫气、呕吐等证。

【用法用量】3～9g，入汤剂。宜布包煎。

【使用注意】阴虚劳嗽，津伤燥咳者忌用。

白　前
《名医别录》

为萝摩科植物多年生草本柳叶白前或芫花叶白前的干燥根茎及根。秋季采挖，晒干。切段，生用或蜜炙用。

【药性】辛、苦，微温。归肺经。

【功效】降气，消痰，止咳。

【应用】

用于气逆咳嗽痰多证。肺气壅实所致咳嗽痰多、胸闷气逆、咳痰不爽等。偏寒者，常与紫菀、半夏等同用，以增强散寒、消痰、止嗽的作用。偏热者，可与桑白皮、地骨皮等同用，以增强清热、止咳的作用。外感风寒咳嗽，常与荆芥、桔梗、陈皮等同用，共奏止咳化痰、疏风解表的功效，如止嗽散。

【用法用量】3～10g，入汤剂。

【使用注意】肺虚干咳不宜用。对胃有刺激，用量不宜过大，有胃溃疡和出血倾向，应慎用。

第二节　清化热痰药

该类药物药性寒凉或甘寒质润，具有清化热痰或润燥化痰之功。用于热痰、燥痰所致的各种证候。如咳嗽、气喘、痰涎黏稠，色黄呈块状，呼吸困难，舌红苔黄腻等。常与清肺热或养阴润肺药配伍应用。部分药用于热痰引起的癫痫、惊风、瘰疬等。

凡属脾胃虚寒及寒痰、湿痰者，均不宜用。

桔　梗
《神农本草经》

为桔梗科植物多年生草本桔梗的干燥根。春、秋两季采挖，洗净、除去须根，趁鲜剥去外皮或不去外皮,切片,晒干生用。

【药性】苦、辛,平。归肺经。

【功效】开宣肺气,祛痰排脓、利咽。

【应用】

1. 用于外感咳嗽、咳痰不爽等证。风热咳嗽,痰多胸闷,常与桑叶、连翘、薄荷等同用,以增强疏风清热的作用。肺热咳嗽,痰黄稠,咯痰不利,常与浙贝母、栝楼、黄芩等同用,可加强清热化痰的作用如清金化痰丸。风寒咳嗽,痰多清稀,可与紫苏、生姜、橘皮等同用,能解表散寒。

2. 用于肺痈胸痛证。

3. 用于咽痛失音证。

【用法用量】3～10g,入汤剂。

【使用注意】凡气机上逆之呕吐,呛咳、眩晕及阴虚火旺咳血等,不宜用。大剂量用时,会引起恶心呕吐。

前 胡
《名医别录》

为伞形科植物白花前胡或紫花前胡 P.的粗肉丝的干燥根。冬季至次春茎叶枯萎或未抽花时采挖。晒干或低温干燥。生用或蜜炙用。

【药性】苦、辛,微寒。归肺经。

【功效】降气化痰,宣散风热。

【应用】

1. 用于肺气不降、喘咳,痰稠,胸部满闷等,常与贝母、桑白皮、杏仁等同用,以加强清热、降气、化痰的作用,如前胡散。

2. 用于外感风热咳嗽痰多证。

【用法用量】3～10g,入汤剂。或入丸、散剂。

川 贝 母
《神农本草经》

为百合科植物川贝母、暗紫贝母、甘肃贝母或梭砂贝母的干燥鳞茎。前三者按性状不同分别习称"松贝"和"青贝",后者习称"炉贝"。夏、秋二季或积雪融化时采挖,除去须根、粗皮及泥沙,晒干或低温干燥。生用。

【药性】苦、甘,微寒。归肺、心经。

【功效】清热化痰,润肺止咳,散结消肿。

【应用】

1. 用于热痰、燥痰证。燥痰咳嗽,常与麦门冬、杏仁、紫菀等同用,以增强润燥化痰的作用,如贝母散。热痰咳嗽,常与清热的知母同用,如二母散。

2. 用于阴虚燥咳证。

3. 用于瘰疬及乳痈、肺痈、疮痈等。

【用法用量】3～10g,入汤剂;研粉冲服,每次 1～2g。

【使用注意】寒痰、湿痰不宜用。反乌头。

浙 贝 母
《本草正》

为百合科多年生草本浙贝母的干燥鳞茎。初夏植株枯萎时采挖。大者除去芯芽，习称"大贝"；小者不去芯芽，习称"珠贝"。擦去外皮，拌以煅过的贝壳粉，吸去浆汁，干燥；或取前鳞茎，大小分开，洗净，除去芯芽，趁鲜切成厚片，洗净，干燥，习称"浙贝片"。生用。

【药性】苦，寒。归肺、心经。

【功效】清热散结，化痰止咳。

【应用】

1. 用于风热、痰热咳嗽。本品善清化热痰止咳。治外感风热咳嗽，配桑叶、前胡等，以疏散风热、宣肺止咳；治痰热郁肺之咳嗽痰黄者，配瓜蒌、知母等，以清肺化痰止咳。

2. 用于瘰疬、瘿瘤，疮痈，肺痈等。

【用法用量】5~10g，入汤剂。

【使用注意】寒痰、湿痰不宜用。反乌头。

知识链接

川贝母
浙贝母 } 均具化痰止咳、清热散结作用，善治痰热咳嗽、瘰疬疮痈等证。

川贝母：甘润，善能润肺止咳，治肺燥及肺虚久咳多用。

浙贝母：则苦泄力大，清热化痰、开郁散结力强，外感风热或痰热实证咳嗽及痰火、热毒郁结的瘰疬疮痈等证多用。

瓜 蒌
《神农本草经》

为葫芦科植物藤本栝楼或双边栝楼的干燥成熟果实。秋季采摘成熟果实，剖开，除去果瓤及种子，阴干。生用。或剖开去瓤，将壳与种子分别干燥。瓜蒌皮（壳）、瓜蒌仁（种子）生用或炒用，皮、仁合用称全瓜蒌。

【药性】甘、微苦，寒。归肺、胃、大肠经。

【功效】清热化痰，利气宽胸，散结消痈，润燥滑肠。

（全瓜蒌：清热散结，润肺化痰，滑肠通便。瓜蒌皮：清肺化痰，宽胸利气。瓜蒌仁：润肠通便，宽胸。）

【应用】

1. 用于痰热咳喘证。本品甘寒而润，善清肺热，润肺燥而化热痰、燥痰。用治痰热阻肺，咳嗽痰黄，质稠难咯，胸膈痞满者，可配黄芩、胆南星、枳实等，如清气化痰丸。若治燥热伤肺，干咳无痰或痰少质黏，咯吐不利者，则配川贝母、天花粉、桔梗等。

2. 用于胸痹、结胸证。

3. 用于肺痈、肠痈、乳痈等证。

4. 用于肠燥便秘证。

【用法用量】水煎服,全瓜蒌9～15g,瓜蒌皮6～10g,瓜蒌仁9～15g打碎入煎。

【使用注意】脾虚便溏及寒痰、湿痰不宜用。反乌头。

竹 茹
《名医别录》

为禾本科植物常绿乔木或灌木青秆竹大头典竹或淡竹的茎秆的干燥中间层。全年均可采制,取新鲜茎,除去外皮,将稍带绿色的中间层刮成丝条,或削成薄片,捆扎成束,阴干。前者称"散竹茹",后者称"齐竹茹"。生用或姜汁炙用。

【药性】甘,微寒。归肺、胃经。

【功效】清化热痰,开郁除烦,清胃止呕。

【应用】

1. 用于痰热郁结,引起的烦闷不宁等证。对热咳痰稠有卓效,亦可用于痰热蒙蔽清窍诸证。肺热咳嗽,常与黄芩、栝楼等同用。胆火夹痰,犯肺扰心所致的胸闷痰多、心烦、惊悸失眠,常与陈皮、茯苓、半夏等同用,如温胆汤。中风痰迷,舌强不语,可与胆南星、石菖蒲等同用。

2. 用于胃热呕吐证。

【用法用量】5～10g,入汤剂。生用清化痰热;姜汁炙止呕作用强。

竹 沥
《名医别录》

来源分布同竹茹,为禾本科植物淡竹等的茎经火烤后所流出的液汁。现一般用安瓿密封保存备用。鲜用。也可熬膏瓶贮,称竹沥膏。

【药性】甘,寒。归心、肺、肝经。

【功效】清热滑痰,定惊利窍。

【应用】

1. 用于肺热痰壅咳喘证。本品性寒滑利,祛痰力强。治肺热咳嗽痰多,气喘胸闷者,可单用鲜竹沥口服液,或配其他清肺化痰药同用;治痰热咳喘、痰稠难咯、顽痰胶结者,配半夏、黄芩等,如竹沥涤痰汤。

2. 用于中风痰迷,惊痫癫狂。

【用法用量】15～30ml,冲服。

【使用注意】脾胃虚寒便溏及寒痰湿痰者不宜用。

昆 布
《名医别录》

为海带科植物海带或翅藻科植物昆布的干燥叶状体。夏、秋皆可采收。晒干,生用。

【药性】咸,寒。归肝、胃、肾经。

【功效】消痰散结,利水消肿。

【应用】

1. 用于痰火郁结所致的瘿瘤、瘰疬、痰核等,常与海藻、海蛤壳、通草等同用。亦用于疝气、睾丸肿痛,常与行气、散结的川楝子、海藻等同用,如橘核丸。

2. 用于水肿胀满、脚气等。

【用法用量】6~12g,入汤剂。

第三节　止咳平喘药

该类药物其味或辛或苦或甘,其性或温或寒。主要有止咳或平喘的功效。适用于咳嗽或喘息的证候。临床应用应根据寒热虚实的不同作相应的配伍应用。

苦 杏 仁
《神农本草经》

本品为蔷薇科植物落叶乔木山杏(苦杏)、北杏仁、西伯利亚杏(山杏)、东北杏或杏的干燥成熟种子。夏季采收成熟果实,除去果肉及核壳,取出种子,晒干。生用。或炒、燀用。用时捣碎。

【药性】苦,微温。有小毒。归肺、大肠经。

【功效】止咳平喘,润肠通便。

【应用】

1. 用于多种咳嗽、痰多、喘息等证。风寒咳嗽喘息,常与麻黄、甘草同用,如三拗汤。风热咳嗽,常与桑叶、菊花、桔梗等同用,如桑菊饮。肺热咳嗽喘息,常与石膏、麻黄、甘草同用,如麻杏甘汤。肺燥咳嗽,常与沙参、川贝母、桑叶等同用,如桑杏汤。

2. 用于肠燥津枯便秘,或产后血亏所致的便秘。

【用法用量】5~10g,入汤剂。宜打碎入煎。生品入煎剂宜后下。

【使用注意】婴儿慎用。阴虚咳嗽、大便溏泄忌用。本品有小毒,服用过量(30~60g),可引起中毒。中毒症状一般在服后1-2小时内出现,轻者有口内苦涩、流涎、头晕、恶心、呕吐、腹痛、腹泻、烦躁不安、恐惧感、心悸、四肢软弱等症状;稍重胸闷、并有不同程度的呼吸困难;严重者呼吸微弱,意识不清,继而发展到意识丧失,瞳孔散大,对光反射消失,血压下降,牙关紧闭,全身痉挛,四肢冰凉,呈休克状态;最后可因呼吸麻痹、心脏停止而死亡。

【附药】

甜杏仁　为蔷薇科植物杏的某些栽培品种的干燥成熟味淡的种子。味甘性平,有润肺止咳、润肠通便作用。主要用于肺虚劳咳或津伤肠燥便秘等。5~10g,入汤剂。

紫 苏 子
《名医别录》

为唇形科植物一年生草本紫苏的干燥成熟果实。秋季采收。晒干。生用或微炒,用时捣碎。

【药性】辛,温。归肺、大肠经。

【功效】降气化痰,止咳平喘,润肠通便。

【应用】

1. 用于痰壅气逆所致的咳嗽气喘,常与莱菔子、白芥子同用,如三子养亲汤。若痰涎壅盛,咳喘胸满者,常与前胡、厚朴、半夏等同用,如苏子降气汤。

2. 用于肠燥便秘及失血之肠燥便秘。

【用法用量】3~10g,入汤剂。或入丸散剂。

【使用注意】阴虚咳喘及脾虚便溏慎用。

百　部
《名医别录》

为百部科植物直立百部、蔓生百部或对叶百部的干燥块根。春、秋二季采挖,除去须根,洗净,置沸水中略烫或蒸至无白心,取出,晒干,生用或蜜炙用。

【药性】甘、苦,微温。归肺经。

【功效】润肠止咳,杀虫灭虱。

【应用】

1. 用于新久咳嗽,尤以久咳、虚劳咳嗽及顿咳为佳。久咳可单用本品蜜炙后煎服,或以紫菀、桔梗、白前等止咳药同用,如止嗽散。治虚劳咳嗽,常与沙参、麦门冬、山药等滋阴、补虚药同用,如月华丸。治小儿顿咳,可与沙参、杏仁、川贝母等滋阴、止咳药同用。治风寒咳嗽,常与麻黄、杏仁等散寒解表、止咳药同用,如百部丸。治肺热咳嗽,可与知母、川贝母等清热、止咳药同用。

2. 用于蛲虫及头虱、体虱、阴虱等。

【用法用量】3~9g,入汤剂。久咳虚嗽宜蜜炙用。外用适量,煎水洗或研末调敷。

【使用注意】脾虚食少,便溏者忌用。本品过量服用可引起胸闷灼热感,口鼻咽喉发干,头晕,胸闷气急;中毒症状为恶心、呕吐、头痛、面色苍白、呼吸困难;严重者可因呼吸中枢麻痹而死亡。

紫　菀
《神农本草经》

为菊科多年生草本紫菀的干燥根及根茎。春、秋二季采挖,晒干。生用或蜜炙用。

【药性】苦、甘,微温。归肺经。

【功效】润肺下气,化痰止咳。

【应用】

1. 用于肺虚久咳,肺阴不足,痨嗽咯血,常与阿胶、贝母、知母等同用,以加强补气、养阴的作用,如紫菀汤。

2. 用于多种咳嗽气逆,咯痰不爽等证。

【用法用量】5~10g,入汤剂。外感暴咳宜生用;肺虚久咳宜蜜炙用。

款　冬　花
《神农本草经》

为菊科多年生草本款冬花的干燥花蕾。12月或地冻前当花尚未出土时采挖。阴干,生用或蜜炙用。

【药性】辛,温。归肺经。

【功效】润肺下气,化痰止咳。

【应用】

用于多种咳嗽证。肺寒咳嗽,常与紫菀相须为用,如紫菀百花散。肺热咳嗽,常与知母、桑白皮、杏仁等同用,如款冬花汤。肺虚久嗽,痰中带血,常与百合同用,如百花膏。

【用法用量】5~10g,入汤剂。外感暴咳宜生用;内伤久咳宜炙用。

马 兜 铃
《药性论》

为马兜铃科草质藤本北马兜铃或马兜铃的干燥成熟果实。秋季果实由绿变黄时采收。晒干。生用或蜜炙用。

【药性】苦、微辛,寒。归肺、大肠经。

【功效】清肺化痰,止咳平喘。

【应用】

1. 用于肺热咳嗽,痰壅气促或肺虚久咳,痰中带血等。肺热咳嗽,常与桑白皮、杏仁、黄芩等同用,以增强清热、止咳平喘的疗效。肺虚久咳,常与阿胶、杏仁、牛蒡子等同用,以加强补肺止咳的作用,如补肺阿胶汤。

此外能清大肠积热而治痔疮肿痛;能清热平肝降压而治高血压属肝阳上亢者。

【用法用量】3~9g,入汤剂。外用适量,煎汤熏洗。一般生用,肺虚久咳蜜炙用。

【使用注意】虚寒咳喘及脾虚便溏慎用。用量不宜过大,以免引起呕吐。肾炎、肾功能不全的患者忌用。本品服用过量(30~60g)可引起不良反应,临床表现为轻者频繁呕吐、头晕、气短;重者可出现血性下痢,知觉麻痹,嗜睡,瞳孔散大,呼吸困难;近十年来发现马兜铃酸具有较强的肾毒性、致突变性和致癌性。马兜铃碱皮下注射,可引起严重的肾炎,大剂量可引起血尿、尿闭、呼吸困难、脉搏不整,甚至呼吸停止而死亡。

枇 杷 叶
《名医别录》

为蔷薇科常绿小乔木枇杷的干燥叶子。全年均可采收,晒干,刷去绒毛,用水喷润,切丝,干燥。生用或蜜炙用。

【药性】苦,微寒。归肺、胃经。

【功效】清肺化痰止咳,降逆止呕。

【应用】

1. 用于肺热咳嗽,气逆喘息等,常与沙参、栀子、桑白皮等同用,如枇杷清肺饮。

2. 用于胃热呕吐、烦躁口渴等。

【用法用量】6~10g,入汤剂。鲜品加倍。止咳宜炙用,止呕宜生用。

桑 白 皮
《神农本草经》

为桑科落叶小乔木桑的干燥根皮。别名桑根白皮、桑根皮、桑皮、白桑皮。秋末落叶时至次春发芽前采挖根部,刮去黄棕色粗皮,纵向剖开,剥取根皮,晒干。切段生用或蜜炙用。

【药性】甘,寒。归肺经。

【功效】泻肺平喘,利水消肿。

【应用】

1. 用于肺热喘咳痰多者,常与地骨皮、甘草等同用,以增强泻肺平喘的功效,如泻白散。

2. 用于水肿实证之小便不利,面目肌肤浮肿等证。

此外,本品尚有一定的降压作用,近代用其治疗高血压,有一定效果。

【用法用量】6~12g,入汤剂。大剂量可用至30g。泻肺利水、平肝清火宜生用;肺虚咳嗽宜蜜炙用。

【使用注意】肺寒咳喘,小便量多者慎用。

葶 苈 子
《神农本草经》

为十字花科一年生或二年生草本独行菜或播娘蒿的成熟种子。前者称"北葶苈子",后者称"南葶苈子"。每年夏季果实成熟时,割取全草,打下种子,筛净杂质即可入药,晒干,生用或炒用。

【药性】苦、辛,大寒。归肺、膀胱经。

【功效】泻肺平喘,利水消肿。

【应用】

1. 用于痰涎壅滞,咳嗽喘促等,可与莱菔子、苏子、桑白皮等同用。若咳逆痰多,喘息不得卧,周身面目浮肿,可重用本品,与大枣同用,如葶苈大枣泻肺汤。

2. 用于水饮停聚,水肿腹满,小便不利等。

现代亦用于肺心病,心力衰竭之水肿喘满,可单用,或与黄芪、附子等同用,共奏益气温阳,利水之功。

【用法用量】3~10g,包煎。研末服,3~6g。

【使用注意】肺虚寒喘促、脾虚肿满者忌用。

小结

本类药分为温化寒痰药、清化热痰药和止咳平喘药三类。

温化寒痰药药性多辛苦温燥,归肺、脾、肝经,具有温化寒痰或燥湿化痰之功。主要有半夏、天南星、白前、白芥子、旋覆花五种药,用于寒痰、湿痰所致的各种证候。半夏、天南星又能消肿止痛,治痈疽肿毒、痰核肿痛、癌症等证。半夏主归脾胃经,善除脾胃湿痰外;还能降逆止呕,为治呕吐要药;并能消痞散结,治胸脘痞闷、梅核气等证。天南星主归肝经,温燥之性强于半夏,善治顽痰;又善祛经络风痰而止痉,治中风半身不遂、破伤风等。白芥子长于温肺化痰,利气散结,通络止痛,用于寒痰及痰滞肌肉、经络所致的肩臂关节疼痛,肢体麻木以及阴疽流注等。白前、旋覆花均能降气化痰,治咳嗽气急痰多。而旋覆花又能降逆止呕,用于噫气、呕吐等证。

清化热痰药药性寒凉或甘寒质润,具有清化热痰或润燥化痰之功。有桔梗、前胡、川贝母、浙贝母、瓜蒌、竹茹、竹沥、昆布。都可用于热痰、燥痰所致的各种证候。桔梗、前胡宣肺降气,治肺气不宣的咳喘。桔梗祛痰排脓、利咽,长于肺痈胸痛证及咽痛失音证。前胡宣散风热,长于外感风热咳嗽痰多证。川贝母、浙贝母均具化痰止咳、清热散结作用,善治痰热咳嗽、瘰疬疮痈等证,川贝母甘润,善能润肺止咳,治肺燥及肺虚久咳多用。浙贝母则苦泄力大,清热化痰、开郁散结力强,外感风热或痰热实证咳嗽及痰火、热毒郁结的瘰疬疮痈等证多用。瓜蒌利气宽胸,散结消痈,润燥滑肠,用于胸痹、结胸证、肺痈、肠痈、乳痈及肠燥便秘证。竹茹又善除烦止呕,常治胃热呕吐及痰火内扰之心烦失眠证。竹沥又定惊利窍,多用于中风痰迷,惊痫癫狂证。昆布消痰散结,利水消肿,多用于痰火郁结所致的瘿瘤、瘰疬、痰核等及水肿胀满、脚气等证。

止咳平喘药药物其味或辛或苦或甘,其性或温或寒。主要有止咳或平喘的功效。有苦杏仁、紫苏子、百部、紫菀、款冬花、马兜铃、枇杷叶、桑白皮、葶苈子,适用于咳嗽或喘息的证候。苦杏仁、紫苏子又有润肠通便,用于肠燥津枯便秘,或产后血亏所致的便秘证。而紫苏子又善消痰,即治咳喘痰多气逆,又治上盛下虚之久咳痰喘。百部、紫菀、款冬花均善润肺止咳,无论新久咳嗽皆可应用。而百部善治肺痨咳嗽及百日咳;又能杀虫灭虱,用于蛲虫及头虱、体虱、阴虱等。马兜铃、枇杷叶均能清肺化痰止咳,治肺热咳嗽。马兜铃又清大肠积热而治痔疮肿痛;枇杷叶又能降逆止呕,治胃热呕吐、烦躁口渴。桑白皮、葶苈子均能泻肺平喘,利水消肿,用于肺热喘咳痰多,水肿实证之小便不利,面目肌肤浮肿等证。桑白皮力缓常用于风水皮水;葶苈子药力峻猛,专泻肺中痰火及水饮,治痰多、喘息不得平卧及胸腹积水。

复习思考题

1. 试述化痰止咳平喘药的定义、功效、适应证及使用时注意事项。
2. 化痰药的分类有哪些? 各有何特性及适应证?
3. 比较半夏与天南星、川贝母与浙贝母功用的异同点。
4. 试述半夏、桔梗、川贝母、瓜蒌、苦杏仁、葶苈子的性味、功效、应用、用法用量及应用注意事项。
5. 简述天南星、白芥子、前胡、浙贝母、竹茹、昆布、紫苏子、百部、紫菀、马兜铃、枇杷叶、桑白皮的性味、功效及主要应用。

(骆　萍　赵　平)

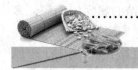

第十九章

安 神 药

【学习目标】

1. 掌握安神药的含义、功效、分类、各类的性味、功效、应用、配伍及使用注意。

2. 掌握朱砂、酸枣仁的性味、功效、应用和使用注意。

3. 熟悉龙骨、远志、合欢皮的性味、功效及主要应用。

4. 了解磁石、琥珀、柏子仁的功效及主要应用。

【概述】

1. 概念　凡以安神定志为其主要功效,用治神志失常病证的药物,称为安神药。

2. 药性特点　本类药多以矿石、贝壳或植物的种子入药,有质重沉降安定之性。又多入心、肝二经。其中,矿石、贝壳类药物,重镇沉降,故有重镇安神作用。而植物种子类药物,质润滋养,多有养心安神作用。

3. 功效主治　本类药有安神定志、养心安神等作用。主要用于治疗心神不宁、惊悸、失眠、健忘多梦及惊风、癫痫、狂妄等神志异常的病证。

4. 分类　根据属性不同,可分为重镇安神药、养心安神药两类。

5. 配伍原则　应用本类药物须根据不同的病因、病机选择适宜的药物,并作相应的配伍。如阴虚血少者,宜配养血滋阴药;如肝阳上亢者,宜配平肝潜阳药;如心火炽盛证,宜配清心火药;至于惊风、癫痫、狂妄等证,多以平肝息风或化痰开窍药为主,本类药只作辅助之品。

6. 使用注意

(1)矿石类药物,如入丸散剂服,易耗伤胃气,须酌情配伍养胃健脾之品,只宜暂服,不宜长期服用。

(2)应用部分有毒药物时,更须慎用,不宜过量,以防中毒。

(3)入煎剂时,应打碎先煎、久煎。

第一节　重镇安神药

本类药物多属于质重的矿物类、化石及介类药,因其"重则能镇""重可去怯",故有重镇安神、平惊定志之功效。主要用于治疗心火、痰火扰心、惊吓等引起的心神不宁、心悸失眠及惊痫等证。部分药物兼有平肝潜阳作用,还可用治肝阳上亢,头晕目眩者。

朱 砂
《神农本草经》

为硫化物类矿物辰砂族辰砂,主含硫化汞(HgS)。全年均可采挖。采挖后,选取纯净者,用磁铁吸净含铁的杂质,再用水淘去杂石和泥沙,研细水飞,晒干装瓶备用。

【药性】甘,寒。有毒。归心经。

【功效】镇心安神,清热解毒。

【应用】

1. 用于神志不安、心悸怔忡、失眠、惊痫等证。若心火亢盛所致的心神不安、惊悸失眠,常与清心火的黄连同用,以增强清心安神之功;兼有血虚者,常与当归、生地等补血养心药同用,以增强清心养血安神的作用,如朱砂安神丸。亦可用于癫痫,常与磁石配伍,如磁朱丸。共奏镇心安神之功。

2. 用于疮疡肿毒及咽喉肿痛,口舌生疮。本品内服或外用均有清热解毒的功效。

此外,可用本品作丸衣,有防腐作用。

【用法用量】0.1~0.5g,研末冲服;或入丸、散。外用适量。

【使用注意】内服不宜过量和久服,以防汞中毒。孕妇禁用。入药忌用火煅,火煅则析出水银,有剧毒。

磁 石
《神农本草经》

为氧化物类矿物尖晶石族磁铁矿,主含四氧化三铁(Fe_3O_4)。采挖后,除去杂质,选择吸铁能力强者(习称"活磁石"或"灵磁石")入药。生用或醋淬研细用。

【药性】咸,寒。归心、肝、肾经。

【功效】平肝潜阳,镇惊安神,聪耳明目,纳气平喘。

【应用】

1. 用于阴虚阳亢所致的烦躁、心悸失眠、目晕头痛及癫痫等,常与朱砂同用,共奏镇心安神之功,如磁朱丸。亦可与石决明、白芍、生地等同用。

2. 用于肝肾不足所致的耳聋、耳鸣、目昏等。

3. 用于肾不纳气所致的喘息气急证。

【用法用量】9~30g,入汤剂,宜打碎先煎。或入丸散剂,每次1~3g。平肝潜阳;镇惊安神宜生用;聪耳明目;纳气平喘宜醋淬后用。

【使用注意】如入丸散,不可多服。脾胃虚弱者慎用。

龙 骨
《神农本草经》

为古代哺乳动物如象类、犀牛类、三趾马等的骨骼的化石或象类门齿的化石。全年均可采挖,挖出后,除去泥土及杂质。生用或煅用。

【药性】甘、涩,平。归心、肝、肾经。

【功效】镇惊安神,平肝潜阳,收敛固涩。

【应用】

1. 用于神志不安、心悸怔忡、失眠多梦,以及癫痫、惊狂等证,常与远志、朱砂、牡蛎等同用,共奏镇惊安神之功。

2. 用于阴虚阳亢,虚阳浮越所致烦躁易怒、头晕目眩、失眠健忘等证。

3. 用于精关不固、遗精早泄、白带、崩漏及卫表不固、虚汗等。

【用法用量】15～30g,入汤剂,宜打碎先煎。外用适量,研末敷。收敛固涩、吸湿敛疮生肌宜煅用,余皆生用。

知识链接

龙骨
磁石 } 均入心肝经,都具有平肝潜阳、镇惊安神的作用。用治肝阳眩晕,是平肝之要药。又可用治心神不宁、心悸失眠、惊悸、癫痫等证。

龙骨:味涩,煅用又善收敛固涩,收湿敛疮生肌,为滑脱诸证及湿疮痒疹、疮疡久溃不愈所常用。

磁石:咸寒质重,善益肾阴、镇浮阳而安心神,固尤宜于肾虚肝旺,肝火上炎而扰心神之证;又善益肾阴而聪耳明目、纳气平喘,为治肝肾亏虚之目暗耳聋及肾虚喘促的佳品。

琥 珀
《名医别录》

为古代松科属植物的树脂,埋藏地下经年久转化而成。全年均可采挖,除去砂石,泥土等杂质。研末用。

【药性】甘、平。归心,肝,膀胱经。

【功效】镇惊安神,活血散瘀,利尿通淋。

【应用】

1. 用于心悸怔忡,失眠多梦及惊风癫痫等。前者,常与酸枣仁、夜交藤、朱砂等同用。后者,常与朱砂、全蝎等同用,以加强息风止痉的作用。

2. 用于血滞经闭、癥瘕疼痛等证。

3. 用于血淋、热淋、石淋、小便不利,尤以血淋为佳。

【用法用量】研末冲服,每次1.5～3g。不入煎剂。

第二节 养心安神药

本类药物多属于植物种子、种仁类药物,取其质润性补,故有养心滋肝、养阴补血、交通心肾的作用,主要用于治疗阴血不足、心脾两虚、心肾不交等导致的心悸怔忡、虚烦不眠、健忘多梦等证。

酸 枣 仁

《神农本草经》

为鼠李科落叶灌木或小乔木酸枣的干燥成熟种子。秋末冬初采收成熟果实。晒干。生用或炒用,用时打碎。

【药性】甘、酸,平。归心、肝、胆经。

【功效】养心益肝,安神,敛汗。

【应用】

1. 用于虚烦失眠多梦、惊悸怔忡等,本品为重要滋养性安神药。可单用研末服,或与当归、白芍、制首乌等同用。若肝虚有热、虚烦失眠,常与知母、茯苓等同用,共奏补虚清热安神之功,如酸枣仁汤。若气血不足,心脾两亏,常与人参、当归等同用,共奏补气养血安神之功,如归脾汤。若偏于心肾不足,阴虚阳亢,可与生地、玄参、柏子仁、白芍等同用,以加强养阴安神之功,如天王补心丹。

2. 用于体虚自汗、盗汗证。

【用法用量】10~15g,入汤剂。研末吞服,每次1.5~3g。

柏 子 仁

《神农本草经》

为柏科常绿乔木植物侧柏的干燥成熟种仁。秋、冬二季采收成熟种子,晒干,除去种皮,收集种仁,生用或制霜用。

【药性】甘,平。归心、肾、大肠经。

【功效】养心安神,润肠通便。

【应用】

1. 用于心血不足,心神失养的惊悸怔忡、失眠多梦等。偏于心脾两虚,常与人参、酸枣仁等同用,共奏养心补脾之功,如养心汤。兼盗汗者,亦可与人参、牡蛎、五味子同用,如柏子仁丸。偏于心肾失调者,常与熟地黄、麦门冬等同用,共奏补肾养心之功,如柏子养心汤。

2. 用于阴血不足的肠燥便秘证。

【用法用量】3~10g,入汤剂。

【使用注意】便溏及多痰者慎用。

知识链接

酸枣仁、柏子仁：均性味甘平,有养心安神之效,常相须为用,以治阴血不足,心神失养之心悸、失眠。

酸枣仁：兼入肝经,养心阴、益肝心血,多用于心、肝血虚之心神不宁;又酸敛止汗,治疗自汗、盗汗。

柏子仁：又入肾经,养心滋肾,尤宜于心阴虚及心肾不交之心神不宁;且富含油脂,能润肠通便,治疗肠燥便秘。

远　志
《神农本草经》

为远志科年多生草本植物远志或卵叶远志的干燥根。春、秋二季采挖,除去须根及泥沙,晒干。生用或炙用。

【药性】苦、辛,微温。归心、肾、肺经。

【功效】宁心安神,祛痰开窍,消散痈肿。

【应用】

1. 用于心神不安、惊悸、失眠、健忘等,常与朱砂、石菖蒲等同用,以加强镇惊安神之功,如远志丸。若心血不足,心神失养,心悸健忘、失眠多梦,常与人参、当归等同用,以加强补气养血之功,如归脾汤。

2. 用于痰阻心窍所致的癫痫发作,烦躁不安,神志不清、咳嗽痰多,或黏痰不爽等证。

3. 用于痈肿疮疖、乳痈肿痛,可单用研末,酒送服,亦可外用调敷患处。

【用法用量】3～10g,入汤剂。外用适量。

【使用注意】有胃炎及胃溃疡者慎用。

合　欢　皮
《神农本草经》

为豆科落叶乔木合欢的干燥树皮。野生或栽培。夏、秋二季剥取。晒干。切段生用。

【药性】甘、平。归心、肝经。

【功效】安神解郁,活血消肿。

【应用】

1. 用于情志所伤的忧郁愤怒,虚烦不安、健忘失眠等,常与夜交藤、柏子仁、石菖蒲等同用,以增强养心安神之功。亦可单用。

2. 用于跌打损伤,骨折肿痛证。

3. 用于肺痈,咳吐痰浊及疮痈肿痛证。

【用法用量】6～12g,入汤剂。

【使用注意】孕妇慎用。

小结

本类药可分为重镇安神药、养心安神药两类。

重镇安神药多为矿石、贝壳类,重镇沉降,故有重镇安神作用,主要有朱砂、磁石、龙骨、琥珀四味,均可治疗心神不宁、惊悸、失眠、健忘多梦及惊风、癫痫、狂妄等神志异常的实证。朱砂又有清热解毒之效,用于之疮疡肿毒及咽喉肿痛,口舌生疮。磁石平肝潜阳,镇惊安神,聪耳明目,纳气平喘,用于肝肾不足所致的耳聋、耳鸣、目昏等肾不纳气所致的喘息气急证。龙骨又有平肝潜阳,收敛固涩,用于阴虚阳亢,虚阳浮越所致烦躁易怒、头晕目眩、失眠健忘等证及精关不固、遗精早泄、白带、崩漏及卫表不固、虚汗等。琥珀活血散瘀,利尿通淋之功,用于血滞经闭、癥瘕疼痛等证及血淋、热淋、石淋、小便不利,尤以血淋为佳。

养心安神药多为植物的种子入药,质润滋养,多有养心安神作用。主要有酸枣仁、柏子仁、远志、合欢皮,多用于心神不安的虚证。酸枣仁又有敛汗之功,用于体虚自汗、盗汗证。

柏子仁又有润肠通便之功,用于阴血不足的肠燥便秘证。远志又善祛痰开窍,消散痈肿,用于痰阻心窍所致的癫痫发作,烦躁不安,神志不清、咳嗽痰多,或黏痰不爽等证及痈肿疮疖、乳痈肿痛。合欢皮有安神解郁,活血消肿之功,多用于情志所伤的忧郁愤怒,虚烦不安、健忘失眠等证、跌打损伤,骨折肿痛及肺痈,咳吐痰浊及疮痈肿痛证。

复习思考题

1. 简述安神药的定义、分类及适应证。
2. 试述朱砂、酸枣仁的性味、功效、应用、用法用量及应用注意事项。
3. 简述龙骨、远志、合欢皮的性味、功效、应用。
4. 简述磁石、琥珀、柏子仁的功效及应用。
5. 比较龙骨与磁石、酸枣仁与柏子仁的性味、功效及应用的异同。

(骆 萍 赵 平)

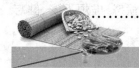

第二十章

平肝息风药

【学习目标】

1. 掌握平肝息风药的含义、功效、分类、各类的性能特点、配伍关系和使用注意。

2. 掌握石决明、牡蛎、赭石、羚羊角、蒺藜、牛黄、钩藤、天麻、地龙、全蝎的性味、功效、应用、用法用量和使用注意。

3. 熟悉蜈蚣、僵蚕的功效、主治和使用注意。

【概述】

1. 概念　凡以平肝阳、息肝风为其主要功效,主治肝阳上亢或肝风内动病证的药物称为平肝息风药。

2. 药性特点　本类药多皆入肝经,多为介类、虫类等动物药及矿物药,具有平肝潜阳(或平抑肝阳)、息风止痉及镇静安神等作用。

3. 功效主治　本类药有平肝阳、息肝风等作用。主要用于治疗由肝阳上亢之头目眩晕及肝风内动,痉挛抽搐等证。

4. 分类　根据属性不同,可分为平抑肝阳药、息风止痉药两类。

5. 配伍原则　应用本类药物须根据辨证论治的原则予以不同的配伍。肝阳上亢证,多配伍滋养肾阴的药物,益阴以制阳;肝阳化风之肝风内动,应将息风止痉药与平肝潜阳药物并用;如因热引起者,宜配清热泻火药,兼见痰阻神昏者,与化痰药同用;如因阴虚引起者,宜配滋阴药;如因血虚引起者,宜配养血药;如兼窍闭神昏者,当配伍开窍醒神药物;兼失眠多梦、心神不宁者,当配安神药物;兼痰邪者,当配祛痰药;肝火盛者,又当配伍清泻肝火药物等。

6. 使用注意

(1)平肝息风药中矿石类、介贝类质坚沉重,用量大,生用时宜先煎。

(2)钩藤有效成分易被高热破坏,入汤剂则应后下。

(3)羚羊角为贵重物品,一般入丸散服用。

(4)全蝎、蜈蚣为有毒之品,用量不宜过大。

(5)若脾虚慢惊者,不宜寒凉之品。

(6)阴虚血亏者,当忌温燥之品。

第一节 平抑肝阳药

本类药物多为质坚沉重的矿石类、介贝类药物及部分植物药,具有平肝潜阳或平抑肝阳的功效,以及清肝热、安心神等的作用。主要用于治疗肝阳上亢之头目眩晕、头痛、耳鸣和肝火上攻之面红目赤、头痛头昏、烦躁易怒等证。其次,常与息风止痉药配伍,治疗肝风内动痉挛抽搐;与安神药配伍,治疗浮阳上扰之烦躁不眠。

石 决 明

《名医别录》

为鲍科动物杂色鲍、皱纹盘鲍、羊鲍、澳洲鲍、白鲍、耳鲍等的贝壳。一般在夏、秋季进行采捕,将捕捉的鲜鲍除肉,取贝洗净,晒干。生用或煅用。用时打碎。

【药性】咸,寒。归肝经。

【功效】平肝潜阳,清肝明目。

【应用】

1. 用于肝阳上亢或阴虚阳亢所致的头晕目眩,烦扰不寐等。若肝肾阴虚者,常与生地、牡蛎等同用,以增强滋阴潜阳之功,如育阴潜阳汤。兼有肝热者,常与夏枯草、菊花等同用。共奏清肝热,平肝阳之功。

2. 用于肝阳上亢的目赤翳障。

【用法用量】6~20g,入汤剂,宜打碎先煎。平肝、清肝宜生用,外用点眼宜煅用、水飞。

【使用注意】内有实邪郁火及肾虚滑泄梦遗者慎用。

牡 蛎

《神农本草经》

为牡蛎科动物长牡蛎、大连湾牡蛎或近江牡蛎的贝壳。全年均可采收,去肉,洗净,晒干。生用或煅用。用时打碎。

【药性】咸、涩,微寒。归肝、肾经。

【功效】平肝潜阳,软坚散结,收敛固涩。

【应用】

1. 用于阴虚阳亢所致的烦躁不安,失眠多梦,头晕目眩,耳鸣耳聋等,常与龙骨、龟板、白芍等同用,共奏平肝息风之功,如镇肝熄风汤。亦可用于热邪伤阴,虚风内动,抽搐等证,常与阿胶、龟板、鳖甲等益阴潜阳药同用,如大定风珠。

2. 用于痰火郁结所致的瘰疬、痰核等证。

3. 用于虚汗、遗精、带下等。

【用法用量】9~30g,入汤剂。宜打碎先煎。收敛固涩宜煅用,余生用。

知识链接

龙骨 ⎱均属质重沉降之品，即善平肝潜阳，常相须为用治肝阳上亢头晕目眩之证；
　　 ⎰又善收敛固涩，煅用功增，每相须为用，以治遗精、遗尿、崩漏、带下、自汗、
牡蛎 盗汗等滑脱证。

牡蛎：尚具咸味，善软坚散结，常用治痰核、瘰疬、癥瘕积聚等证；此外，煅牡蛎还
　　　可制酸止痛，用治胃痛泛酸。

龙骨：主入心经，善镇惊安神，为治心神不宁、心悸失眠、惊痫癫狂等神志失常证
　　　之要药。煅龙骨外用能吸湿敛疮、生肌，治疗湿疹瘙痒、疮疡久溃不敛等证。

赭　　石
《神农本草经》

为氧化物类矿物刚玉族赤铁矿，主含三氧化二铁（Fe_2O_3）。采挖后除去杂石，打碎生用或醋淬研粉用。

【药性】苦，寒。归肝、心经。

【功效】平肝潜阳，重镇降逆，凉血止血。

【应用】

1. 用于肝阳上亢所致的头痛、眩晕等，常与石决明、夏枯草、牛膝等同用，共奏平肝潜阳之功，如代赭石汤。

2. 用于气逆喘息、呕吐、噫气、痞胀等证。

【用法用量】9~30g，入汤剂，宜打碎先煎。入丸散，每次1~3g。降逆、平肝宜生用，止血宜煅用。

【使用注意】孕妇慎用。因含微量砷，故不宜长期服用。

蒺　　藜
《神农本草经》

为蒺藜科一至多年生草本蒺藜的干燥成熟果实。秋季果实成熟时采收。晒干。炒黄或盐炙用。

【药性】苦，辛，平。归肝经。

【功效】平肝疏肝，祛风明目。

【应用】

1. 用于肝阳上亢所致的头痛、头胀、眩晕、心烦、失眠等，常与钩藤、代赭石、龙骨等同用，如刺蒺藜散。

2. 用于肝气郁结所致的胸胁不舒及乳闭不通等证。

3. 用于肝经风热或肝热目赤多泪证。

【用法用量】6~10g，入汤剂。

第二节　息风止痉药

本类药物主入肝经,以息肝风、止痉挛抽搐为主要功效。主要用于温热病热极动风、肝阳化风及血虚生风等所致之眩晕欲仆、项强肢颤、痉挛抽搐等证。或用治风阳夹痰,痰热上扰之癫痫、惊风抽搐及风毒侵袭引起内风之破伤风痉挛抽搐、角弓反张等证。另外,部分药物还兼有平肝潜阳、清泻肝火等作用,亦可用治肝阳上亢证。

羚羊角

《神农本草经》

为牛科动物赛加羚羊的角。全年可捕捉,以 8~9 月捕捉锯下其角色泽最好。捕后锯取其角,晒干。用时镑片、锉末或磨汁。

【药性】咸,寒。归肝、心经。

【功效】平肝息风,清肝明目,清热解毒。

【应用】

1. 用于温热病、惊风、中风、癫痫等所致的痉挛抽搐。常与钩藤,白芍同用,共奏清热息风之功,如羚角钩藤汤。若肝阳上亢之心烦、头痛、目痛、眩晕等,常与石决明、白芍、菊花同用,共奏平肝潜阳之功。

2. 用于肝火炽盛证。

【用法用量】1~3g,入汤剂。宜单煎 2 小时以上,取汁服。磨汁或研粉服,每次 0.3~0.6g。

牛黄

《神农本草经》

为牛科动物牛的干燥胆结石。宰牛时,如发现有牛黄,应立即滤去胆汁,将牛黄取出,除去外部薄膜,阴干。

【药性】苦,凉。归肝、心经。

【功效】息风止痉,化痰开窍,清热解毒。

【应用】

1. 用于热毒郁结所致的咽喉肿痛、口舌生疮及痈疽肿毒等证。前者,可单独吹患处,亦可与黄芩、雄黄等同用,以增强清热解毒之功,如牛黄解毒丸;后者,常与麝香、乳香等解毒、活血、散结药同用,如犀黄醒消丸。亦可与没药、黄米饭等同用,如犀黄丸。

2. 用于温热病高热谵语、痉挛抽搐等证。

3. 用于温热病热入心包或中风、惊风、癫痫等痰热阻闭心窍所致的神昏、口噤等证。

【用法用量】入丸、散,每次 0.15~0.35g。外用适量,研细末敷患处。

【使用注意】孕妇慎用。

钩 藤
《名医别录》

为茜草科常绿木质藤本植物钩藤、大叶钩藤、毛钩藤、华钩藤或吴柄果钩藤的干燥带钩的茎枝。秋冬二季采收,去叶,切段,晒干,生用。

【药性】甘,微寒。归肝、心包经。

【功效】清热平肝,息风止痉。

【应用】

1. 用于热盛风动、抽搐、痉挛及小儿急惊风等,常与羚羊角、天麻、全蝎等同用,共奏清热息风、止痉之功,如钩藤饮。

2. 用于肝阳上亢或肝经有热证。

3. 用于外感风热证。

【用法用量】3~12g,入汤剂。入汤剂宜后下。有效成分易破坏,故不宜久煎。一般不超过20分钟。

天 麻
《神农本草经》

为兰科多年生寄生草本天麻的干燥块茎。立冬后至次年清明前采挖,立即洗净,蒸透,敞开低温干燥。用时润透,切片。生用。

【药性】甘,平。归肝经。

【功效】息风止痉,平抑肝阳,祛风通络。

【应用】

1. 用于肝风内动惊风、癫痫等痉挛抽搐之证。为治内风之圣药。若治急惊风或热病之抽搐、痉挛,常与羚羊角、钩藤、全蝎等同用。若肝阳上亢所致的眩晕头痛,常与钩藤、石决明、黄芩等同用。若为风痰眩晕,常与半夏、白术、茯苓等同用,共奏祛风除痰之功,如半夏白术天麻汤。

2. 用于风湿痹痛证。

【用法用量】3~10g,入汤剂。研末冲服,每次1~1.5g。

> **知识链接**
>
> 天麻 } 均有息风止痉、平肝抑阳之功,均可用于肝风内动、痉挛抽搐,肝阳上亢之
> 钩藤 } 头目眩晕。
>
> 天麻:甘润不烈,作用平和,无论寒热虚实皆可用之。同时又是止眩晕之良药。
> 又能祛外风、通经络、止痉,常治风中经络之肢体麻木、痉挛抽搐或风寒湿痹关节疼痛、屈伸不利。
>
> 钩藤:微寒,又能清肝热、凉肝止痉,用治肝火上攻之头痛、头晕及肝热小儿夜啼。

地　龙

《神农本草经》

为钜蚓科动物参环毛蚓、和威廉环毛蚓、通俗环毛蚓、栉盲环毛蚓的干燥体。前一种药材习称广地龙,后三种药材习称沪地龙。广地龙春季至秋季捕捉,沪地龙夏季捕捉,及时破开腹部,除去内脏及泥沙,洗净,晒干或低温干燥。

【药性】咸,寒。归肝、脾、膀胱经。

【功效】清热息风,通经,平喘,利尿。

【应用】

1. 用于高热惊痫,痉挛抽搐。如治热狂癫痫,以本品化水饮之。治惊风,用本品研烂,同朱砂末为丸服。亦有以红颈蚯蚓加白糖化水服者,治狂证。

2. 用于痹证关节疼痛,屈伸不利及中风后半身不遂。

3. 用于火热灼肺咳嗽气喘、小儿顿咳等证。

4. 用于热结膀胱,小便不利,尿闭不通。

【用法用量】5~10g,入汤剂。鲜品 10~20g。研末吞服,每次 1~2g。

全　蝎

《蜀本草》

为钳蝎科动物东亚钳蝎的干燥体。清明至谷雨前后捕捉者,称为"春蝎",此时未食泥土,品质较佳;夏季产量较多,称为"伏蝎"。饲养蝎一般在秋季,隔年收捕 1 次。野生蝎在春末至秋初捕捉,捕得后,先浸入清水中,待其吐出泥土,置沸水或沸盐水中,煮至全身僵硬,捞出,置通风处,阴干。

【药性】辛,平。有毒。归肝经。

【功效】息风止痉,攻毒散结,通络止痛。

【应用】

1. 用于急惊风,中风口眼㖞斜,破伤风等,单用或与其他息风止痉药同用,如牵正散。治中风口眼㖞斜,常与白附子、僵蚕等同用。治破伤风,常与蝉蜕、僵蚕、天南星等同用,如五虎追风散。或与羌活、独活、黄芪等同用。共奏祛风之功,如逐风汤。

2. 用于恶疮肿毒。

3. 用于较顽固的偏头痛、风湿痹痛等。

【用法用量】3~6g,入汤剂。研末吞服,每次 0.6~1g。外用适量。

【使用注意】本品有毒,用量不宜过大。孕妇慎用。

蜈　蚣

《神农本草经》

为蜈蚣科动物少棘巨蜈蚣的干燥体。春夏两季捕捉,用竹片插入头尾,绷直,干燥。

【药性】辛,温,有毒。归肝经。

【功效】息风止痉,通络止痛,解毒散结。

【应用】

1. 用于急慢惊风、癫痫、破伤风等痉挛抽搐证，常与全蝎同用，以加强止痉之功，如止痉散、撮风散等。若治破伤风，常与天南星、防风等同用。若中风不省人事，口眼㖞斜，半身不遂，常与天南星、半夏、白芷等同用，亦可与黄芪、当归、羌活、独活、全蝎等同用，共奏祛风止痉之功，如逐风汤。

2. 用于疮疡肿毒，瘰疬溃烂，蛇虫咬伤等。

3. 用于顽固性头部抽掣疼痛、痹证关节疼痛。

【用法用量】3~5g。入汤剂。研末吞服，每次0.6~1g。外用适量。

【使用注意】本品有毒，用量不宜过大。孕妇忌用。

知识链接

全蝎
蜈蚣
} 均为虫类药，有息风止痉、解毒散结、通络止痛的功效，用于肝风内动之痉挛抽搐及风中经络之肢体麻木、痉挛抽搐或风寒湿痹关节疼痛、屈伸不利及顽固性头痛等证。又用治疮疡肿毒、瘰疬、结核等证。

蜈蚣作用较强，息风止痉、解毒散结之功优于全蝎。

僵 蚕

《神农本草经》

为蚕蛾科昆虫家蚕4~5龄的幼虫感染（或人工接种）白僵菌而致死的干燥体。多于春、秋季生产，将感染白僵菌病死的蚕干燥。生用或炒用。

【药性】咸、辛，平。归肝、肺经。

【功效】息风止痉，祛风止痛，化痰散结。

【应用】

1. 用于惊风、癫痫等痉挛抽搐之证。属于痰热者，常与天麻、胆星、黄连等同用，共奏清热止惊之功，如千金散。治急惊、痰喘发痉，常与天麻、全蝎、胆南星等同用。亦常与天麻、党参、白术等补气健脾药同用，用治慢惊风。

2. 用于风邪所致的头痛、目痛、喉痛等证。

3. 用于瘰疬痰核。

此外，又可用于风疹等。

【用法用量】5~10g，入汤剂。研末吞服，每次1~1.5g；散风热宜生用，其他多制用。

小结

本类药分为平抑肝阳药、息风止痉药两类。

平抑肝阳药有石决明、牡蛎、赭石、蒺藜四味均为质重的矿物药、均有平抑肝阳之功，可以治疗肝阳上亢证。而石决明又擅长清肝明目，用于肝阳上亢的目赤翳障。牡蛎善于软坚散结、收敛固涩之功，用于痰火郁结所致的瘰疬、痰核等证及虚汗、遗精、带下等证。赭石重镇降逆，凉血止血之功，用于气逆喘息、呕吐、噫气、痞胀等证及血热出血证。蒺藜有疏肝解郁，祛风明目之功，用于肝气郁结所致的胸胁不舒及乳闭不通等证及肝经风热或肝热目赤多泪证。

息风止痉药有羚羊角、牛黄、钩藤、天麻、地龙、全蝎、蜈蚣、僵蚕均入肝经,有息肝风、止痉挛抽搐的功效,都可以用于温热病热极动风、肝阳化风及血虚生风等所致之眩晕欲仆、项强肢颤、痉挛抽搐等证。或用治风阳夹痰,痰热上扰之癫痫、惊风抽搐及风毒侵袭引起内风之破伤风痉挛抽搐、角弓反张等证。羚羊角清热力强,最宜热极生风之证,又能清肺止咳而常用于肺热咳喘,又善泻火解毒而治温热病壮热神昏、热毒发斑等证。牛黄又有化痰开窍、清热解毒之功,常用于温热病热入心包或中风、惊风、癫痫等痰热阻闭心窍所致的神昏、口噤等证及热毒郁结所致的咽喉肿痛、口舌生疮及痈疽肿毒等证。钩藤、天麻均有息风止痉、平肝抑阳之功,均可用于肝风内动、痉挛抽搐,肝阳上亢之头目眩晕,天麻甘润不烈,作用平和,无论寒热虚实皆可用之。同时又是止眩晕之良药。又能祛外风、通经络、止痛,常治风中经络之肢体麻木、痉挛抽搐或风寒湿痹关节疼痛、屈伸不利。钩藤微寒,又能清肝热、凉肝止痉,用治肝火上攻之头痛、头晕及肝热小儿夜啼。地龙清热息风、通经、平喘、利尿,用于高热惊痫、痉挛抽搐、痹证关节疼痛,屈伸不利及中风后半身不遂、火热灼肺咳嗽气喘、小儿顿咳等证及用于热结膀胱,小便不利,尿闭不通。全蝎、蜈蚣均为虫类药,有息风止痉、解毒散结、通络止痛的功效,用于肝风内动之痉挛抽搐及风中经络之肢体麻木、痉挛抽搐或风寒湿痹关节疼痛、屈伸不利及顽固性头痛等证。又用治疮疡肿毒、瘰疬、结核等证。蜈蚣作用较强,息风止痉、解毒散结之功优于全蝎。僵蚕既能息风止痉挛抽搐,且能化痰,尤宜用于惊风、癫痫挟有痰热者。且能祛风止痛、止痒,以治中风口眼㖞斜、风热头痛目赤、咽肿及风疹瘙痒。尚可化痰软坚散结,以治瘰疬、痰核。

复习思考题

1. 简述平肝息风药的定义、分类,各自的性能特点、功效及适应证。

2. 试述石决明、牡蛎、赭石、羚羊角、蒺藜、牛黄、钩藤、天麻、地龙、全蝎的性味、功效、应用、用法用量及应用注意事项。

3. 简述蜈蚣、僵蚕的性味、功效及应用。

4. 比较龙骨与牡蛎、钩藤与天麻、全蝎与蜈蚣功效与应用的异同。

5. 找出本类药物中既息内风又祛外风的药物。

(骆　萍　赵　平)

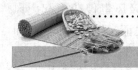

第二十一章

开 窍 药

【学习目标】

1. 掌握开窍药的含义、功效、配伍关系和使用注意。
2. 掌握麝香、石菖蒲等药物的性能、功效、应用和使用注意。
3. 熟悉冰片、苏合香等药物的功效、主治和使用注意。

【概述】

1. 概念　凡气味芳香,功效开窍醒神,治疗闭证神昏为主的药物,称为开窍药,又称芳香开窍药。

2. 药性特点　开窍药大多气味芳香,性善走窜,主入心经,寒温不一。以开窍醒神为主要功效。部分药物兼有辟秽、行气、活血之功。

3. 功效主治　开窍药主要功效开窍醒神,适用于因热闭心包,或痰浊蒙蔽心窍所致之闭证神昏。症见神志昏迷、不省人事、两手紧握、牙关紧闭、脉象有力等症。可分为寒闭与热闭两类,热闭证常兼见面赤、身热躁扰、苔黄、脉数等症;寒闭证常兼见面青、身凉、静卧不烦、苔白、脉迟等症。以及惊风、癫痫、中风等猝然昏厥等证。

4. 配伍原则

(1)热闭心包者,宜配伍清心泻火解毒。

(2)痰浊蒙蔽心窍者,宜配伍祛痰药。

(3)闭证神昏兼痉厥抽搐者,宜配伍息风止痉药。

5. 使用注意

(1)本类药物多辛香走窜,为救急、治标之品,宜耗伤正气,只宜暂用,不可久服。

(2)只用于闭证,忌用于脱证。

(3)因气味辛香,易于挥发,多入丸散,不入煎剂。

麝 香

《神农本草经》

为鹿科动物林麝、马麝或原麝成熟雄体香囊中的干燥分泌物。割取香囊,阴干,密闭,避光保存即可。

【药性】辛,温。归心、脾经。

【功效】开窍醒神,活血通经,消肿止痛。

【应用】

1. 用于闭证神昏。本品为醒神回苏之要药。宜用于闭证神昏。无论寒闭、热闭,均可选用。因其性温,尤宜用于寒闭,治疗中风卒昏、中恶、食物不洁等属寒浊或痰湿阻闭心窍之寒闭神昏,常配伍苏和香,如苏和香丸;治疗温病热陷心包、痰热蒙蔽心窍、小儿惊风热闭神昏,常与牛黄、冰片、朱砂等同用,如安宫牛黄丸、至宝丹。

2. 用于瘀血痛证。

3. 用于疮痈肿毒,瘰疬痰核。

4. 用于难产,死胎,胞衣不下。

【用法用量】入丸散,每次 0.03~0.1g。外用适量。不宜入煎剂。

【使用注意】孕妇禁用。本品应密闭,避光贮存。

冰 片

《新修本草》

为龙脑香科植物龙脑香的树脂加工品,或龙脑香树的树干、树枝切碎,经蒸馏冷却而得的结晶,称"龙脑冰片",亦称"梅片"。由菊科植物艾纳香叶的升华物经加工劈削而成,称"艾片"。成品一般须贮于阴凉处,密闭。用时研细末。

【药性】辛、苦,微寒。归心、脾、肺经。

【功效】开窍醒神,清热止痛。

【应用】

1. 用于闭证神昏。本品为凉开之品。尤宜用于热闭神昏。治疗温病、痰热所致的神昏、暑热卒厥、小儿惊风等,常与牛黄、麝香、黄连等配伍,如安宫牛黄丸;治疗寒闭,常与苏合香、安息香、丁香等同用,如苏合香丸。

2. 外用于多种热毒肿痛,为五官科常用药,治目赤肿痛,单用点眼即效。

3. 用于胸痹心痛及跌打伤痛等。

【用法用量】入丸散,每次 0.15~0.3g。外用适量,研粉点敷患处。不宜入煎剂。

【使用注意】孕妇慎用。

知识链接

冰片
麝香 } 开窍醒神、消肿止痛,用于闭证神昏、疮疡肿毒等证

麝香:开窍力强,为温开之品,又具活血通经止痛的作用。

冰片:开窍力逊,为凉开之剂,又清热止痛之效。

苏 合 香

《名医别录》

为金缕梅科植物苏合香树,树干渗出的香树脂。秋季剥下树皮,榨取香脂,精制成苏合

香。置阴凉处,密闭保存。生用。

【药性】辛,温。归心、脾经。

【功效】开窍醒神,辟秽,止痛。

【应用】

1. 用于闭证神昏。本品开窍醒神与麝香相似而力稍逊,且长于散寒、辟秽,为治寒闭神昏之要药。治疗寒邪、痰浊所致的中风痰厥、惊痫等证,常与麝香同用,如苏合香丸。

2. 用于胸腹冷痛,满闷。

【用法用量】入丸散,0.3~1g。外用适量。不入煎剂。

【使用注意】孕妇慎用。

石 菖 蒲
《神农本草经》

为天南星科植物石菖蒲的干燥根茎。秋、冬二季采挖。生用。

【药性】辛、苦,温。归心、胃经。

【功效】开窍醒神,化湿开胃,宁神益智。

【应用】

1. 用于闭证神昏。本品长于化湿,祛痰,辟秽,尤宜用于痰湿秽浊之邪蒙蔽清窍之神昏。治疗中风痰迷心窍,神志错乱,常配半夏、天南星,如涤痰汤;治疗痰热蒙蔽心窍,高热神昏,常与郁金、竹沥等同用,如菖蒲郁金汤。

2. 用于湿阻中焦证。

3. 用于健忘,失眠,耳鸣,耳聋。

【用法用量】水煎服,3~10g。

【使用注意】孕妇慎用。

复习思考题

1. 简述冰片与麝香在功效、应用上的异同。

2. 简述苏合香的适应证。

3. 开窍药在使用时该注意什么?

4. 简述麝香、石菖蒲的功效应用。

（马 芸 赵 平）

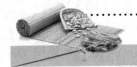

第二十二章

补 虚 药

【学习目标】

【学习目标】
1. 掌握补虚药的含义、功效、适用范围及使用注意。
2. 掌握补气、补阳、补血、补阴药功效应用和特点。
3. 掌握常用补虚药相似药物性能主治的异同。

【概述】
1. 概念　凡以补益正气、消除虚弱证候为主要功效的药物,称为补虚药,亦称补益药。
2. 药性特点　虚证有气虚、阳虚、阴虚、血虚四种类型。根据补虚药的不同功效,可分为补气药、补血药、补阴药、补阳药四类。但人体的气血阴阳是相互依存的,阳虚多兼有气虚,而气虚易导致阳虚。阴虚每兼血虚,而血虚易导致阴虚。因此,补气药和补阳药,补血药和补阴药往往相须为用,更有气血两亏,阴阳俱虚者,则须气血兼顾或阴阳双补。
3. 功效主治　补虚药主要适用于大病之后正气虚衰或正虚邪实,或病邪未尽、正气已衰的病证,补虚药此时的应用有其积极的意义。补虚药用于正虚邪实或邪气未尽者,应处理好扶正与祛邪的关系,分清主次,恰当地与解表、清热、泻下等祛除(攻泻)邪气的药物配伍。
4. 使用注意　部分补虚药药性滋腻,在服补虚药时还当照顾脾胃,应适当与健脾开胃的药物同用,以免妨碍消化吸收影响疗效。补虚药若须久服,一般多作丸、散,或膏剂。入汤剂则宜久煎。

第一节 补 气 药

凡以补益气虚为主要功效,治疗气虚证的药物,称为补气药。

人体之气来源有三:脾胃对饮食物的转化、肾精所化的元气、肺宣发肃降吐纳的呼吸之气,因此补气药,主要具有补肺气、益脾气、固元气的功效。适用于肺气不足所致的少气懒言,动则喘咳、自汗;脾气虚弱所致的神疲倦怠、纳差、腹胀、便溏,甚至浮肿、脱肛;肾气不固之虚喘、孕妇胎动易滑、二便失禁、遗精滑泄等证。

补气药各有所长,临床应用时,应根据不同的气虚证候加以选择。若气虚与阳虚同时存在,需配伍温里补阳药。气血相依,气旺可以生血,故在补血方剂中也多配用补气药。

服用补气药,可适当配伍理气药,以防气滞而出现胸闷、腹胀纳呆等。

人 参

《神农本草经》

为五加科多年生草本植物人参的根,一般生长 6~7 年后,在秋季茎叶将枯萎时采挖,去芦头,干燥。由于炮制之殊,而有生晒参、红参、白参、糖参、参须等不同品类。

【药性】甘、微苦,微温。归脾、肺、心经。

【功效】补气救脱,补益脾肺,生津止渴,安神益智。

【应用】

1. 用于气虚欲脱,脉微欲绝等症状。大病、久病、大失血、大吐泻所致元气极虚者,或一切疾病因元气虚极而出现气息短促,脉微欲绝,虚极欲脱之证。单用浓煎取汁服,如独参汤;配伍熟地补血滋阴,用于失血气脱之证,如两仪膏;若兼见汗出肢冷等亡阳之象者可加附子同用,以补气固脱,回阳救逆即参附汤。

2. 用于脾肺气虚证。脾胃为后天之本,肺金脾土子母相依,须健脾固肺。如纳差咳嗽痰多的,可配白术、茯苓、姜夏、陈皮等以健脾燥湿化痰。

3. 用于正虚邪实或邪气未尽,正气已衰的病证。如竹叶石膏汤,即本品配竹叶、麦冬、半夏等以益气清热生津。

4. 用于热伤气津及消渴。如白虎加人参汤,即本品配生石膏、知母等以益气生津、清热泻火。

5. 用于心血虚少所致的心悸怔忡、失眠、健忘。本品配白术、茯神、当归、龙眼肉、远志等以益气健脾、养血安神,如人参归脾丸。

此外,本品又可用于肾虚阳痿,如参茸固本丸。

【用量用法】水煎服,3~9g;大剂量可用 15~30g。

【使用注意】入煎剂宜另煎,同渣服。用于虚脱的危证,须用大剂量,或采用注射剂。反藜芦,畏五灵脂,恶皂荚。服人参不宜喝茶、吃萝卜,以免影响药力。

【附药】

人参叶　为人参的叶片,采收人参时取叶,晒干生用。味苦、微甘,性寒。功效解暑邪,生津液,降虚火。适用于暑热口渴,热病伤阴,胃阴不足,虚火牙痛等证。用量 3~9g,入汤剂。

西 洋 参

《本草从新》

为五加科植物西洋参的根。秋季采挖 3~6 年的根,除掉分枝、须尾、晒干。湿润后切片入药。

【药性】苦、微甘,寒。归肺、心、肾、脾经。

【功效】益气养阴,清火生津。

【应用】

1. 用于阴虚火旺的咳喘、气短或痰中带血等症状。常与麦门冬、知母、阿胶、川贝母等同用。

2. 用于热病气阴两伤之口渴、烦倦等症状。

【用法用量】3~6g,宜另煎兑服。

【使用注意】本品性寒,能伤阳助湿,故阳虚内寒及寒湿者慎用。反藜芦。

党　参
《本草从新》

为桔梗科多年生草本植物党参和同属多种植物的根。春、秋两季采挖,以秋采者为佳。除去泥沙,晒干,切段。生用或蜜炙用。

【药性】甘,平。归脾、肺经。

【功效】补中益气,养血生津。

【应用】

1. 用于中气不足所致的食少便溏,四肢无力,体虚倦怠等症状,常与白术、茯苓同用,如四君子汤。

2. 用于肺气亏虚引起的咳嗽气短以及各种原因引起的气虚体弱之证。本品为补肺脾气虚之常用品。

3. 用于血虚头晕或面黄浮肿,久病失血,气血两亏。

4. 用于体虚外感或正虚邪实或邪气未尽,正气已衰的病证。

本品补气的作用与人参相似,故补气和健脾的方剂中常以本品代之,但气薄力弱,脱证急救时,仍以人参为宜。

【用法用量】水煎服,9~30g。

【使用注意】本品毒性很低,但用量过大(每剂超过60g),可引起病人心前区不适和脉率不整。中满邪实及气火实盛者忌,反藜芦。

太 子 参
《中国药用植物志》

为石竹科多年生草本植物孩儿参的块根。在大暑前后采挖,除去细小须根,洗净,晒干(或先经沸水烫过)生用。

【药性】甘、苦,平。归脾、肺经。

【功效】补气健脾,生津润肺。

【应用】

1. 用于脾气虚弱,胃阴不足所致的食少、倦怠乏力等症。本品药力较弱,属补气药中的清补之品,宜用于热病之后气津两亏不受温补者,常与山药、石斛、白扁豆等同用。

2. 用于心悸汗出、烦躁不眠、虚热等症。

3. 用于气阴两虚的肺虚燥咳等症。

【用法用量】水煎服,9~30g。

黄 芪
《神农本草经》

为豆科多年生草本植物黄芪和内蒙黄芪的根。春秋两季采收,以秋季采者质量较好。除去须根,晒干切片,生用或蜜炙用。

【药性】甘,微温。归脾、肺经。

【功效】补气升阳,益气固表,托毒生肌,利水消肿。

【应用】

1. 用于脾肺气虚,倦怠乏力,气短多汗,便溏腹泻,以及中气下陷,脱肛,子宫脱垂等。若病后气虚体弱,常与大补元气的人参同用,以增加补气健脾,升举阳气之功,如参芪膏;若气虚阳衰,畏冷多汗,常与附子同用,如芪附汤;若脾气虚弱,食少泄泻,常与白术同用,以增强健脾益气之功,如芪术膏;对于气虚下陷所致的脱肛、子宫脱垂等,常与党参、升麻、柴胡同用,能增强升阳举陷的功效,如补中益气汤;用于崩漏失血和血虚气弱的病证,本品与当归配伍,以益气生血,如当归补血汤。

2. 用于虚汗证,配伍牡蛎、浮小麦、麻黄根,用于自汗,如牡蛎散。

3. 用于气血不足,疮痈脓成不溃,或溃不收口,常与当归、穿山甲、皂角刺同用以托毒生肌,如透脓散。

4. 用于气虚脾弱,水肿,小便不利,多配伍防己、白术以补气利尿退肿,如防己黄芪汤。现代用本品配党参治疗慢性肾炎的蛋白尿有一定效果。

此外,用于气虚血滞的偏枯,半身不遂。

【用法用量】水煎服,9~30g。大剂量可用至120g。

【使用注意】本品升阳助火,内有实热,肝阳上亢,气火上冲或湿热气滞,或阳证疮疡及疮疡初起,或表实邪盛,须当忌用。虚证久服,易助火伤阴,用时宜慎。

白 术
《神农本草经》

为菊科多年生草本植物白术的根茎。秋季采收,晒干或烘干,切片。生用或麸炒、土炒用。

【药性】苦、甘,温。归脾、胃经。

【功效】补脾益气,燥湿利水,止汗安胎。

【应用】

1. 用于脾胃气虚,运化失常所致的纳少、气短、脘腹虚胀、倦怠便溏等,常与党参、茯苓等同用,如四君子汤。若脾胃虚寒,脘腹冷痛,呕吐腹泻,常与党参、干姜等同用,如理中汤。脾失运化而致泄泻便溏倦怠乏力,常与党参、茯苓、扁豆等同用,共奏健脾利湿之功,如参苓白术散。

2. 用于水肿和痰饮,与茯苓、猪苓、泽泻、桂枝等配伍以利水消肿,如五苓散;配伍茯苓、桂枝、炙甘草以温化痰饮,即苓桂术甘汤。

3. 用于表虚自汗,配伍黄芪、浮小麦治疗虚汗不止。

4. 用于胎动不安,本品补气健脾而安胎。如有内热,配黄芩以安胎;兼气滞胸满腹胀者,佐苏梗、砂仁、陈皮以理气;兼胎元不固、腰酸腹痛者,伍杜仲、续断、菟丝子、桑寄生以补肾固胎。

【用法用量】水煎服,6~12g。补气健脾宜炒用,利水燥湿可生用。

【使用注意】本品苦温性燥,阴虚内热津液不足者忌用。

山 药

《神农本草经》

为薯蓣科多年生草本植物薯蓣的块根。冬季采挖、洗净、刮去粗皮,晒干或烘干,切片,生用或炒用。

【药性】甘,平。归脾、肺、肾经。

【功效】补脾益胃,养肺固肾。

【应用】

1. 用于脾胃虚弱或气阴两虚,食少倦怠,便溏久泻,小儿疳积及脾虚白带等。本品既补气又养阴,补而不滞,滋而不腻,为平补脾胃之品,可单味大量服用。本品性涩,能止泻,常与党参、白术、扁豆、莲子等补益脾胃药配伍用于脾虚便溏诸证,如参苓白术散;若脾虚食积,则与麦芽等同用,如小儿调胃散;若湿邪下注白带或黄带者,常与白术、芡实、黄柏等同用,如完带汤、易黄汤。

2. 用于肺虚喘咳、虚劳咳嗽。本品能补肺气,益肺阴,适用于肺虚久咳或虚喘,可与党参、麦冬、五味子等同用。

3. 用于肾气不足、遗精、尿频。本品能补肾,兼能固涩。与益智仁、乌药同用以温肾缩尿,如缩泉丸;配伍熟地、山茱萸、巴戟天、赤石脂、菟丝子、肉苁蓉、杜仲等健脾固肾以止遗。

此外,还可用于气阴两亏的消渴,单用或与黄芪、知母、天花粉同用,如玉液汤。

【用法用量】水煎服,15~30g。

【使用注意】甘平质润,兼能固涩,若脾虚湿盛,胸腹满闷者,当忌用。

甘 草

《神农本草经》

为豆科多年生草本植物甘草的根和根茎,春秋采挖,除去须根,或去外皮,切片晒干。生用或蜜炙用。

【药性】甘,平。归心、肺、脾、胃经。

【功效】补脾益气,润肺止咳,缓急止痛,清热解毒,调和药性。

【应用】

1. 用于心气虚,心悸怔冲,脉结代。本品以补益心气,益气复脉见长,用于心气不足所致的脉结代,心动悸。常与桂枝配伍,如桂枝甘草汤、炙甘草汤。

2. 用于脾气虚所致的倦怠乏力。本品作为辅助药补益之力虽弱但能"助参芪成气虚之功"(《本草正》),配伍人参、白术、黄芪用于脾气虚证。

3. 用于痈疽疮疡、咽喉肿痛。本品有良好的解毒功效,配桔梗以解毒利咽;配银花、蒲公英、连翘等清热解毒药治疗疮痈疔肿;食物、药物、农药诸中毒可单用本品煎汤服,或与绿豆同用增效。

4. 用于气喘咳嗽。本品尚能润肺祛痰止咳平喘,如配麻黄、杏仁以宣肺平喘。

5. 用于胃痛、腹痛及腓肠肌挛急疼痛。本品有缓急止痛的功效。如小建中汤配伍桂枝、芍药、饴糖治疗脾胃虚寒,脘腹挛急及作痛。

6. 用于调和药性,用以缓和某些药物的烈性。另外,在许多处方中也常用本品调和诸药。

此外,现代用于胃及十二指肠溃疡,常与乌贼骨、瓦楞子等同用。

【用法用量】水煎服,2~10g。补中缓急宜炙用,清热解毒宜生用。

【使用注意】长期使用,可引起水肿、高血压。湿盛中满腹胀及水肿者不宜用。反大戟、芫花、甘遂、海藻。

大 枣

《神农本草经》

为鼠李科落叶灌木植物或小乔木枣树的成熟果实。初秋果熟时采收,晒干,生用。

【药性】甘,平。归脾、胃经。

【功效】补脾益胃,养血安神,缓和药性。

【应用】

1. 用于中气不足之倦怠乏力、食少便溏。常作为补脾益气之党参、白术等的辅助药,以增强疗效,如六君子汤。若表虚营卫不和,常与桂枝、白芍同用,如桂枝汤。

2. 用于内伤肝脾、营血亏虚所致的脏躁证。本品有安养血神之效。与熟地、当归同用治疗血虚证;与甘草、小麦同用治疗妇女血虚脏躁证,即甘麦大枣汤。

3. 用于某些药性峻烈或有毒的方剂中,可以减少烈性药的不良反应,固护正气。

此外,现代又用于过敏性紫癜,大剂量持续服用有一定疗效。

常与生姜配用。生姜得大枣,可缓和其辛散之性;大枣得生姜,可防甜腻碍脾。二者相伍,取其一气一血,一补一散,一营一卫之力而调和营卫。

【用法用量】3~10 枚,或 6~15g。

【使用注意】本品质偏滋腻,凡湿阻中满、虫积齿痛,皆当慎用。

饴 糖

《名医别录》

为米、麦、粟等粮食碾磨成粉,煮熟加入麦芽粉,搅匀,微火煎熬后,使之发酵糖化而成。

【药性】甘,微温。归脾、胃、肺经。

【功效】补虚建中,缓急止痛,润肺止咳。

【应用】

1. 用于中气虚乏,腹中挛急疼痛之证,常与桂枝、白芍等同用,增强补脾益气之功,如小建中汤;若气虚甚者,加黄芪,如黄芪建中汤;加当归,即当归建中汤,既补气、又补血,并能增强止汗作用;若寒重者,可配蜀椒、干姜等,如大建中汤。

2. 用于肺虚咳嗽,干咳无痰。本品能补虚润肺止咳。单用或与杏仁、百部等止咳平喘药同用。

【用法用量】15~60g,烊化冲服,不入煎剂。

【使用注意】本品甘润黏滞,多服易致腹胀,故湿热内郁,中满吐泻及痰热咳嗽等证均不宜。

蜂　蜜

《神农本草经》

为蜜蜂科中华蜜蜂所酿的蜜。春至秋季采收,过滤后供用。

【药性】甘,平。归肺、脾、大肠经。

【功效】补中缓急,润肺止咳,滑肠通便。

【应用】

1. 用于脾胃虚弱,倦怠食少,脘腹作痛。如大乌头煎,即以乌头煎液,纳入本品,浓缩分次服,治寒疝腹痛,手足厥冷。

2. 用于阴虚肺燥,久咳咽痛。

3. 用于老人、虚人及产后肠燥便秘。

此外,用于慢性衰弱性疾病,可作为辅助药。丸剂、滋膏等补益药剂,常以此作滋养、赋形剂。补益药常用蜜炙,以增强补益的功效。现代用治溃疡病,慢性病,慢性肝炎有一定疗效。用以涂敷疮肿、烫伤,有解毒和保护疮面的作用;又可以缓解乌头、附子等药物的毒性。

【用法用量】15~30g,入汤剂冲服,不入煎剂。外用适量。

【使用注意】本品有助湿满中之弊,且滑肠,故湿阻中满、湿热痰滞、便溏或泄泻者忌之。送服丸、散剂时,趁热冲服即可,不须煎煮。

知识链接

人参、西洋参、党参、太子参均为补气药。

人参:微温,大补元气,为挽救虚脱要药,并安神益智。

西洋参:性寒,补气阴,兼清热.气阴两伤兼火。

党参:性平力缓,善补脾肺养血,为脾肺气虚常用药。

太子参:清补气阴之品,补气力较弱,但生津较好。

总之:虚脱危证用人参;

　　　慢性衰弱用党参;

　　　气虚而津液不足者用太子参;

　　　气阴两伤兼火热者用西洋参。

第二节 补 阳 药

【概述】

1. 概念　凡以补助人体阳气为主要功效,治疗阳虚证候的药物,称为补阳药。又称助阳药。补阳包括补肾阳、脾阳、心阳等。补益肾阳药其中部分兼能补肝肾,益精髓,健筋骨。

2. 药性特点　补阳药,适用于肾阳虚、脾阳虚、心阳虚等证。由于肾为先天之本,肾阳即元阳,脏腑官窍皆赖其温煦。阳虚诸证往往与肾阳不足密切相关,所以补阳药常常是以温补肾阳为主。

3. 功效主治 治疗肾阳虚诸证。肾阳虚可见畏寒肢冷、精神萎靡,腰膝冷痛,尿频遗尿,男子阳痿遗精,女子宫寒不孕等。此外,肾阳虚还可引起的腹泻和肾不纳气的喘促等证。

4. 使用注意 补阳药性多温燥,能伤阴助火,故阴虚火旺者慎用。

鹿 茸
《神农本草经》

为鹿科脊椎动物梅花鹿或马鹿等雄鹿头上尚未骨化而带茸毛的幼角。春季或初夏锯取或用刀砍下,置沸水中烫后晾干,燎去毛,以瓷片或玻璃片刮净,切片用。

【药性】甘、咸,温。归肾、肝经。

【功效】补肾壮阳,益精补血,强筋健骨。

【应用】

1. 用于肾阳虚衰,精血亏虚,畏寒乏力,腰膝冷痛,遗尿尿频,男子阳痿早泄,精冷不育,女子宫寒不孕及虚寒崩漏等证。本品能补肾阳、益精血,故可用于上述诸症。可单用,亦可与补肝肾的山茱萸、杜仲、熟地等同用,以加强补肾助阳之功,如十补丸;若属气虚阳衰之证,则可与补气的人参同用。

2. 用于筋骨痿软及小儿发育不良,行迟齿迟,囟门迟闭。与熟地、山茱萸、山药等配伍以增强补肝肾强筋骨之力。

3. 用于冲任虚寒的崩漏带下,羸瘦虚损者。与当归、乌贼骨、蒲黄等配伍治疗崩漏;配伍狗脊、白蔹治白带过多。

此外,还用于气血亏虚疮疡久溃不敛,阴疽疮肿内陷不起等。常与黄芪、当归、肉桂等同用。

【用法用量】1~2g,研细末,每日分3次服或如丸散剂,随方配制。

【使用注意】本品性温主升,可补阳助火,凡阴虚阳亢、内热者忌用。

【附药】

1. 鹿角 为梅花鹿和各种雄鹿已成长骨化的角。切片用。性味咸温。补肾阳、强筋骨的功用似鹿茸,可作为鹿茸的代用品,但作用较弱。多用于虚寒性的疮疡阴疽,常配伍肉桂、白芥子等内服,也可单用醋磨外敷,用量6~15g。入汤剂。研末服,每次1~1.5g。外用适量。

2. 鹿角胶 为用鹿角煎熬取汁,经浓缩而成的胶块。味咸,性微温。有补肾阳,益阴血和良好的止血作用。主要用于肾虚或气血虚寒,症见阳痿、遗精、尿频、眩晕、耳鸣及崩漏下血、便血、尿血等。在滋补强壮剂中,常与龟板胶同用。用量3~6g。烊化服。脾虚湿盛,食少便溏者忌用。

3. 鹿角霜 为用鹿角熬胶后所存的残渣。性味咸温。归肝、肾经。能补虚,助阳,止血,消痈。用于肾阳不足,血弱精寒,腰背酸痛,脾胃虚寒呕吐,食少便溏,胞宫虚冷,崩漏带下等。水煎服,或入丸散。用量9~15g。入汤剂。大剂量可用至15g。但阴虚阳亢者忌用。

巴 戟 天
《神农本草经》

为茜草科多年生植物巴戟天的根。春、冬采挖,去须根,蒸软,除去木质心,切片,生用或盐水炒用。

【药性】辛、甘,微温。归肾、肝经。

【功效】补肾阳,强筋骨,祛风湿。

【应用】

1. 用于男子肾虚阳痿,遗精早泄,遗尿尿频,女子宫冷不孕,经寒不调,下焦虚寒小腹冷痛。若阳痿、遗精、尿频,常与肉苁蓉、菟丝子、覆盆子等同用,如巴戟丸;若治下元虚冷而致遗尿、尿频或小便不禁,常与桑螵蛸、菟丝子、附子、肉桂等同用;若胞宫虚冷而致月经或多或少及不孕等,常与高良姜、肉桂、吴茱萸等同用。

2. 用于肝肾不足,筋骨痿软,行步艰难,或久患风湿而肝肾虚损者,如金刚丸,即以本品与萆薢、杜仲等组成。

【用法用量】水煎服,3~10g。

【使用注意】凡阴虚火旺,津液不足,小便不利者,忌用。

淫 羊 藿
《神农本草经》

为小檗科多年生草本植物淫羊藿箭叶淫羊藿和心叶淫羊藿的全草,又名仙灵脾。春、秋两季采收,晒干切碎。生用或羊脂炙用。

【药性】辛,温。归肝、肾经、

【功效】补肾壮阳,强筋健骨,祛风除湿,止咳平喘。

【应用】

1. 用于肾阳虚衰所致的阳痿精少、尿频、腰膝无力、神疲体倦及妇女冲任虚损、不孕等,常与其他补肾壮阳药如熟地、枸杞子、巴戟天、肉苁蓉等同用,如赞育丹。对肾虚阳痿,亦可单用浸酒服,如淫羊藿酒。

2. 用于肝肾亏虚、风湿痹痛、四肢麻木拘挛,或见筋骨痿软下肢瘫痪。如仙灵脾散,即以本品配伍威灵仙、苍耳子、桂心等,治疗上述病症。

3. 本品蜜炙可用于年老、虚人肺肾虚损之喘咳。

此外,本品能增强性腺功能,增强机体免疫功能,还有增加冠脉流量、降低血压及血脂等作用。

【用法用量】水煎服,6~10g。

【使用注意】本品性较燥烈,易伤阴助火,阴虚火旺者不宜服。

补 骨 脂
《药性论》

为豆科一年生草本植物补骨脂的成熟果实。栽培或野生,以河南、四川等地较多。秋季果实成熟时采取,晒干。生用,炒或盐水炒用。

【药性】苦、辛,大温。归肾、脾经。

【功效】补肾壮阳,固精缩尿,温脾止泻,纳气平喘。

【应用】

1. 用于肾虚阳痿、腰膝冷痛等症状。常与菟丝子、杜仲、胡桃肉、沉香等同用,如补骨脂丸。

2. 用于肾虚遗精、遗尿、尿频。

3. 用于脾肾阳虚之五更泄泻。如四神丸,即由本品与吴茱萸、肉豆蔻、五味子组成,治疗脾肾阳虚之五更泻。

4. 用于肾不纳气之虚寒喘咳。

此外,还可治白癜风,酒浸成20%~50%酊剂,外搽患处。

【用法用量】水煎服,6~10g。外用适量。

【使用注意】阴虚火旺及大便燥结者忌用。

益 智 仁
《本草拾遗》

为姜科多年生草本植物益智的成熟果实。夏季果实由绿转红色时采收,晒干。生用或盐水炒用。

【药性】辛,温。归脾、肾经。

【功效】补肾固精,缩尿止遗,温脾止泻,摄涎唾。

【应用】

1. 用于肾虚不固所致的遗精早泄,尿频遗尿及白浊等,常与山药、乌药等同用,如缩泉丸。

2. 用于脾阳不足,虚寒腹泻及脾胃虚寒食少多唾。可配伍党参、白术、陈皮等补脾健胃药同用。

此外,寒气凝滞、小腹控睾而痛者,用之散寒止痛,常与小茴香、乌头等同用,如益智仁汤。

【用法用量】水煎服,3~10g。

【使用注意】阴虚火旺或因热而致遗精、尿频、崩漏等均忌用。

海 马
《本草拾遗》

为海龙科动物线纹海马、刺海马、大海马、三斑海马或小海马的干燥体。夏秋季捕捞,洗净,晒干,或除去内脏晒干。捣碎或研粉用。

【药性】甘,温。归肝、肾经。

【功效】补肾壮阳,调气活血。

【应用】

1. 用于阳痿、遗精遗尿。治肾阳亏虚,阳痿不举,常与鹿茸、人参、熟地黄等同用,如海马保肾丸;治疗夜尿频繁,可与鱼鳔、枸杞子、红枣等同用,如海马汤。

2. 用于肾虚作喘。

3. 用于癥瘕积聚,跌打损伤。

4. 用于疔疮肿毒。

【用法用量】研末服,3~9g。外用适量,研末敷患处。

【使用注意】孕妇及阴虚火旺者忌用。

肉 苁 蓉
《神农本草经》

为列当科一年生寄生草本植物肉苁蓉带鳞叶的肉质茎。春、秋两季采挖,晒干或先经盐水浸渍,切片用。

【药性】甘、咸,温。归肾、大肠经。

【功效】补肾益精,润肠通便。

【应用】

1. 用于肾虚阳痿,遗精早泄,女子不孕,以及肝肾不足所致的筋骨痿弱,腰膝冷痛。常与菟丝子、五味子等同用,如治疗阳痿、尿频的肉苁蓉丸。或与枸杞、巴戟天、熟地等同用,以加强补肾助阳之功,如还少丹。

2. 用于血虚阴亏、肠燥便秘。可与火麻仁、沉香同用,如润肠丸;也可大剂量煎汤服。

【用法用量】水煎服,6~10g。

【使用注意】肾虚火旺及脾虚便溏者,忌用。

锁 阳
《本草衍义补遗》

为锁阳科肉质寄生植物锁阳的肉质茎。春、秋两季都可采收,而以春采者为佳。除去花序,置沙土中半埋半露,连晒带烫使之干燥、防霉。切片生用。

【药性】甘,温。归肝、肾、大肠经。

【功效】补肝益肾,润肠通便。

【应用】

1. 用于肾虚阳痿、遗精等症。有与肉苁蓉类似的补肾阳、益精血的作用。常与肉苁蓉、菟丝子、金樱子等补肾固精药同用。

2. 用于肾阳亏虚,精血不足,阳痿,不孕,下肢痿软,筋骨无力,常与肉苁蓉、鹿茸、菟丝子等同用,如虎潜丸;用于肾虚骨瘦,筋骨痿弱,行步艰难,可与熟地、牛膝等同用。

3. 用于血虚、津伤、肠燥便秘。可与火麻仁、当归等润肠药同用。

【用法用量】水煎服,5~10g。

【使用注意】阴虚阳亢、脾虚泄泻、实热便秘均忌用。

菟 丝 子
《神农本草经》

为旋花科一年生寄生性缠绕草本植物菟丝子的成熟种子。秋季种子成熟时采收,晒干,打下种子。生用,或煮熟捣烂作饼用。

【药性】辛、甘,平。归肝、脾、肾经。

【功效】补肾益精,养肝明目,止泻安胎。

【应用】

1. 用于肾虚阳痿,遗精早泄,耳鸣头昏,小便频数,肾虚腰痛,白带等。以本品配枸杞子、覆盆子、五味子等,如五子衍宗丸;若肾虚湿邪下注而致膏淋,常与桑螵蛸、泽泻同用,如菟丝子丸;治肾虚腰痛,以本品配杜仲,山药末为丸服。

2. 用于肝肾不足,两目昏花。如驻景丸,即由菟丝子、熟地、车前子组成,治肝肾不足,目暗不明。

3. 用于脾肾阳虚之便溏、泄泻等症状。本品有补脾止泻之功,可配伍黄芪、党参、白术等,治脾虚食少,大便不实。

此外,可用于脾肾两虚,便溏腹泻。还可用于肝肾不足,胎元不固,胎漏下血,胎动欲坠。浸酒外搽,又可治疗白癜风。

【用法用量】水煎服,6~12g。外用适量。

【使用注意】肾火旺,大便燥结者忌用。

沙 苑 子
《本草衍义》

为豆科一年生草本植物扁茎黄芪的成熟种子。秋末冬初种子成熟时采收,晒干,打下种子,生用或盐水炒用。

【药性】甘,温。归肝、肾经。

【功效】补肾固精,养肝明目。

【应用】

1. 用于肾虚腰痛,遗精早泄,小便频数等。若治肾虚腰痛,可单用本品。若肾虚不固,遗精滑精,小便频数,常与芡实、莲须、龙骨等药配用,共奏补肾涩精之功,如金锁固精丸。

2. 用于肝肾不足、目昏眼花、视力减退。本品可配伍菟丝子、枸杞、熟地、菊花、青葙子等用以养肝明目。

【用法用量】水煎服,9~15g。

【使用注意】阴虚火旺及小便不利者忌用。

杜 仲
《神农本草经》

为杜仲科落叶乔木植物杜仲的树皮。夏、秋季采收,去外表粗皮,堆置"发汗"至内皮呈紫褐色,晒干。生用或盐水炒用。亦可炒炭,止血用。

【药性】甘,温。归肝、肾经。

【功效】补肝肾,强筋骨,安胎。

【应用】

1. 用于肝肾虚弱,腰膝酸痛,下肢痿软,阳痿,小便频数等。本品为治肝肾虚弱、腰膝酸痛、下肢痿软的要药。如治肾虚腰痛的青娥丸,治肾虚筋骨痿软的金刚丸均用本品;肾虚阳痿、小便频数,常与鹿茸、枸杞、五味子等同用,如十补丸;若肾阳亏虚而致风寒湿痹、腰膝重痛,常与党参、桑寄生、牛膝等同用,共奏补肾祛风寒湿之功,如独活寄生汤。

2. 用于妇女崩漏及胎动、胎漏。与菟丝子、续断同用,用于肾虚胎动不安、胎漏下血;与黄芪、续断、当归同用以补肾安胎、补益气血,用治滑胎。

3. 用于肝肾两虚、肝阳上亢、头目眩晕、手足麻木。可配伍白芍、石决明、夏枯草、黄芩等药。

现代又用于高血压。

【用法用量】水煎服,6~10g。

【使用注意】炒用破坏其胶质有利于有效成分煎出,故比生用效果好。辛温助阳,易伤阴液,故阴虚火旺及大便燥结者忌用。

续　　断

《神农本草经》

为续断科多年生草本植物川续断的根。秋季采挖,去芦茎须根,切片晒干。生用、酒炒或盐水炒用。

【药性】苦,温。归肝、肾经。

【功效】补益肝肾,强筋健骨,止血安胎,疗伤续折。

【应用】

1. 用于肝肾不足,腰膝酸痛,足膝无力或风寒湿痹,筋骨拘挛。本品补肝肾、行血脉,有补而不滞的特点。配伍杜仲、牛膝、萆薢治腰痛脚弱;配伍黄芪、熟地、赤石脂治崩漏。

2. 用于跌打损伤,扭挫伤闭合性骨折。本品能行血脉、续筋骨、消肿止痛生肌,为外伤科所常用,配伍骨碎补、自然铜、地鳖虫、血竭等治疗跌仆损伤、骨折、金疮等症。

3. 用于肝肾不足,冲任亏虚,胎漏下血,胎动欲坠。如寿胎丸,即为续断、桑寄生、菟丝子、阿胶所组成,用以补肾固胎,也治习惯堕胎。

【用法用量】水煎服,9~15g,或入丸、散。外用适量研末敷。崩漏下血宜炒用。

【使用注意】阴虚火旺者慎用。

知识链接

杜仲 ⎱
续断 ⎰ 补肝肾,强筋骨,安胎。

杜仲:助阳力强,为肾虚腰痛要药;下行补力强,固胎要药。

续断:行血脉,通脉力胜;续筋骨,续筋接骨要药,跌打损伤多用。

核 桃 仁

《开宝本草》

为胡桃科落叶乔木植物胡桃的成熟果仁,又称胡桃。秋季果熟时采收,除去肉质果皮,晒干敲破,取出种仁,生用或炒用。

【药性】甘,温。归肺、肾、大肠经。

【功效】补肾温肺,润肠通便。

【应用】

1. 用于肾阳虚亏、气血不足、腰痛如折、两足痿弱,常与补骨脂、杜仲、大蒜等同用,如青娥丸。

2. 用于虚寒喘咳或肺虚久咳,气喘。与人参、生姜同用,即人参胡桃汤,温肺而定喘。

3. 用于肾虚、精血不足之老人、虚人肠燥便秘。可单用,或与火麻仁、肉苁蓉、当归等同用。

此外,又可用于泌尿系结石。炒焦研成糊状,可敷治皮炎,湿疹。

【用法用量】水煎服,6~9g。定喘止咳宜连皮用,润肠燥宜去皮用,排结石宜油炸至酥,捣烂用。

【使用注意】阴虚火旺,痰热咳嗽及便溏者不宜服用。

蛤 蚧
《雷公炮炙论》

为壁虎科动物蛤蚧除去内脏的干燥体。夏、秋捕捉,除去内脏,拭去血液(不经水洗),切开眼睛放出汁液,然后用竹片撑开,烘干,去头(有小毒)、足和鳞片,黄酒浸渍后,烘干。

【药性】咸,平。归肺、肾经。

【功效】补肾益肺,纳气定喘。

【应用】

1. 用于肺肾亏虚,喘咳短气,虚劳咳嗽、咯血等。气虚喘嗽,肢面浮肿,常与补气的人参研末为饼,合糯米粥服,如独圣饼;若肺肾虚喘,配人参等同用,如人参蛤蚧散;若肺痨咳嗽,可与麦冬、款冬花、胡黄连为末,研糕加酒服,如蛤蚧散。

2. 用于肾虚阳痿、遗精、尿频等。可单用浸酒服,或配人参、鹿茸、仙灵脾等以增强疗效。

【用法用量】水煎服,3~6g,研末每次1~2g,每日3次;浸酒服用1~2对。生用或黄酒浸润后烘干用,一般研末服。或入丸散、酒剂。

【使用注意】凡外感、实热喘咳者均忌用。

冬 虫 夏 草
《本草从新》

为麦角菌科植物冬虫夏草菌寄生在蝙蝠蛾科昆虫绿蝙蝠蛾幼虫上的子座及其幼虫干燥尸体的复合体。夏至前后挖取,晒干或烘干用。

【药性】甘,温。归肺、肾经。

【功效】滋肺补肾,化痰定喘。

【应用】

1. 用于肺虚或肺肾两虚的咳喘短气,痨嗽痰血,常与沙参、阿胶,川贝等同用,加强养阴清肺,化痰止血之效。

2. 用于阳痿遗精、腰膝酸痛。可单用,也可配杜仲、仙灵脾、巴戟天以补肾助阳。

此外,本品与鸡、鸭、猪肉炖服,有补虚之功。

【用法用量】水煎服,3~9g。也可入丸、散。

【使用注意】有表邪者不宜用。

紫 河 车
《本草拾遗》

为健康产妇的胎盘。将取得的新鲜胎盘,割开血管,洗净附着的血液,反复浸漂后,置砂锅内煮至漂浮水面,取出撑开烘干,研末用,或用鲜品。

【药性】甘、咸,温。归心、肺、肾经。

【功效】补肾益精,益气养血。

【应用】

1. 用于肾气不足,精血衰少所致的不育不孕或阳痿遗精,耳鸣头昏等,可单用。一般常随证配伍其他补肾益精等药。

2. 用于虚损消瘦,体倦乏力和肺虚喘咳,脾虚少食,以及产后缺乳等。

此外,又可用于肺痨咳嗽而脾肺气虚者。

【用法用量】研末装胶囊服,1.5~3g,也可入丸、散。如用新鲜胎盘,每次半个至一个,水煮服食。

【使用注意】阴虚火旺不宜单独应用。

第三节 补 血 药

【概述】

1. 概念　凡以滋补生血为主要功效的药物,称为补血药。

2. 药性特点　药性味多甘温,少数性平偏凉,主入心肝血分,广泛用于各种血虚证。

3. 功效主治　补血药主要适用于血虚证。其症状为面色萎黄,口唇指甲苍白,眩晕耳鸣,心悸怔忡,失眠健忘,以及妇女月经延后,量少色淡,甚至经闭等证。

4. 配伍原则　本类药物运用时,若血虚兼有阴虚者,常与补阴药同用;若气虚血少,常与补气药配用,以补气生血;在补血药中,有的还兼有补阴的功效。

5. 使用注意　补血药的药性多滋腻,有碍脾胃,故对于湿阻中焦,脘腹胀满,食少便溏者不宜。必要时可与健脾胃、助消化药相配伍,以免影响脾胃运化功能。

当 归
《神农本草经》

为伞形科多年生草本植物当归的根。秋末采挖,除尽芦头、须根,烘干切片。生用或酒炒用。

【药性】甘、辛,温。归肝、心、脾经。

【功效】补血活血,调经止痛,润肠通便。

【应用】

1. 用于血虚所致各种证候。头昏目眩,疲倦,心悸、脉细等,常与熟地、白芍等同用,以增强补血养阴的功效,如四物汤。血少气虚者,常与补气药黄芪同用。如当归补血汤。血虚腹痛者,常与白芍、甘草同用。

2. 用于心肝血虚,月经不调,经闭,痛经。本品补血活血,又善止痛,故为妇科调经要药。

3. 用于跌打损伤,风湿痹痛,疮痈肿痛。如活络效灵丹,即本品配丹参、乳香、没药用治各种瘀血疼痛;本品能消肿止痛排脓生肌,如仙方活命饮即配伍银花、赤芍、炮山甲等用于疮痈初起。

4. 用于阴血虚少的肠燥便秘。多与肉苁蓉、火麻仁、生首乌等同用以加强润肠通便。

现代又用于冠心病心绞痛。血栓闭塞性脉管炎等,常与川芎、红花同用。

【用法用量】水煎服,6~12g。

【使用注意】凡湿盛中满,大便滑泄,均当慎用。

熟 地 黄
《本草拾遗》

为玄参科多年生草本植物地黄的根,经加工炮制而成。通常以酒、砂仁、陈皮为辅料,经反复蒸晒至内外色黑油润,质地柔软黏腻。切片用,或炒炭用。

【药性】甘,微温。归心、肝、肾经。

【功效】养血滋阴,补精益髓。

【应用】

1. 用于血虚萎黄、眩晕、心悸失眠、月经不调、崩漏等。常与当归、白芍等同用,如四物汤。配阿胶、艾叶等,可用于崩漏,如胶艾汤。若与当归、酸枣仁、柏子仁同用,治心悸失眠。

2. 用于肝肾阴虚,腰膝酸软、耳鸣眩晕、盗汗、遗精及消渴。如六味地黄丸,配伍山茱萸、山药等,治疗肾阴不足诸证。

【用法用量】水煎服,9~15g。

【使用注意】本品滋腻滞脾,有碍消化,凡气滞痰多、脘腹胀痛、食少便溏者忌用。重用久服宜与陈皮、砂仁等通用,防止黏腻碍胃。

知识链接

熟地黄 生地黄 } 两者同源,味甘入肝肾而滋阴,治阴虚潮热、盗汗、消渴等。

熟地黄:甘微温,以养血滋阴为主,且补精益髓。主治:血虚诸证,并疗精血亏虚之证。

生地黄:苦寒,以清热凉血为主,并养阴生津,主治:血热诸证,并疗热伤津亏之证。

何 首 乌
《开宝本草》

为蓼科多年生草本植物何首乌的块根。秋季采挖,削去两端,洗净,切片,晒干或微烘,称生首乌;若以黑豆煮汁拌蒸,晒后变为黑色,称制首乌。

【药性】甘、苦、涩,微温。归肝、心、肾经。

【功效】补血生精,通便解毒(生用)。

【应用】

1. 用于肝肾两虚、精亏血虚所致的头昏耳鸣、失眠健忘、心悸怔忡、腰膝酸软、遗精带下及须发早白等。可单用,但以配入复方为佳。常与枸杞子、菟丝子、牛膝等同用,如七宝美髯丹,治肝肾亏虚,须发早白,梦遗滑精,筋骨不健。

2. 用于老人或血虚阴亏,大便秘结。配伍当归、火麻仁、黑芝麻等治疗精血不足,肠燥便秘。

3. 用于瘰疬、疮痈、皮肤瘙痒。配夏枯草、土贝母、香附治瘰疬;配伍防风、薄荷、苦参、治遍身疮肿痒痛。

4. 可用于疟疾久发不止,气血亏虚之证。配人参、当归、陈皮、煨姜,即何人饮,治气血两虚,久疟不止。

现代又用于高胆固醇血症、高血压、冠心病。

【用法用量】水煎服,3~6g。

【使用注意】大便溏泄及湿痰较重者不宜用。

【附药】

夜交藤 为何首乌的藤,故又名首乌藤。味甘性平,归心、肝经。功效养心安神,通络祛风。可用于失眠、多汗、血虚肢体酸痛,并可煎汤外洗治皮肤疹疮作痒。用量15~30g。入汤剂。外用适量,煎汤洗。

阿 胶

《神农本草经》

为马科动物驴的皮,经漂泡去毛后熬制而成的胶块。以原胶块用,或将胶块打碎,用蛤粉炒或蒲黄炒成阿胶珠用。

【药性】甘,平。归肺、肝、肾经。

【功效】补血止血,滋阴润肺。

【应用】

1. 用于血虚萎黄、眩晕、心悸等,可单用或与当归、熟地、黄芪等同用。

2. 用于虚劳咯血、吐血、尿血、便血、崩漏等出血证。本品为止血要药,单用即效,多复方应用。如黄土汤、胶艾汤即是。

3. 用于阴虚火旺所致的心烦不眠等。如黄连阿胶汤,以本品配黄连、黄芩、白芍、鸡子黄治热病伤阴,心烦不眠。

4. 用于肺虚有热,咳嗽痰少,咽喉干燥。如清燥救肺汤以本品配生石膏、杏仁、桑叶、麦冬等治燥热伤肺,喘咳无痰心烦口渴、鼻咽干燥等症。

【用法用量】3~9g。不入煎剂,多烊化兑服。

【使用注意】其性滋腻,有碍消化,凡脾胃虚弱,消化不良等均不宜用。

龙 眼 肉

《神农本草经》

为无患子科常绿乔木植物龙眼的成熟果肉。初秋果实成熟时采摘,烘干或晒干,剥开果皮,取肉去核,晒至不黏。

【药性】甘,温。归心、脾经。

【功效】补益心脾,养血安神。

【应用】

1. 主要用于心脾虚损、气血不足所致的失眠健忘、惊悸怔忡及眩晕等。常与当归、酸枣仁、黄芪等同用,如归脾汤。

2. 用于老年体弱、产后、大病后气血不足。

【用法用量】水煎服,9~15g。

【使用注意】湿盛中满或有停饮、痰、火者忌用。

第四节 补 阴 药

【概述】

1. 概念 凡以滋养阴液,生津润燥为主要功效的药物,称为补阴药。

2. 药性特点 本类药的性味以甘寒为主,归肾、肺、胃、肝等经。甘味能补,寒凉之性又可清阴虚所致之热。

3. 功效主治 补阴药主要适用于阴虚证,最常见的有肺阴虚、胃阴虚、肝肾阴虚等。肺阴虚多见干咳少痰、咯血、虚热、口干咽燥等;胃阴虚多见口干舌燥、胃脘隐痛、饥不欲食,或脘痞不舒,或干呕呃逆等;肝阴虚多见两目干涩昏花、眩晕等;肾阴虚多见腰膝酸痛、手足心热、心烦失眠、遗精或潮热、盗汗等。

4. 配伍原则 本类药物各有所长,有的长于补肺阴、胃阴,有的长于补肝阴、肾阴,故应随证选用。对于热邪伤阴而余热未尽的,又须与清热药同用。阴虚阳亢的,常与潜阳药同用。阴虚内热的,应配清退虚热药。阴虚血亏的,应配补血药。

5. 使用注意 本类药物大多寒凉滋腻,故脾虚便溏、痰浊内阻者,均不宜应用。

北 沙 参

《神农本草经》

为伞形科多年生草本植物珊瑚菜的根。于夏、秋两季采挖,除去须根洗净,用开水烫后剥去外皮,干燥。切片或切段生用。

【药性】甘,微寒。归肺、胃经。

【功效】养阴润肺,益胃生津。

【应用】

1. 用于肺阴虚之干咳少痰、咳血或咽干音哑等症状,可单用。亦常与麦冬、天花粉等同用,如沙参麦冬汤。若肺痨而见肺肾阴虚、咳嗽痰中带血,常与天门冬、熟地、贝母、百部等同用,以加强润肺补虚之功,如月华丸。

2. 用于热伤胃阴或久病阴虚津亏所致的口干咽燥、舌红少苔、大便干结。如益胃汤,即本品与麦冬、生地、玉竹同用,治上述病症。

【用法用量】水煎服,5~12g。

【使用注意】反藜芦。

南 沙 参
《神农本草经》

为桔梗科多年生草木植物轮叶沙参或沙参的根。秋季采挖,除去须根,趁鲜刮去粗皮洗后干燥,切片或切段生用。

【药性】甘,微寒。归肺、胃经。

【功效】养阴清肺,清胃生津,益气化痰。

【应用】

1. 用于阴虚肺燥有热之干咳痰少、咳血或咽干音哑等症。常与北沙参、麦冬、杏仁等润肺清肺及对症之品同用。

2. 用于胃阴虚有热之口燥咽干、大便秘结、舌红少津及饥不欲食、呕吐等症。

【用法用量】水煎服,9~15g。

【使用注意】反藜芦。

> **知识链接**
>
> 南沙参 ┐ 两者功用相似,均以养阴清肺、益胃生津(或补肺胃之阴,清肺胃之热)为
> 北沙参 ┘ 主要功效。
>
> 北沙参:清养肺胃作用稍强,肺胃阴虚有热之证较为多用。
>
> 南沙参:兼有益气及祛痰作用,较宜于气阴两伤及燥痰咳嗽者。

百 合
《神农本草经》

为百合科多年生草本植物百合或细叶百合的地下肉质鳞茎。秋季采挖,洗净,剥取鳞片,沸水烫或稍蒸后,干燥,生用或蜜炙用。

【药性】甘,微寒。归心、肺经。

【功效】润肺止咳,清心安神。

【应用】

1. 用于肺热咳嗽及肺虚久咳,痰中带血及咽干音哑等症。常与玄参、生地、贝母等同用,如百合固金汤。

2. 用于失眠心悸及余热未清,神思恍惚等症状。

【用法用量】水煎服,6~12g。清心宜生用,润肺宜蜜炙用。

【使用注意】本品为寒润之药,故风寒咳嗽或中寒便溏者忌用。

麦 冬
《神农本草经》

为百合科多年生草本植物麦冬的块根。夏季采挖,洗净,反复暴晒、堆置,至七八成干。除去须根,干燥,打破生用。

【药性】甘、微苦,微寒。归心、肺、胃经。

【功效】润肺养阴,益胃生津,清心除烦。

【应用】

1. 用于热伤胃阴,咽干口渴,胃脘疼痛,大便干结,常与沙参、玉竹等同用,如益胃汤。用本品与玄参、生地同用,治阴虚肠燥便秘等,如增液汤。若病后余热未尽,常与人参、石膏、半夏等同用,如竹叶石膏汤。

2. 用于阴虚肺燥,咳逆痰稠,咽喉不利。

3. 用于温热病热入心营,身热夜甚,烦躁不安;阴虚有热,心烦不眠或心悸怔忡。

【用法用量】水煎服,6~12g。

【使用注意】感冒风寒或有痰饮湿浊的咳嗽,以及脾胃虚寒泄泻者均忌用。

天 冬
《神农本草经》

为百合科多年生草本植物天冬的块根。秋季采挖,除去茎基和须根,置沸水中煮或蒸至透心,趁热除去外皮,洗净,晒干或烘干,切片或段,生用。

【药性】甘、苦,寒。归肺、肾经。

【功效】养阴清热,润肺滋肾。

【应用】

1. 用于肺热燥咳,痰稠难咯,或咯血气逆。与麦冬同用,如二冬膏,治肺燥干咳。阴虚肺热、咳嗽咯血者,亦常与生地、沙参、百部等同用。肺痈咳吐脓血,常与薏仁、白及、百合、百部等同用。

2. 用于阴虚潮热、盗汗、遗精、脚痿或阴枯口渴;阴虚火旺、梦遗、失精;温病气阴两伤。

3. 用于热病伤阴,肠燥便秘。

【用法用量】水煎服,6~12g。

【使用注意】本品甘寒滋腻之性较强,脾虚泄泻、痰湿内盛者忌用。

知识链接

麦冬 ⎱
天冬 ⎰ 二药性能功用相似,相须为用。两者既能滋肺阴、润肺燥、清肺热,又可养胃阴、清胃热、生津止渴,对于热病伤津之肠燥便秘,还可增液润肠以通便。

麦冬:微寒,清火与滋润之力虽稍弱,但滋腻性亦较小,且能清心除烦,宁心安神,又宜于心阴不足及心热亢旺之证。

天冬:苦寒之性较甚,清火与润燥之力强于麦冬,且入肾滋阴,还宜于肾阴不足,虚火亢旺之证。

石 斛
《神农本草经》

为兰科多年生常绿草本植物环草石斛、铁皮石斛马鞭石斛、黄草石斛或金钗石斛的茎。

于夏、秋采收,晒干切段用。

【药性】甘、淡,微寒。归胃、肾经。

【功效】益胃生津,养阴清热。

【应用】

1. 用于热病伤阴或胃阴不足,烦渴干呕、舌干等。若热病后期,阴液耗伤,余热未清所致口渴烦躁,虚热不退,常与麦冬、生地、天花粉等同用,如清热保津方。若胃阴不足、食少干呕、舌上无苔,宜与南沙参、怀山药、生麦芽等同用。若气阴不足,发热烦渴,常与黄芪、麦冬、生地、玄参等同用,如石斛汤。

2. 用于肾阴不足之目暗不明、筋骨痿软、骨蒸劳热。

3. 用于胃阴不足之食少呕逆、胃脘嘈杂、灼痛或隐痛等症状。

【用法用量】水煎服,6~12g。鲜用,15~30g。

【使用注意】能助湿恋邪,故对湿热病不宜早用,湿温尚未化燥者忌用。

玉 竹

《神农本草经》

为百合科多年生草本植物玉竹的根茎。夏、秋采挖,除去须根,晒干,或蒸过晒干,切段用。

【药性】甘,微寒。归肺、胃经。

【功效】养阴润肺,益胃生津。

【应用】

1. 用于燥伤阴液,咽干口渴,干咳无痰,常与沙参、麦门冬、桑叶等同用,如沙参麦冬汤。若素体阴虚而患风温发热,咳嗽者,常与薄荷、白薇、桔梗同用,如加减葳蕤汤。

2. 用于热病伤津,口干舌燥,食欲不振等症状。

此外,本品还能养心阴,亦略能清心热,还可用于热伤心阴之烦热多汗、惊悸。

【用法用量】水煎服,6~12g。

【使用注意】脾虚有痰者忌用。

黄 精

《名医别录》

为百合科多年生草本植物黄精、多花黄精和滇黄精的根茎。秋季采挖,除去须根,晒干,切片,生用或蒸熟用。

【药性】甘,平。归肺、肾、脾经。

【功效】养阴润肺,补脾益气。

【应用】

1. 用于阴虚肺燥,咳嗽痰少或干咳无痰,可单用本品熬膏或与北沙参、麦冬、玉竹等同用。

2. 用于阴血不足之证。

3. 用于脾胃虚弱,饮食减少,神疲体倦,舌干少津,或病后虚羸,体倦乏力。

此外,还用于股癣,可煎汤洗患处。

【用法用量】水煎服,9~15g。

【使用注意】本品性质滋腻,凡脾虚湿滞,咳嗽痰多者不宜用。

枸杞子

《神农本草经》

为茄科落叶灌木植物宁夏枸杞的成熟果实。夏至前后果实成熟时采摘,晾至皮皱后,再晒至外皮干硬,果肉柔软,生用。

【药性】甘,平。归肝、肾经。

【功效】滋补肝肾,益精明目。

【应用】

1. 用于肝肾阴虚,头目眩晕,视力减退,腰膝酸软,遗精消渴等。常与菊花、地黄等同用,如杞菊地黄丸,为治肝肾阴虚之头目眩晕、视力减退的常用方剂。肝肾阴虚腰膝痿弱、遗精等,常与地黄、天门冬同用。

2. 用于肾精虚损、眼目昏花或内障;亦可单用治肝虚流泪。

【用法用量】水煎服,6~12g。

【使用注意】外有表邪,内有实热及脾虚便溏者,不宜用。

女贞子

《神农本草经》

为木犀科常绿乔木植物女贞的成熟果实。冬季果实成熟时采收,蒸熟或置沸水中略烫后,干燥,生用或酒制用。

【药性】甘、苦,凉。归肝、肾经。

【功效】补养肝肾,乌须明目。

【应用】

1. 用于肝肾阴虚,头目眩晕,腰膝酸软,须发早白等,常与旱莲草等同用,如二至丸。

2. 肝肾阴亏、视物昏花模糊不清。可与熟地、菟丝子、枸杞等同用以补肝肾明目。

3. 用于阴虚内热之潮热心烦。多与地骨皮、丹皮、生地同用以清虚热。

【用法用量】水煎服,6~12g。因主要成分齐墩果酸不易溶于水,故以入丸剂为佳。本品以黄酒拌后蒸制,可增强滋补肝肾作用,并使苦寒之性减弱,避免滑肠。

【使用注意】脾胃虚寒,大便泄泻者不宜用。

墨旱莲

《新修本草》

为菊科一年生草本植物鳢肠(金陵草)的地上部分。初秋割取全草,鲜用或晒干切段用。

【药性】甘、酸,寒。归肝、肾经。

【功效】益肾养阴,凉血止血。

【应用】

1. 用于肝肾阴虚,头昏眼花,须发早白等。如金陵煎,用本品绞汁,合生姜汁、白蜜浓缩为丸服。一般与补肝肾的女贞子同用,如二至丸。

2. 用于阴虚血热的吐血、尿血、便血、崩漏。常与生地、阿胶、蒲黄、白茅根等滋阴凉血止血药同用,以增疗效。

此外,尚可外用于水田皮炎、湿疹、脚癣等。

【用法用量】水煎服,6~12g。

龟　甲

《神农本草经》

为龟科动物乌龟的腹甲及背甲。全年均可捕捉。杀死或用沸水烫死,剥取甲壳,除去残肉,晒干,以砂炒后醋淬用。

【药性】咸、甘,平。归肾、肝经。

【功效】滋阴潜阳,补肾健骨。

【应用】

1. 用于肾阴不足,骨蒸潮热,盗汗,遗精,或阴虚阳亢,眩晕耳鸣,以及热病伤阴,阴虚风动等。若阴虚火旺,骨蒸潮热,常与黄柏、地黄、知母等同用,如大补阴丸;若阴虚阳亢,头目眩晕,目胀耳鸣,常与怀牛膝、代赭石、白芍等同用,如镇肝熄风汤;若阴虚风动,手足抽动,常与白芍、阿胶、牡蛎等同用,如大定风珠、三甲复脉汤。

2. 用于肝肾不足,腰脚痿弱,或囟门不合、牙齿迟生;肝肾阴亏,下肢痿弱。

3. 用于阴虚血热所致的月经过多、崩中漏下,紫黑成块。

【用法用量】水煎服,9~24g。宜先煎。本品经砂炒醋淬后,有效成分更容易煎出;并除去腥气,便于制剂。

【使用注意】凡阳虚、脾胃虚寒、表邪未解者,均不宜应用。入汤剂,宜先煎、久煎。

【附药】

龟板胶　为龟板煎熬而成的胶块。性味、功用与龟板相似,滋阴之力更强,并有补血止血之功效。若与鹿角胶同用,则阴阳双补。用量9~15g。烊化冲服。

鳖　甲

《神农本草经》

为鳖科动物鳖的背甲。全年均可捕捉。捕捉后砍去头,置沸水中烫至背甲上硬皮能剥落时取出,除去残肉,晒干。以砂炒后醋淬用。

【药性】咸,平。归肝、脾、肾经。

【功效】滋阴潜阳,退蒸除热,软坚散结。

【应用】

1. 用于阴虚发热,骨蒸盗汗。常与知母、地骨皮等同用,如清骨散;热病伤阴,虚风内动,常与龟板、牡蛎等同用,如大定风珠、三甲复脉汤。

2. 用于癥瘕痞块及久患疟母,闭经;久患疟疾,肝脾肿大。

【用法用量】水煎服,9~24g。宜先煎。本品经砂炒醋淬后,有效成分更容易煎出;其可去其腥气,易于粉碎,方便制剂。

【使用注意】入煎剂应先煎、久煎。

龟甲
鳖甲 } 均能滋养肝肾之阴、平肝潜阳。均宜用于肾阴不足,虚火亢旺之骨蒸潮热、盗汗、遗精及肝阴不足,肝阳上亢之头痛、眩晕等症。

龟甲:长于滋肾,还兼有健骨、补血、养心等功效,用肝肾不足,筋骨痿弱,腰膝酸软,妇女崩漏。

鳖甲:长于退虚热,兼软坚散结作用,还常用于腹内癥瘕积聚。

小结

补虚药主要功效为补虚扶弱,纠正人体气血阴阳虚衰的病理偏向,常用以治疗虚证。亦称补益药。按功效分补气、补血、补阴、补阳四类。

补气药多具甘味和温性,多归肺和脾胃经。适用于肺气不足,少气懒言,动则喘乏、易出虚汗及脾气虚弱、倦怠乏力、食欲不振、大便溏泄、脘腹虚胀等症。补气作用以人参最强,黄芪、党参、白术次之,山药、大枣、甘草最弱。

人参、西洋参,均为五加科植物的根,均能补益元气,生津止渴,治热伤气津烦倦口渴、消渴等证。不同的是人参味甘、微苦而性温,补气力强,为温补强壮之品,兼能安神益智。西洋参味苦,微甘而性寒,补气之力不及人参,但长于清火养阴,气阴两虚兼火者用之为宜,兼能养肺阴,清肺火。

黄芪为温补之品,能补脾肺之气,生津,治脾、肺气虚诸证,其功力不及人参,但善升阳,治中气下陷之脏器脱垂,善益卫固表,治自汗、盗汗,通过补气而行滞,治气虚血滞之痹痛及半身不遂等,还能托疮生肌,利水消肿。

白术甘温味苦燥,能补气利尿,治脾虚气弱及气虚水肿之证,脾气虚之胎动不安。为温补兼利水之品,还能安胎,治脾虚。

山药气阴双补,性较平和,能补脾胃、益肺肾,对脾虚泄泻,肺虚喘咳,肾虚遗精等皆可应用。

大枣善补中益气,治脾虚气弱诸证,又能养血安神,治血虚萎黄及脏躁精神不安,还可缓解药物毒性,烈性。

甘草生用偏凉而清热,制用偏温而补虚,能补中益气,润肺止咳,缓急止痛,清热解毒,缓和药性,应用面广。

补阳药多具甘味和温性,多归肝、肾经。适用于肾阳虚所致的畏寒肢冷,腰膝酸软或冷痛,阳痿早泄,宫冷不孕等症。补阳作用以鹿茸、锁阳、肉苁蓉、巴戟天、淫羊藿最强,杜仲、补骨脂、蛤蚧、紫河车次之,菟丝子、冬虫夏草,核桃仁最弱。

鹿茸味咸,补力最强,宜用于肾阳不足,畏寒怕冷,步履乏力,精亏血虚之小儿发育不良等。海狗肾能暖肾壮阳,善疗肾虚阳痿。锁阳、苁蓉能补肾助阳,润肠通便。巴戟天宜用于肾阳虚筋骨不健,腰膝冷痛及患风湿痹痛。淫羊藿宜用于肾阳虚之男子阳痿不育,风湿痹证,或咳嗽有痰而肾阳不足者。杜仲宜用于肾阳虚筋骨不健之腰膝酸痛。补骨脂宜用于肾阳虚之遗尿,遗精。紫河车宜用于肾阳不足,生殖器发育不良而致女子不孕,男子不育等。菟丝子宜用于肾虚不固之遗精、小便不禁,遗尿及肾精亏虚所致的内障目昏等。续断宜用于肾阳不足,寒凝血滞之风湿痹证,肾虚之腰痛脚弱,跌打损伤,骨折等。蛤蚧、冬虫夏草宜用于肺肾两虚之久咳虚喘。

补血药多具甘味,温性或平性,多归心、肝经,适用于血虚所致的面色萎黄,唇舌淡,指甲苍白,头晕眼花,心悸,失眠健忘等。

补血作用以当归、熟地、阿胶最强,枸杞、何首乌次之,白芍、龙眼肉最弱。

当归性温,长于补血和血,又善活血,调经,止痛,血虚兼血瘀痛者用之为佳,还能润肠,治血虚肠燥便秘。熟地黄补血又能滋阴,能滋肾阴,养肝阴,广泛用于肝肾阴虚所致的诸症。阿胶补血滋阴又可止血,血虚、出血及阴虚风动等证皆可应用。

枸杞能滋补肝肾,益精明目,宜用于肾虚腰痛,阳痿及肝肾亏损等证:何首乌生用解毒、止痒、通便,制用补肝肾,益精血,主治精亏血虚所致的早衰诸证,尤以延缓衰老保持须发乌黑见长。

白芍善于养血敛阴,柔肝平肝,可治肝阳上亢所致的眩晕,血虚肝失所养,筋脉拘急所致的拘急疼痛,阴虚盗汗等:龙眼肉补养心脾,养血安神,善疗心脾两伤,气血两虚之失眠健忘证。

补阴药多具甘味和寒性,多归肺、胃、肝、肾经。适用于肺阴虚所致的干咳少痰或痰中带血,鼻咽干燥,胃阴虚所致的口渴咽干,舌红少苔,肝阴虚所致的头晕目眩或双目昏涩,少寐多梦,肾虚所致的腰膝酸软,头晕耳鸣,潮热盗汗等。补阴作用以北沙参、麦冬、石斛最强,玉竹、百合、女贞子、黄精、龟板、鳖甲次之。

北沙参善滋阴清热益胃生津,且善清肺热养肺阴,治肺热燥咳,阴虚劳嗽。麦冬能清心除烦,善治阴虚有热或温病热入心营之心烦不眠,又能益胃生津,滋润肠燥等:石斛长于养胃阴,清胃热,还能滋肾阴而退热,明目,强腰。

玉竹、黄精均味甘性平,能养阴润肺,益胃生津,治肺燥咳嗽,阴虚劳嗽,消渴等。应注意玉竹归肺胃经,黄精归肺脾肾经,功效有别。百合润肺止咳而又清心安神,多用于阴虚热扰之病等。女贞子擅长补肝明目,益肾乌须,宜用于肝肾阴虚之头昏耳鸣,须发早白,眼目干涩等证。龟板长于滋阴潜阳,补肾健骨。鳖甲长于滋阴退热,软坚散结。

由于虚弱病证各有不同,每有互相夹杂,如气血两虚,阴阳两亏以及脾肾气虚、肝肾不足,肺肾阴虚等等,可视具体病情配伍应用。邪实无虚的病证,一般不宜用补虚药,以免流滞病邪。服用时还应注意配伍禁忌,用法用量等,以免产生不良反应,如服用人参者忌服萝卜、茶叶等。

复习思考题

1. 人参、西洋参的功效与主治有何区别?
2. 黄芪可用于哪些与脾气虚有关的病证?
3. 甘草在不同的方剂中,可能发挥哪些作用?
4. 叙述当归的活血作用和适用病证。
5. 麦冬主治哪些病证?
6. 试述补虚药的使用注意。

（丁国瑜）

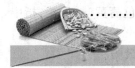

第二十三章

收 涩 药

【学习目标】

1. 掌握收涩药的含义、功效、分类及各类的性能特点、配伍关系和使用注意。

2. 掌握五味子、乌梅、山茱萸、莲子的性能、功效、应用和使用注意。

3. 熟悉诃子、肉豆蔻、赤石脂、桑螵蛸、海螵蛸、芡实、覆盆子、金樱子的功效、主治和使用注意。

4. 了解麻黄根、浮小麦、五倍子的功效、应用。

【概述】

1. 概念　功效收敛固涩,治疗各种滑脱病证为主的药物,称收涩药。又称固涩药。

2. 药性特点　收涩药大多味酸涩而能固涩。药性不一,大多性温或性平,主入肺、肾、脾、大肠经。具体功效有敛肺止咳、固表止汗、涩肠止泻、固精止遗、止带、收敛止血等。

3. 功效主治　收涩药主要功效是收敛固涩。因归经的不同,功效亦有侧重。适用于由久病体虚、正气不固,致精、血、津液外溢之滑脱证。常见自汗,盗汗,久咳虚喘,遗精遗尿,久泻久痢,崩漏等证。

4. 分类　根据收涩药的药性及功效主治差异,可分为固表止汗药、敛肺涩肠药、固精缩尿止带药三类。固表止汗药:药味多甘平,性质收敛具有固表止汗作用,用于治疗盗汗、自汗等证;敛肺涩肠药:药味多酸涩,具有涩肠止泻敛肺止咳作用,用于治疗久泻久痢或久咳虚喘证;固精缩尿止带药:药味多酸涩,具有固精,缩尿,止带作用。部分药物还兼有补肾之功。用于治疗肾虚不固之遗精,滑精,遗尿,尿频以及带下等证。

5. 配伍原则　收涩药用治滑脱证,常配伍补益药同用,以达到标本兼顾的目的。如气虚自汗,配伍补气药同用;阴虚盗汗,配伍养阴药等。

6. 使用注意　滑脱证病因大多为正气虚弱,收涩药多属治标之品,故宜针对正虚病因,适当配伍补虚药同用,以期标本兼治。收涩药味酸涩易敛邪,凡表证未除或内有湿滞,以及郁热未清者,不宜应用,以免"闭门留寇"。

第一节　固表止汗药

该类药物多为甘平,性质收敛,多入肺、心二经,故以固表止汗为主要作用。用于盗汗、自汗等证。若用治气虚自汗之证,需配伍补气药;若用治阴虚盗汗证,需配伍养阴药。凡实邪所致汗出,非本类药物所宜。

麻 黄 根

《本草经集注》

为麻黄科植物草麻黄或中麻黄的根及根茎。立秋后采收。生用。

【药性】甘、微涩,平。归肺经。

【功效】固表止汗。

【应用】

用于自汗,盗汗。本品为固表止汗之要药。宜用于气虚自汗,常配伍煅牡蛎、黄芪、浮小麦,如牡蛎散;治疗阴虚盗汗,可与生地、五味子等配用。亦可研末外扑,治各种虚汗证。

【用法用量】水煎服,3~9g。外用适量。

【使用注意】外感表证及邪实者忌用。

知识链接

麻　黄
麻黄根 } 同出一物,一字之差(入药部位不同)。

麻黄:性散,具有发汗解表,宣肺平喘,利水消肿的作用。

麻黄根:味涩,以收敛止汗见长。

浮 小 麦

《本草蒙筌》

为禾本科植物小麦轻浮瘪瘦的颖果。收获时,扬起其轻浮干瘪者,或以水淘之,浮起者为佳。晒干,生用或炒用。

【药性】甘,凉。归心经。

【功效】固表止汗,益气除热。

【应用】

1. 用于自汗,盗汗。本品为治自汗、盗汗之佳品。治疗气虚自汗,常与黄芪、麻黄根、煅牡蛎配伍,如牡蛎散;治疗阴虚盗汗,可与白芍、五味子等同用。亦可单用炒焦研末,米汤调服。

2. 用于骨蒸劳热。

【用法用量】水煎服,15~30g。

第二节　敛肺涩肠药

该类药物性味多酸涩,主入肺或大肠经,故以涩肠止泻或敛肺止咳为主要作用。主要适用于久泻久痢或久咳虚喘。久泻久痢多因大肠虚寒,或脾肾虚寒,不能固摄所致;久咳虚喘多因肺肾气阴亏虚,肃降失常或摄纳无权所致。

治疗脾肾虚寒之泻痢,宜配伍补益脾肾药;肺肾不足之久咳虚喘,宜配伍补益肺肾药。本类药物性质收敛,易于敛邪,凡表邪未解,邪实内盛者均不宜使用。

五 味 子

《神农本草经》

为木兰科植物五味子或华中五味子的成熟果实。前者习称"北五味子",后者习称"南五味子"。秋季果实成熟时采取。晒干。生用或经醋、蜜拌蒸晒干用。

【药性】酸、甘,温。归肺、心、肾经。

【功效】收敛固涩,益气生津,补肾宁心。

【应用】

1. 用于久咳虚喘。本品为治久咳虚喘之要药。宜用于肺肾阴虚之喘咳,常配伍山茱萸、熟地等,如七味都气丸;治疗气阴两伤,肺虚咳喘,常配熟地、人参,如补肺汤。

2. 用于自汗,盗汗。

3. 用于久泻久痢。

4. 用于遗精,遗尿。

5. 用于津伤口渴,消渴。

6. 用于心神不安证。

【用法用量】水煎服,2~6g。

【使用注意】凡表邪未解,内有实热,咳嗽初起,麻疹初期,均不宜用。

乌 梅

《神农本草经》

为蔷薇科植物梅的近成熟果实。夏季果实近成熟时采收,低温烘干后闷至皱皮,色变黑时即成。去核生用或炒炭用。

【性能】酸、涩,平。归肝、脾、肺、大肠经。

【功效】敛肺止咳,涩肠止泻,生津止渴,安蛔止痛。

【应用】

1. 用于肺虚久咳。本品宜用于肺虚久咳少痰或干咳无痰之证。可配杏仁、罂粟壳等。

2. 用于久泻久痢。

3. 用于蛔厥腹痛。

【用法用量】水煎服,6~12g,大剂可用至30g。外用适量。止泻,止血宜炒炭用,余皆生用。

【使用注意】外有表邪或内有实热积滞者均不宜使用。

知识链接

五味子
乌 梅 }敛肺止咳,涩肠止泻,生津止渴,用于久咳虚喘,久泻久痢及口渴,消渴等证。

五味子:具补益之功,能益气养阴,补益肺肾,又涩精止遗,敛汗,安神。

乌梅:无补益之功,专于收涩,又能安蛔止痛。

五　倍　子

《本草拾遗》

为漆树科植物盐肤木、青麸杨或红麸杨叶上的虫瘿,主要由五倍子蚜寄生而形成。秋季摘下虫瘿,煮死内中寄生虫,干燥。生用。

【药性】酸、涩,寒。归肺、大肠、肾经。

【功效】敛肺降火,止咳止汗,涩肠止泻,固精止遗,收敛止血,收湿敛疮。

【应用】

1. 用于咳嗽,咯血。本品宜用于久咳和肺热咳嗽。又兼止血之功,尤宜用于咳嗽咯血者。治疗肺虚久咳,可配伍五味子、乌梅;若治疗肺热痰咳,配黄芩、瓜蒌等药。

2. 用于自汗,盗汗。研末水调外敷肚脐,亦效。

3. 用于久泻,久痢。

【用法用量】水煎服,3~6g;入丸散,每次 1~1.5g。外用适量,研末外敷或煎汤熏洗。

【使用注意】湿热泻痢者忌用。

罂　粟　壳

《本草发挥》

为罂粟科植物罂粟成熟蒴果的外壳,夏季采收。晒干。蜜炙或醋炒用。

【药性】酸、涩,平。有毒。归肺、大肠、肾经。

【功效】涩肠止泻,敛肺止咳,止痛。

【应用】

1. 用于久泻,久痢。本品为涩肠止泻之常用药,宜用于久泻、久痢而无邪滞者。治疗脾肾虚寒,久泻久痢,常配伍肉豆蔻、人参,如真人养脏汤。

2. 用于肺虚久咳。单用蜜炙研末冲服,亦有良效。

3. 用于各种痛证。

【用法用量】水煎服,3~6g。止咳蜜炙用,止血止痛醋炒用。

【使用注意】本品过量或持续服用易成瘾。咳嗽或泻痢初起邪实者忌用。

诃　子

《药性论》

为使君子科植物诃的成熟果实。秋冬二季采取。晒干。生用或煨用。若用果肉,则去核。

【药性】苦、酸、涩,平。归肺、大肠经。

【功效】涩肠止泻,敛肺止咳,利咽开音。

【应用】

1. 用于久泻,久痢。本品为治久泻,久痢之常用药。宜用于虚寒泻痢,或脱肛,单用煎服,或配伍罂粟壳、肉桂等,如真人养脏汤。

2. 用于久咳,失音。

【用法用量】水煎服,3~10g。敛肺下气、利咽开音宜生用,涩肠止泻宜煨用。

【使用注意】凡外有表邪、内有湿热积滞者忌用。

肉 豆 蔻

《药性论》

为肉豆蔻科植物肉豆蔻的成熟种仁。冬、春两季果实成熟时采收。煨制去油用。

【药性】辛,温。归脾、胃、大肠经。

【功效】涩肠止泻,温中行气。

【应用】

1. 用于久泻,久痢。本品为治虚寒泻痢之常用药。治疗脾胃虚寒之泻痢,可配伍肉桂、干姜;治疗脾肾虚寒之五更泻,常配伍吴茱萸、五味子,如四神丸。

2. 用于胃寒胀痛,食少呕吐。

【用法用量】水煎服,3~10g;入丸、散剂,1.5~3g。内服须煨熟去油用。

【使用注意】湿热泻痢者忌用。

赤 石 脂

《神农本草经》

为硅酸盐类矿物多水高岭石族多水高岭石,主含含水硅酸铝。全年均可采挖。研末水飞或火煅水飞用。

【药性】甘、涩,温。归胃、大肠经。

【功效】涩肠止泻,收敛止血,敛疮生肌。

【应用】

1. 用于久泻,久痢。本品为治疗久泻久痢,下痢脓血之常用药。宜用于泻痢日久,滑脱不禁,常与禹余粮相须为用,如赤石脂禹余粮汤;若治虚寒下痢,便脓血不止者,则常配伍粳米、干姜,如桃花汤。

2. 用于出血证。

【用法用量】水煎服,9~12g。外用适量。

【使用注意】湿热泻痢初起或实热证忌用。不宜与肉桂同用。

第三节 固精缩尿止带药

该类药物味多酸涩收敛,主入肾、膀胱经,故以固精,缩尿,止带为主要作用。部分药物还兼有补肾之功。用于肾虚不固之遗精,滑精,遗尿,尿频以及带下等证。常与补肾药同用,以标本兼治。

本类药物酸涩收敛,易于敛邪,对外邪内侵,湿热下注所致的遗精、尿频等证不宜用。

山 茱 萸

《神农本草经》

为山茱萸科植物山茱萸的成熟果肉。秋末冬初采收。干燥。生用。

【药性】酸、涩,微温。归肝、肾经。

【功效】补益肝肾,收敛固涩。

【应用】

1. 用于肝肾亏虚证。本品为平补肝肾之要药。宜用于肝肾阴虚之腰酸耳鸣者,常配伍山药、熟地,如六味地黄丸;若治疗肾阳不足,小便不利者,常与附子、肉桂等药同用,如肾气丸。

2. 用于遗精,遗尿。

3. 用于崩漏下血。

4. 用于大汗不止,体虚欲脱。

【用法用量】水煎服,6~12g;急救固脱,20~30g。

【使用注意】内有湿热,小便不利者忌用。

莲 子

《神农本草经》

为睡莲科植物莲的成熟种子。秋季采收,晒干,生用。

【药性】甘、涩,平。归脾、肾、心经。

【功效】补脾止泻,益肾固精,止带,养心安神。

【应用】

1. 用于脾虚泄泻。本品药力和缓,亦为食疗佳品。善治脾虚久泻,纳少形瘦者,可单用本品,亦可与茯苓、白术等药配用,如参苓白术散。

2. 用于肾虚不固,遗精,带下。

3. 用于心神不安证。

【用法用量】水煎服,6~15g;去心打碎用。治疗心肾不交之虚烦不宜去心。

芡 实

《神农本草经》

为睡莲科植物芡的成熟种仁。秋末冬初采收。捣碎生用或炒用。

【药性】甘、涩,平。归脾、肾经。

【功效】益肾固精,健脾止泻,除湿止带。

【应用】

1. 用于肾虚不固,遗精,滑精。本品宜用于肾虚不固之腰膝酸软,遗精者,常配金樱子,如水陆二仙丹;也可与牡蛎、龙骨配用,如金锁固精丸。

2. 用于脾虚久泻。

3. 用于带下病。

【用法用量】水煎服,9~15g。

知识链接

芡实
莲子 } 健脾止泻,益肾固精止带,用于脾虚久泻,肾虚遗精之证。

芡实:长于固涩,又兼除湿之功。

莲子:善于补脾,又可养心安神。

覆盆子

《名医别录》

为蔷薇科植物华东覆盆子的未成熟果实。夏初果实含青时采收。晒干,生用。

【药性】甘、酸,微温。归肝、肾经。

【功效】益肾,固精缩尿,养肝明目。

【应用】

1. 用于肾虚不固证。本品宜用于肾虚之遗精,遗尿等,常配伍桑螵蛸、益智仁等;治疗肾虚之遗精,滑精,不孕,阳痿常配枸杞子、菟丝子等,如五子衍宗丸。

2. 用于肝肾不足,目暗不明。

【用法用量】水煎服,6~12g。

【使用注意】阴虚火旺,小便短赤者禁用。

桑 螵 蛸

《神农本草经》

为螳螂科昆虫大刀螂、小刀螂或巨斧螳螂的卵鞘。分别习称"团螵蛸""长螵蛸"及"黑螵蛸"。深秋至次春采收。置沸水浸杀其卵,或蒸透晒干用。

【药性】甘、咸,平。归肝、肾经。

【功效】固精缩尿,补肾助阳。

【应用】

1. 用于肾虚不固证。本品为治疗肾虚不固之遗精、滑精、遗尿、尿频、白浊之良药。宜用于小儿遗尿,女性妊娠、产后小便不禁或频数,可单用本品,或配伍龙骨、石菖蒲,如桑螵蛸散。

2. 用于肾虚阳痿。

【用法用量】水煎服,5~10g。

【使用注意】阴虚火旺或内有湿热的遗精、小便短数者忌用。

海 螵 蛸

《神农本草经》

为乌鲗科动物无针乌贼或金乌贼的内壳。收集其骨状内壳洗净,干燥,生用。

【药性】咸、涩,微温。归肝、肾经。

【功效】固精止带,收敛止血,制酸止痛,收湿敛疮。

【应用】

1. 用于遗精,带下。本品宜用于肾虚,带脉不固之带下清稀量多,常配伍山药、芡实等;若治疗肾失固藏之遗精,滑精,则常与山茱萸、菟丝子等药配用。

2. 用于出血证。

3. 用于胃痛泛酸。

【用法用量】水煎服,5~10g;多研末吞服,每次1.5~3g。外用适量。

【使用注意】阴虚火旺者不宜多服,久服易致便秘。

知识链接

海螵蛸
桑螵蛸 } 固精缩尿用于肾虚不固所致的遗精、滑精、遗尿、尿频等证。

海螵蛸:性偏温固涩之力较强,有止带、止血、制酸止痛、外用收湿敛疮。

桑螵蛸:兼有温和的补肾助阳作用,补而能涩,固摄方面以缩尿见长。

金 樱 子

《雷公炮炙论》

为蔷薇科植物金樱子成熟果实。9~10月采收。晒干,生用。

【药性】酸、涩,平。归肾、膀胱、小肠经。

【功效】固精缩尿止带,涩肠止泻。

【应用】

1. 用于肾虚不固证。本品宜用于肾虚滑精、遗精、遗尿、尿频、带下过多,可单用本品熬膏服;也常与芡实相须为用,如水陆二仙丹。

2. 用于久泻久痢。

【用法用量】水煎服,6~12g。单用多制成膏剂。

【使用注意】有实火、实邪者不宜用。

复习思考题

1. 简述收涩药的含义、分类及其适应证。

2. 使用收涩药时,为何需配合补虚药? 经常配用的有哪些药物?

3. 试述山茱萸的性味、功效与应用。

4. 试述五味子的性味、功效与应用。

(马芸 赵平)

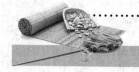

第二十四章

杀虫止痒药

【学习目标】

1. 掌握杀虫止痒药的含义、功效、配伍关系和使用注意。

2. 掌握硫黄、雄黄的性能、功效、应用和使用注意。

3. 熟悉白矾的功效、主治和使用注意。

【概述】

1. 概念 功效杀虫止痒,攻毒疗疮,治疗痈肿疮毒、疥癣瘙痒等病证的药物,称为杀虫止痒药。

2. 药性特点 杀虫止痒药多为有毒之品,具以毒攻毒的特点,能攻毒疗疮,或杀虫止痒,药性寒温不一,归经各异。

3. 功效主治 杀虫止痒药主要功效是解毒杀虫、燥湿止痒、消肿定痛。适用于疮痈,湿疹,疥癣,梅毒,癌肿及虫蛇咬伤等病证。

4. 使用注意 杀虫止痒药多有毒性,多为外用,使用时应严格控制剂量和注意用法,不可过量或持续使用。选择适当剂型,降低毒性,确保用药安全。孕妇禁用或慎用。

雄 黄

《神农本草经》

为硫化物类矿物雄黄的矿石。主含二硫化二砷。随时可采,采挖后除去杂质,研成细粉或水飞。生用,忌火煅。

【药性】辛,温。有毒。归肝、胃、大肠经。

【功效】攻毒疗疮,杀虫。

【应用】

1. 用于痈肿疔疮,湿疹疥癣,蛇虫咬伤。本品为治痈疽疮毒之要药。既可内服、亦可外用,可单用或与乳香、没药等同用,如醒消丸;治疗湿疹、疥癣,皮肤瘙痒者,常与白矾等量为散,清茶调涂患处,如二味拔毒散;治疗蛇虫咬伤,可单用研末,香油调涂患处或黄酒冲服。

2. 用于虫积腹痛。

此外,本品内服能祛痰、截疟,可用治惊痫、疟疾、哮喘等。

【用法用量】外用适量。内服 0.05~0.1g,入丸散。

【使用注意】本品有毒,内服宜慎,不可久服。本品能从皮肤吸收,外用不宜大面积涂敷及长期持续使用,以免中毒。孕妇禁用。切忌火煅。

硫　黄
《神农本草经》

为自然元素类矿物硫族自然硫。采挖后加热熔化,除去杂质,或用含硫矿物经加工制得。生硫黄只作外用,内服常与豆腐同煮后阴干用。

【药性】酸,温。有毒。归肾、大肠经。

【功效】外用解毒杀虫止痒;内服补火助阳通便。

【应用】

1. 用于疥癣,湿疹,阴疽疮疡。本品宜用于疥疮,可单用为末,麻油调涂患处,或与雄黄、轻粉等同用,猪脂调敷,如硫黄散;治疗干湿疹,可配石灰、铅丹、腻粉等研末外撒;治疗阴部湿疮瘙痒,可单用研末外撒,亦可配伍蛇床子、枯矾等。

2. 用于肾阳虚证、虚冷便秘。

【用法用量】外用适量,研末敷或加油调敷患处。内服 1.5~3g,炮制后入丸散服。

【使用注意】阴虚火旺及孕妇忌用。不宜与朴硝同用。

知识链接

硫黄
雄黄}健脾止泻,益肾固精止带,用于脾虚久泻,肾虚遗精之证。

硫黄:杀虫止痒力强,为治疥癣要药,并能补火助阳通便。

雄黄:攻毒疗疮力强,为治疮痈要药。

白　矾
《神农本草经》

为硫酸盐类矿物明矾石经加工提炼制成,主含含水硫酸铝钾。全年均可采挖。将采得的明矾石用水溶解,滤过,滤液加热浓缩,放冷后所得结晶即为白矾。生用或煅用,煅后称枯矾。

【药性】涩,寒。归肺、脾、肝、大肠经。

【功效】燥湿止痒,解毒杀虫,收敛止血,止泻,清热消痰。

【应用】

1. 用于湿疹,湿疮,疥癣,皮肤瘙痒。本品外用尤宜用于湿疹、湿疮等疮面湿烂瘙痒者。治疗湿疹瘙痒,黄水淋漓者,可单用本品为末,入冷水洗患处;或与煅石膏、冰片等同用,治疗疥癣瘙痒者,常与硫黄、雄黄、轻粉等攻毒杀虫药同用。

2. 用于出血证,泻痢不止。

此外,单用本品研末内服,有祛湿退黄之功,可治湿热黄疸,如硝石矾石散。

【用法用量】入丸散服,0.6~1.5g。外用适量。

【使用注意】体虚胃弱及无湿热痰火者忌用。

土 荆 皮

《本草纲目拾遗》

为松科植物金钱松的根皮或近根树皮。于立夏前后剥取,除去杂质,晒干,生用。

【药性】辛,温。有毒。归肺、脾经。

【功效】杀虫止痒。

【应用】用于体癣、手足癣、头癣等多种癣证及湿疹,皮肤瘙痒。本品以治癣为主。治疗各种癣证,可单用浸酒涂擦,或研末用醋调敷。现代多制成10%~50%土荆皮酊,或与水杨酸、苯甲酸等合制成复方土荆皮酊使用。治湿疹及皮肤瘙痒者,可单用浸酒外擦,或配雄黄、苦参等药。

【用法用量】外用适量,酒或醋浸涂擦,或研末调涂患处。

【使用注意】只供外用,不可内服。

蜂 房

《神农本草经》

为胡蜂科昆虫果马蜂、日本长脚胡蜂或异腹胡蜂的巢。全年可采,但常以秋、冬二季采收。晒干或蒸,除去死蜂死蛹后再晒干,剪块生用或炒用。

【药性】甘,平。有毒。归胃经。

【功效】攻毒杀虫,祛风止痛,止痒。

【应用】

1. 用于疮痈肿毒。本品为外科常用之品。宜用于痈肿初起,可与生南星、生草乌共为细末,醋调涂;乳痈初起,可用本品焙焦黄,研末内服。

2. 用于痹证,牙痛,皮肤瘙痒。

【用法用量】水煎服,3~5g。外用适量,研末用油调敷或煎水漱口,或熏洗患处。

【使用注意】体虚者不宜服。

复习思考题

1. 简述攻毒杀虫止痒药的含义、功效、适应证及使用注意。

2. 鉴别硫黄与雄黄的功效异同点。

3. 土荆皮在使用时该注意什么?

4. 简述白矾的应用。

(马芸 赵平)

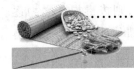

第二十五章

拔毒生肌药

【学习目标】

1. 掌握拔毒生肌药的含义、功效、适应证、使用注意。

2. 掌握升药的性能、功效、应用和使用注意。

3. 了解轻粉、炉甘石、硼砂的功效、主治和使用注意。

【概述】

1. 概念 功效拔毒化腐，生肌敛疮，主治疮疡脓出不畅，或久溃不敛的药物，称为拔毒生肌药。

2. 药性特点 拔毒生肌药大多来源于矿石、金属类，药性寒热不一，多具剧烈毒性或对皮肤有刺激性，以外用为主，以拔毒化腐，敛疮生肌为主要功效。

3. 功效主治 拔毒生肌药主要用于疮疡溃后脓出不畅，或溃后腐肉不去，新肉难生，久不愈合之证。

有些药物具解毒燥湿之功，亦可用于癌肿，梅毒，皮肤湿疹瘙痒，咽喉肿痛，目赤肿痛，口舌生疮等病证。

4. 使用注意 拔毒生肌药多有大毒或较强刺激性，应用时应严格控制剂量和用法。外用亦不宜过量和持续使用；尤其是某些大毒药物，如升药、轻粉等，不宜在头面部和黏膜处使用，以防发生中毒；孕妇禁用或慎用。

升　药
《外科大成》

由水银、火硝、白矾各等分混合升华制成。红色者称红升，黄色者称黄升。研细末入药，陈久者良。

【药性】辛，热。有大毒。归肺、脾经。

【功效】攻毒祛腐。

【应用】

用于痈疽溃后脓出不畅或腐肉不去，新肉难生。本品为外科常用药物，为拔脓祛腐之要药。因其毒性较大，故治疗上述病证常与煅石膏同用，且根据病情调整二药的用量比例，治疗疮疡后期,脓毒较轻,疮口不敛,常配煅石膏研末外用,煅石膏与升药比例为 9∶1 者,称九一丹;治疮疡中期,脓毒较盛,煅石膏与升药之比为 1∶1 者,称五五丹;治痈疽初溃,脓毒盛,腐肉不去,煅石膏与升药之比为 1∶9 者,称九转丹;随着本品用量增多,则拔毒提脓之力逐步增强。用时可将药物撒于患处,或将药物粘附棉纸上,做成药捻,插入脓腔内。

【用法用量】外用适量。

【使用注意】只供外用,不能内服。外用不可过量或持续使用。

轻　粉
《本草拾遗》

为水银、白矾(或胆矾)、食盐等用升华法制成的氯化亚汞结晶性粉末。避光保存,研细末用。

【药性】辛,寒。有毒。归大肠、小肠经。

【功效】外用攻毒杀虫止痒,收湿敛疮;内服逐水通便。

【应用】

1. 用于疮疡溃烂,疥癣,湿疹,湿疮,梅毒。本品外用,宜用于渗出性皮肤病。治疗疮疡溃烂,常与血竭、当归等配伍,如生肌玉红膏;治疗黄水疮、湿疹瘙痒者,常与煅石膏、蛤粉等同用,如蛤粉散;治疗梅毒,每与大风子研末外涂。

2. 用于水肿胀满,二便不利。

【用法用量】入丸散服,0.1~0.2g。外用适量,研末调涂或干掺。

【使用注意】内服宜慎,且服后应漱口,以免口腔溃烂及损伤牙齿。体虚者及孕妇忌用。内服、外用均不可过量及持续使用,以防中毒。

铅　丹
《神农本草经》

为纯铅加工制成的铅的氧化物。生用或炒用。

【药性】辛,微寒。有毒。归心、肝经。

【功效】攻毒化腐,生肌敛疮。

【应用】用于疮疡,湿疹,黄水疮。本品宜用于各种疮疡。治疗疮疡初起红肿或脓成未溃者,可单用本品配黄明胶外贴;治疗痈疽溃后不敛,须与轻粉、煅石膏等配伍;治疗湿疹,黄水疮,皮肤糜烂,滋水淋漓,瘙痒难忍者,常配用黄连、枯矾等。

此外,本品内服有截疟之功,可治疟疾。因其有毒,现已很少应用。

【用法用量】外用适量。内服入丸散,每次 0.3~0.6g。

【使用注意】本品有毒,用之不当可引起铅中毒,宜慎用。不可持续使用,以防蓄积中毒。

炉甘石
《本草纲目》

为碳酸盐类矿物菱锌矿石,主含碳酸锌。全年可采挖,采挖后,除去泥土杂石,洗净,晒干。有火煅、醋淬及火煅后用三黄汤(黄连、黄柏、大黄)淬等制法。水飞用。

【药性】甘,平。归肝、胃经。

【功效】解毒明目退翳,收湿敛疮。

【应用】

1. 用于目赤目障,烂弦风眼。本品长于治疗目疾,为眼科外用常用药。治疗眼睑赤烂,羞明多泪,常与冰片、黄连等同用。

2. 用于溃疡不敛,湿疮,湿疹。

【用法用量】外用适量,水飞点眼,研末撒或调敷。

硼　砂

《日华子本草》

为天然矿物硼砂的矿石,经提炼精制而成的结晶体。一般 8~11 月间采挖。生用或煅用。

【药性】甘、咸,凉。归肺、胃经。

【功效】外用清热解毒,内服清肺化痰。

【应用】

1. 用于热毒肿痛。本品为喉科及眼科常用药,多外用。宜用于咽喉肿痛,口舌生疮,常与冰片、玄明粉同用,如冰硼散。

2. 用于痰热咳嗽。

【用法用量】外用适量,研极细末干撒或调敷患处;或化水含漱。内服入丸散,1~3g。

【使用注意】以外用为主,内服宜慎。

复习思考题

1. 简述拔毒生肌药的概念、功效、适应证及使用注意。

2. 简述升药的功效、应用、特殊的用法用量。

3. 简述轻粉的用法用量及使用注意。

4. 简述炉甘石的应用。

（马　芸　赵　平）

下篇 方 剂 学

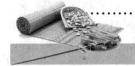

第一章

绪 论

【学习目标】
1. 了解方剂、方剂学的概念和方剂学的基本任务。
2. 掌握历代医家在方剂学方面的代表著作和主要成就。
3. 熟悉方剂学在中医药学体系中的地位及方剂学的研究方法。

第一节 方剂与方剂学的概念

方剂,是在辨证立法的基础上,按照组方原则,选择合适的药物,酌定适当剂量,规定适宜剂型及用法等一系列过程而拟定的治疗处方。方剂是中医运用中药防治疾病的主要形式,是中医理、法、方、药体系中的重要组成部分。"方剂"的原义是指以药物按一定的规矩和方法组合成方,绝不是简单的药物拼凑或堆砌,也并非任何一张处方都可以被称为符合要求的方剂。

方剂学,则是研究和阐明治法与方剂的理论及其临床运用的一门学科,是中医学主要的基础学科之一。方剂学的任务是通过一定数量常用方剂的学习,引导学生掌握组方原理和配伍规律,培养学生分析、运用方剂以及临证组方的能力,并为学习中医临床课程奠定基础。

中医治疗疾病,选药配伍组成方剂,是主要手段。而方剂学研究的内容,又是以中医基础理论、中药学、中医诊断学等基础学科的内容为基础。因此,方剂学在中医基础学科和临床学科之间,起着重要的纽带和桥梁作用,是中医学理、法、方、药体系中的一个重要环节。

历代流传下来的医方浩如烟海,汗牛充栋,其中虽不乏熠熠闪光的珍宝,但组方芜杂,相互雷同者,亦如叠床架屋,可谓良莠不齐。学习方剂关键在于择其精良,掌握一定数量的基础方、代表方以及常用方,重点在掌握和理解其组成、运用及变化规律,举一反三,触类旁通,这样才能收到执简驭繁、事半功倍之效。

学习方剂首先要理解每首方剂的组方原理,掌握方剂的配伍规律及其配伍变化,熟悉其功效、主治以及临床运用等;同时,应背诵和熟记一定数量的基础方、代表方和常用方,对组成和功效、主治近似的方剂,应注意比较,从中掌握其特点和异同。只有在学习中处理好理解和记忆的辩证关系,才能记得牢固,理解深刻,从而打下坚实的基本功,培养较强的辨证、立法、组方的能力，为顺利学习临床各门课程奠定方剂学的基础。

第二节 方剂的起源与发展

方剂学的发展有着悠久的历史，与方剂有关的医籍数不胜数，了解方剂学发展的概要过程，熟悉历史上具有代表性的重要方书的特点及其价值，对于学好方剂学并对今后的继续深入学习和研究、运用，是十分重要的。

一、先秦时期

方剂学的起源时期。由于历史久远，此期方剂学的发展特点只能依靠文献记载和出土文物来认识。

1973 年在湖南长沙马王堆 3 号汉墓出土的《五十二病方》成书于战国晚期，是现存最古老的方书。全书共有医方 283 个，涉及临床各科病证一百余种。诸方用药 242 种，有不少品种不为《神农本草经》所收载。该帛书的出土，充分说明了至迟在战国晚期，方剂在临床的运用已初具规模。

二、秦汉时期

这一时期，方剂学有了较大的发展。其一是初步总结了治则和治法，并提出了对组方的基本结构要求，从而初步奠定了方剂学的理论基础；其二是总结了一批行之有效的经典方剂。

方剂是临床用药经验的结晶。东汉时期，医学更加进步，以《神农本草经》为代表的本草学也积累了重要的药学成果，方剂的质量也随之提高。汉末，张仲景结合自己的独到经验，完成了当时最高水平的临床巨著——《伤寒杂病论》。此书经晋·王熙及宋·林亿等先后整理编辑为《伤寒论》和《金匮要略》，使之得以广为流传。

三、魏晋南北朝时期

《肘后备急方》为东晋著名医家葛洪所撰。该书共收单方 510 首，复方 494 首，论述文字十分简要，载录之药方及用法，又为葛氏"皆已试而后录之"，如用青蒿叶握取汁服，以治疟疾，为现代青蒿素的研制提供了宝贵的经验。后世葱豉汤、黄连解毒汤等，实为此书首见。所以，简、便、廉、效是《肘后救卒方》的显著特点。

陈延之所撰《小品方》，对《伤寒杂病论》以来的经验方进行了系统整理，在隋唐时期与仲景之书齐名。

四、隋唐时期

隋唐两代，社会经济的进步，国内各民族的亲密交往和中外各国间的广泛交流，加之唐王朝对医药的重视，方剂学取得了较大的发展。

《备急千金要方》和《千金翼方》，是唐代医药大家孙思邈的力作。共载方 7500 余首，并收录了许多保健、美容、抗衰老的方剂，集唐以前方剂之大成。王焘撰写的《外台秘要》，收方 6800 余首，整理并保存了一大批唐代及其以前的医方，为方剂学的发展提供了丰富的文献资料。

五、宋金元时期

宋代出现了由政府组织编写的方书《太平圣惠方》，共 100 卷，载方 16 834 首，是一部临床实用的方书。北宋政府官办药局"太平惠民和剂局"的建立，使大量成方制剂的生产规范化，标志着我国制剂和成药销售、管理进入了新的阶段。其所藏医方经校订编纂的《太平惠民和剂局方》是我国历史上第一部由政府组织编制的成药典。

金元时期的战争，给方剂的发展造成了不良影响，但许多临床医家仍潜心于医方的研究和总结，除危亦林《世医得效方》之外，方剂学的成就主要反映在临床医学著作之中。其他医方专书还有：刘完素《黄帝素问宣明论方》、张从正《经验方》、朱震亨《局方发挥》等等。

金人成无己之《伤寒明理论》系统阐述了张机《伤寒论》20 首常用方的组方原理及方、药间的关系，开方论之先河，拓展了方剂学的学术领域。

宋金元时期的医家，留下了不少新颖而灵验的方剂，如钱乙《小儿药证直诀》的六味地黄丸、导赤散、泻白散，刘完素《黄帝素问宣明论方》的防风通圣散、双解散，王好古《此事难知》引张元素的九味羌活汤，李东垣《脾胃论》的补中益气汤、清暑益气汤，《东垣试效方》的普济消毒饮，朱震亨《丹溪心法》的左金丸、大补阴丸、二妙散等。

六、明清时期

这一时期的方书，既有搜罗广博，规模宏大的官修巨制，出现了我国古代规模最大的方剂大全《普济方》；又有集约的袖珍良方，如《医方考》《祖剂》。

清代虽未能留下鸿篇巨制的方书，但方剂学仍有若干特色和成就。

首先，清代的方书，无意求其赅备，而趋向于由博返约。博采众家良方的实用性医方，便于诵读和记忆的入门方歌大量出现。其次，清人继《医方考》之后，将制方理论、方义分析、配伍关系的研究大大向前推进，成绩斐然，如柯琴《伤寒论翼》所附"制方大法"，对《伤寒论》方的辨证、立法和制方的深入讨论。

此外，清代的实用性方书主要有《医方集解》和《成方切用》。此外，还有陈念祖《时方歌括》《时方妙用》《伤寒类方歌括》《金匮方歌括》，张秉成《成方便读》等。

七、近现代时期

鸦片战争之后，随着西方文化的侵入，中医受到歧视和排斥，方剂学的发展遂停滞不前，直到中华人民共和国成立以后，才随着中医学的复兴得到了新的发展。此期主要的成就有：

首先，对古代重要方书进行校刊出版、影印或辑复，为古方和方剂学史的研究提供了极大的方便，如《肘后方》《小品方》《千金方》《外台秘要》《太平惠民和剂局方》《圣济总录》《普济方》等。

其次，重新编辑的古今医方、验方、方书辞典，方剂工具书及专著大量涌现，各大医药院校不同层次的方剂学教材不断更新。其中，尤以南京中医药大学主编的《中医方剂大辞典》具有代表性，填补了自明初《普济方》问世以来缺少大型方书的空白。

第三，方剂理论更加深入，方剂应用更加扩大，创制出许多有效方剂。如宫外孕Ⅰ号方、宫外孕Ⅱ号方、利胆排石汤等。

此外,新的产品不断研制成功,剂型不断改进和更新,设备、技术和检测手段更加先进,疗效可靠而安全的法定处方、协定处方不断增加。有关治则、治法及组方原理、配伍规律和复方效用的研究,既有文献的整理,临床的观察,又有大量现代实验研究。中药制剂学的分化,中成药在生产工艺、剂型改进、药效、药理、毒理、质量标准和临床应用等方面,都取得了举世瞩目的进步。

随着中医学的全面发展,方剂学的独特优势将会得到进一步发挥,并对人类的健康做出新的贡献。

复习思考题

1. 简述《黄帝内经》对方剂学形成和发展的直接贡献。
2. 简述《伤寒杂病论》对方剂学发展的贡献。

（李　铭）

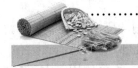

第二章

方剂与治法

【学习目标】
1. 掌握"八法"的基本内容。
2. 熟悉治法与方剂的关系。

第一节 方剂与治法的关系

方剂是中医治疗疾病的重要手段,是在辨证立法的基础上选药配伍而成的。所立的"法",就是治法,是在审明病因病机,辨清证候之后,有针对性地采取的治疗法则。方剂和治法,都是中医学理、法、方、药体系的重要组成部分。

中医学历来强调"方从法出,法随证立",治法是用方和组方的依据,方剂是体现治疗的主要手段。方与法之间是相互依存,密不可分的。

第二节 常用治法

历代医家鉴于具体治法内容的丰富多彩,又具有归属不同治法体系的特点,为了能执简驭繁地把握治法共性,多次作过分类归纳。我们现在常引用的"八法",就是清代医家程钟龄从治疗大法的角度,根据历代医家对治法的归类总结而来的。程氏在《医学心悟·医门八法》中说:"论病之源,从内伤外感四字括之。论病之情,则以寒热虚实表里阴阳八字统之。而治病之方,则又以汗、和、下、消、吐、清、温、补八法尽之"。现将常用的八法内容,简要介绍如下:

1. 汗法　汗法是通过开泄腠理,调畅营卫,宣发肺气等作用,使在表的外感六淫之邪随汗而解的一类治法。汗法除了主要治疗外感六淫之邪所致的表证外,凡是腠理闭塞,营卫郁滞的寒热无汗,或腠理疏松,虽有汗但寒热不解的病证,皆可用汗法治疗。然而,由于病情有寒热,邪气有兼夹,体质有强弱,故汗法又有辛温、辛凉的区别,以及汗法与补法、下法、消法等其他治疗方法的结合运用。

2. 吐法　是通过涌吐的方法,使停留在咽喉、胸膈、胃脘的痰涎、宿食或毒物从口中吐出的一类治法。适用于中风痰壅,宿食壅阻胃脘,毒物尚在胃中,痰涎壅盛之癫狂、喉痹,以及干霍乱吐泻不得等,属于病位居上,病势急暴,内蓄实邪,体质壮实之证。因吐法易伤胃气,故体虚气弱、妇人新产、孕妇均应慎用。

3. 下法 是通过荡涤肠胃,泻出肠中积滞,或积水、瘀血,使停留于胃肠的宿食、燥屎、冷积、瘀血、结痰、停水等从下窍谷道而出,以祛邪除病的一类治法。凡邪在肠胃,而致大便不通,燥屎内结,或热结旁流,以及停痰留饮,瘀血积水等邪正俱实之证,均可使用。由于病情有寒热,正气有虚实,病邪有兼夹,所以下法又有寒下、温下、润下、逐水、攻补兼施之别,以及与其他治法的结合运用。

4. 和法 和法是通过和解与调和的方法,使半表半里之邪,或脏腑、阴阳、表里失和之证得以解除的一类治法。和解是专治邪在半表半里的一种方法。至于调和之法,戴天章说:"寒热并用之谓和,补泻合剂之谓和,表里双解之谓和,平其亢厉之谓和。"总之,和法是一种采用双向调节的方法以祛邪调正的治法。适用于邪犯少阳,肝脾不和,肠寒胃热,气血营卫失和等证。

5. 温法 是通过温里祛寒的作用,以治疗里寒证的一类治法。里寒证的形成,有外感内伤的不同,或由寒邪直中于里,或因失治误治而伤损人体阳气,或因素体阳气虚弱,以致寒从中生。同时,里寒证又有部位浅深、程度轻重的差别,因此,温法又有温中祛寒、回阳救逆和温经散寒的区别。由于寒证形成和发展过程中,往往阳虚与寒邪并存,所以温法又常与补法配合运用。

6. 清法 是通过清热、泻火、凉血等作用,以解除里热之邪的一类治法。适用于里热证、火证、热毒证以及虚热证等里热病证。由于里热证有热在气分、营分、血分、热壅成毒以及热在某一脏腑之分,因而在清法之中,又有清气分热、清营凉血、清热解毒、清脏腑热等不同。热证最易伤阴,大热又易耗气,所以清热剂中常配伍生津、益气之品。

7. 消法 是通过消食导滞、行气活血、化痰利水,以及驱虫的方法,使气、血、痰、食、水、虫等所结聚而成的有形之邪渐消缓散的一类治法。适用于饮食停滞,气滞血瘀,癥瘕积聚,水湿内停,痰饮不化,疳积虫积以及疮疡痈肿等病证。消法也常与补法、下法、温法、清法等其他治法配合运用。

8. 补法 是通过补益人体气血阴阳不足,用于治疗各种虚弱证候或脏腑功能衰退的一类治法。补法的目的,在于通过药物的补益,使人体气血阴阳或脏腑之间的失调状态得到纠正,复归于协调平衡。此外,在正虚不能祛邪外出时,也可以补法扶助正气,并配合其他治法,达到助正驱邪的目的。虽然补法有时可收到间接驱邪的效果,但一般是在无外邪时使用,以避免"闭门留寇"之弊。补法的具体内容甚多,既有补益气、血、阴、阳的不同,又有分补五脏之侧重,但较常用的治法分类仍以补气、补血、补阴、补阳为主。在这些治法中,已包括了分补五脏之法。

上述八种治法,适用于表里寒热虚实不同的证候。对于多数疾病而言,病情往往是复杂的,不是单一治法能够符合治疗需要的,常需数种治法配合运用,才能治无遗邪,照顾全面,所以虽为八法,配合运用之后变化多端。正如《医学心悟》中说:"一法之中,八法备焉,八法之中,百法备焉。"因此,临证处方,必须针对具体病证,灵活运用八法,使之切合病情,方能收到满意的疗效。

复习思考题

1. 简述治法与方剂的关系。
2. 分别简述八法的含义。

（李　铭）

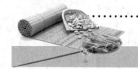

第三章

方剂的组成与变化形式

【学习目标】
1. 了解方剂的组成原则与基本结构及君、臣、佐、使的含义。
2. 掌握药物配伍及药物配伍在方剂学中的作用。
3. 熟悉方剂变化的几种形式。

第一节　方剂的组成

　　每首方剂的组成,固然必须根据病情,在辨证立法的基础上选择合适的药物,妥善配伍而成,但在组织不同作用的药物时,还应符合组方的基本结构,即"君、臣、佐、使"的组方形式,这样才能达到主次分明,全面兼顾,扬长避短,提高疗效的目的。

　　关于"君、臣、佐、使"组方基本结构的理论,最早见于《黄帝内经》,《素问·至真要大论》说:"主病之为君,佐君之为臣,应臣之为使"。其后,金人张元素有"力大者为君"之说。明代何瑭更进一步说:"大抵药之治病,各有所主。主治者,君也。辅治者,臣也。与君药相反而相助者,佐也。引经及治病之药至病所者,使也。"综上所述,无论是《黄帝内经》,还是张元素、何瑭,虽对君、臣、佐、使的涵义作了一定的阐发,但还不够系统和全面。今据各家论述及历代名方组成规律,进一步分析归纳如下:

　　君药:即针对主病或主证起主要治疗作用的药物。

　　臣药:有两种意义。①辅助君药加强治疗主病或主证的药物;②针对兼病或兼证起治疗作用的药物。

　　佐药:有三种意义。①佐助药,即协助君、臣药以加强治疗作用,或直接治疗次要兼证的药物;②佐制药,即能制约君、臣药峻烈之性,或减轻或消除君、臣药的毒性的药物;③反佐药,即病重邪甚,可能拒药时,配用与君药性味相反而又能在治疗中起相成作用的药物,以防止药病格拒。

　　使药:有两种意义。①引经药,即能引方中诸药至病所的药物;②调和药,即具有调和方中诸药作用的药物。

　　综上所述,说明一个方剂中药物的君、臣、佐、使,主要是以药物在方中所起作用的主次和地位为依据。除君药外,臣、佐、使药都各具两种以上的意义。在遣药组方时并没有固定的程式,既不是每一种意义的臣、佐、使药都必须具备,也不是每味药只任一职。每一方剂的具体药味多少,以及君、臣、佐、使是否齐备,全视具体病情及治疗要求的不同,以及所选药物的功效来决定。但是,任何方剂组成中,君药不可缺,一般来说,君药的药味较少,而且不论何药在作为君药时其用量比作为臣、佐、使药应用时要大。这是一般情况下对组方基本结构的要求。至于有些药味繁多的大方,或多个基础方剂组合而成的"复方",分析时只需按其组成方药的功用归类,分清主次即可。为进一步说明君、臣、佐、使理论的具体运用,以麻黄汤为例分析如下:

麻黄汤出自《伤寒论》,主治外感风寒表实证,见有恶寒发热,头痛身疼,无汗而喘,舌苔薄白,脉象浮紧等症状,其病机为外感风寒,卫阳被遏,营阴郁滞,肺气不宣。治以辛温发汗,宣肺平喘。其组成分析如下:

麻黄汤 {
君药——麻黄:辛温,发汗解表以散风寒;宣发肺气以平喘逆。
臣药——桂枝:辛甘温,解肌发表,助麻黄发汗散寒;温通经脉,解头身之疼痛。
佐药——杏仁:苦平,降肺气,助麻黄平喘(佐助药)。
使药——炙甘草:甘温,调和诸药。
}

通过对麻黄汤的分析,可知遣药组方时既要考虑配伍用药的合理以针对病机需要,又要考虑按照组成的基本结构要求将方药组合成为一个主次分明、全面兼顾的有机整体,使之更好地发挥整体效果,这是需要充分运用中医药理论为指导,进行周密设计的。

至于以法统方和"君、臣、佐、使"理论的关系,前者是遣药组方的原则,是保证方剂针对病机,切合病情需要的基本前提;后者是组方的基本结构和形式,是完成治法保障疗效的手段。只有正确把握上述两方面的基本理论和技能,加之熟练的用药配伍技巧,才能组织好理想的有效方剂。

第二节　方剂的变化

方剂组成既有严格的原则性,又有极大的灵活性。在临证运用成方时,我们应根据病人体质状况,年龄长幼,四时气候,地域差异以及病情变化而灵活运用。只有将原则性和灵活性在具体运用中统一起来,才能更好地达到预期目的,才能做到"师其法而不泥其方,师其方而不泥其药"。徐大椿在《医学源流论·执方治病论》中说:"欲用古方,必先审病者所患之证相合,然后施用,否则必须加减,无可加减,则另择一方。"说明方剂在运用时不可囿于成方,应当通过灵活变化来适合具体病情的需要。常见的组成变化主要有以下三种形式:

1. 药味增减的变化　方剂由药物组成,药物是决定方剂功效的主要因素。当方剂中的药物增加或减少时,必然要使方剂组成的配伍关系发生变化,并由此导致方剂功效的改变。这种变化主要用于临床选用成方,其目的是使之更加适合变化了的病情需要。必须指出,在此所指的药味增减的变化,是指在主病、主证、基本病机以及君药不变的前提下,改变方中的次要药物,以适应变化了的病情需要,即我们常说的"随证加减"。例如桂枝汤,该方由桂枝、芍药、生姜、大枣、甘草五味药组成,具解肌发表,调和营卫之功,主治外感风寒表虚证,见有头痛发热,汗出恶风,脉浮缓或浮弱,舌苔薄白等证。若在此证候基础上,兼有宿疾喘息,则可加入厚朴以下气除满,杏仁降逆平喘(即桂枝加厚朴杏子汤)。若在桂枝汤证基础上,因风邪阻滞太阳经脉,以致津液不能敷布,经脉失去濡养,而见项背强硬等兼证者,可加葛根解肌舒筋(桂枝加葛根汤)。又如桂枝汤证因误下而兼见胸满,此时桂枝汤证仍在者,因方中芍药之酸收,不利于胸满,则当减去芍药,以专于解肌散邪(桂枝去芍药汤)。

2. 药量增减的变化 药物的用量直接决定了药力的大小。某些方剂中用量比例的变化还会改变方剂的配伍关系,从而可能改变该方功用和主治证候的主要方面。例如小承气汤与厚朴三物汤,二方都由大黄、枳实、厚朴三味组成。但小承气汤主治阳明腑实轻证,病机是热实互结在胃肠,治当轻下热结,所以用大黄四两为君,枳实三枚为臣,厚朴二两为佐。厚朴三物汤主治大便秘结,腹满而痛,病机侧重于气闭不通,治当下气通便,所以用厚朴八两为君,枳实五枚为臣,大黄四两为佐。二方相比,厚朴用量之比为1∶4。大黄用量虽同,但小承气汤煎分2次服,厚朴三物汤分3次服,每次实际服量也有差别(表3-1)。又如四逆汤与通脉四逆汤,二方都由附子、干姜、炙甘草三味组成。但前方姜、附用量比较小,主治阴盛阳微而致四肢厥逆,恶寒踡卧,下利,脉微细或沉迟细弱的证候,有回阳救逆的功用。后方姜、附用量比较大,主治阴盛格阳于外而致四肢厥逆,身反不恶寒,下利清谷,脉微欲绝的证候。有回阳逐阴,通脉救逆的功用(表3-2)。

表3-1 小承气汤与厚朴三物汤鉴别表

方剂名称	方药组成配伍				主治证候	备注
	君	臣	佐	使		
小承气汤	大黄四两	枳实三枚	厚朴二两		阳明腑实证(热结):潮热谵语,大便秘结,腹痛拒按	分二服
厚朴三物汤	厚朴八两	枳实五枚	大黄四两		气滞便秘(气闭):脘腹满痛不减,大便秘结	分三服

表3-2 四逆汤和通脉四逆汤鉴别表

方剂名称	组成药物			主治证候	备注
	炙甘草	生附子	干姜		
四逆汤	二两	一枚	一两五钱	下利清谷,呕吐,恶寒,四肢厥逆,身体疼痛,脉微细或沉迟细弱	四逆汤证是由阳虚阴盛所致,故以姜、附回阳救逆
通脉四逆汤	二两	一枚(大者)	三两	下利清谷,四肢厥逆,身反不恶寒	通脉四逆汤证是阴邪甚格阳于外,故加重姜、附用量以回阳逐阴,通脉救逆

3. 剂型更换的变化 中药制剂种类较多,各有特点。由于剂型不同,在作用上也有区别。如理中丸是用治脾胃虚寒的方剂,如改为汤剂内服,则作用快而力峻,适用于证情较急重者。反之如证情较轻或缓者,不能急于求效,则可以改汤为丸,取丸剂作用慢而力缓。所以《伤寒论》中理中丸(人参、白术、干姜、甘草各等分)服法中指出“然不及汤”。又如抵当汤与抵当丸(表3-3)、枳术汤与枳术丸(表3-4)都是剂型变化,意取缓治的例子。

表 3-3　抵当汤和抵当丸鉴别表

方剂名称	组成药物				主治证候
	水蛭	虻虫	大黄	桃仁	
抵当汤	三十条	三十条	三两	二十个	身热,少腹硬满,小便自利,发狂或如狂
抵当丸	二十条	二十条	三两	二十五个	身热,少腹满,小便自利

表 3-4　枳术汤和枳术丸鉴别表

方剂名称	组成药物		主治证候
	君	佐	
枳术汤	枳实七枚	白术二两	心下坚,大如盘,边如旋盘
枳术丸	白术二两	枳实一两	胸脘痞满,不思饮食

　　上述药味、药量、剂型三种变化形式,可以单纯应用,也可以相互结合使用,有时很难截然分开。但通过这些变化,能充分体现出方剂在临床中的具体运用特点,只有掌握这些特点,才能制裁随心,以应万变之病情,达到预期的治疗目的。

　　复习思考题

　　1. 简述君药的含义及运用特点。

　　2. 简述臣药的含义并举例说明。

　　3. 方剂的变化有哪些基本形式?

（李　铭）

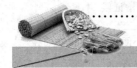

第四章

剂 型

【学习目标】
1. 了解常用剂型的种类及制备方法。
2. 掌握常用剂型的主要特点。

方剂组成以后,还要根据病情与药物的特点制成一定的形态,称为剂型。方剂的剂型历史悠久,有着丰富的理论和宝贵的实践经验。早在《黄帝内经》中就有汤、丸、散、膏、酒、丹等剂型。随着制药工业的发展,又研制了许多新的剂型,如片剂、颗粒剂、注射剂等。

一、液体剂型

1. **汤剂** 古称汤液,是将药物饮片加水或酒浸泡后,再煎煮一定时间,去渣取汁而制成的液体剂型。主要供内服,如麻黄汤等。外用的多作洗浴、熏蒸及含漱。汤剂的特点是吸收快,能迅速发挥药效,特别是能根据病情的变化而随证加减,能较全面、灵活地照顾到每个病人或各具体病变阶段的特殊性,适用于病证较重或病情不稳定的患者。汤剂的不足之处是服用量大,某些药的有效成分不易煎出或易挥发散失,服用口感欠佳,不适于大批生产,亦不便于携带和贮存。

2. **酒剂** 又称药酒,古称酒醴。是将药物用白酒或黄酒浸泡,或加温隔水炖煮,去渣取液供内服或外用。酒有活血通络、易于发散和助长药效的特性,故适用于祛风通络和补益剂中使用,如风湿药酒、参茸药酒、五加皮酒等。外用酒剂尚可祛风活血止痛消肿。

3. **露剂** 亦称药露,多用新鲜含有挥发性成分的药物,用蒸馏法制成的芳香气味的澄明水溶液。一般作为饮料及清凉解暑剂。常用的有金银花露、青蒿露等。

4. **糖浆剂** 是将药物煎煮去渣取汁浓缩后,加入适量蔗糖溶解制成的浓蔗糖水溶液。糖浆剂具有口感好、用量小、服用方便、吸收较快等特点,尤适于儿童服用,如止咳糖浆、桂皮糖浆等。

5. **口服液** 是将药物用水或其他溶剂提取精制而成的内服液体制剂。该制剂集汤剂、糖浆剂、注射剂的制剂特色,具有剂量较少、吸收较快、服用方便、口感适宜等优点。近年来发展很快,尤其是保健与滋补性口服液日益增多,如人参蜂王浆口服液、杞菊地黄口服液等。

6. 注射液　亦称针剂,是将药物经过提取、精制、配制等步骤而制成的灭菌溶液、无菌混悬液或供配制成液体的无菌粉末,供皮下、肌肉、静脉注射的一种制剂。具有剂量准确、药效迅速、适于急救、不受消化系统影响的特点,对于神志昏迷,难于口服用药的病人尤为适宜,如清开灵注射液、生脉注射液等。

二、固体剂型

1. 散剂　是将药物粉碎,混合均匀,制成粉末状制剂。分为内服和外用两类,内服散剂一般是研成细粉,以温开水冲服,量小者亦可直接吞服,如七厘散。亦有制成粗末,以水煎取汁服的,称为煮散,如银翘散。散剂的特点是制作简便,吸收较快,节省药材,便于服用与携带。外用散剂一般作为外敷,掺撒疮面或患病部位,如金黄散、生肌散。亦有作点眼、吹喉等,如八宝眼药、冰硼散等。

2. 丸剂　是将药物研成细粉或药材提取物,加适宜的黏合剂制成球形的固体剂型。丸剂与汤剂相比,吸收较慢,药效持久,节省药材,便于服用与携带。李杲云:"丸者缓也,舒缓而治之也。"适用于慢性、虚弱性疾病,如六味地黄丸等。但也有些丸剂药性比较峻猛的,此则多为芳香类药物与剧毒药物,不宜作汤剂煎服,如安宫牛黄丸、舟车丸等。常用的丸剂有蜜丸、水丸、糊丸、浓缩丸等。

(1)蜜丸:是将药物细粉用炼制的蜂蜜为黏合剂制成的丸剂,分为大蜜丸和小蜜丸两种。蜜丸性质柔润,作用缓和持久,并有补益和矫味作用,常用于治疗慢性病和虚弱病,需要长期服用。如理中丸、六味地黄丸等。

(2)水丸:俗称水泛丸,是将药物细粉用水(冷开水或蒸馏水)或酒、醋、蜜水、药汁等为黏合剂制成的小丸。水丸较蜜丸崩解、溶解得快,吸收、作用快,易于吞服,适用于多种疾病,如防风通圣丸、左金丸、越鞠丸等。

(3)糊丸:是将药物细粉用米糊、面糊、曲糊等为黏合剂制成的小丸。糊丸黏合力强,质地坚硬,崩解、溶散迟缓,内服可延长药效,减轻剧毒药的不良反应和对胃肠的刺激,如舟车丸、黑锡丹等。

(4)浓缩丸:是将药物或方中部分药物煎汁浓缩成膏,再与其他药物细粉混合干燥、粉碎,用水或蜂蜜或药汁制成丸剂。因其体积小,有效成分高,服用剂量小,可用于治疗多种疾病。如六味地黄丸浓缩丸等。

3. 茶剂　是将药物经粉碎加工而制成的粗末状制品,或加入适宜黏合剂制成的方块状制剂。用时以沸水泡汁或煎汁,不定时饮用。大多用于治疗感冒、食积、腹泻,近年来又有许多健身、减肥的新产品,如午时茶、刺五加茶、减肥茶等。

4. 锭剂　是将药物研成细粉,或加适当的黏合剂制成规定形状的固体剂型,有纺锤形、圆柱形、条形等。可供外用与内服,研末调服或磨汁服,外用则磨汁涂患处,常用的有紫金锭、万应锭等。

5. 条剂　亦称药捻,是将药物细粉用桑皮纸粘药后搓捻成细条,或将桑皮纸捻成细条再粘着药粉而成。用时插入疮口或瘘管内,能化腐拔毒,生肌收口,常用的有红升丹药条等。

6. 丹剂　有内服和外用两种。内服丹剂没有固定剂型,有丸剂,也有散剂,每以药品贵重或药效显著而名之曰丹,如至宝丹、活络丹等。外用丹剂亦称丹药,是以某些矿物类药经高温烧炼制成的不同结晶形状的制品。常研粉涂撒疮面,治疗疮疡痈疽,亦可制成药条、药线和外用膏剂应用。

7. 线剂　亦称药线,是将丝线或棉线置药液中浸煮,经干燥制成的外用制剂。用于治疗瘘管、痔疮或赘生物,通过所含药物的轻度腐蚀作用和药线的机械紧扎作用,使其引流通畅或萎缩、脱落。

8. 栓剂　古称坐药或塞药,是将药物细粉与基质混合制成的一定形状固体制剂,用于腔道并在其间融化或溶解而释放药物,有杀虫止痒、滑润、收敛等作用。近年来栓剂发展较快,可用以治疗全身性疾病。它的特点是通过直肠(也有用于阴道)黏膜吸收,有 50%~70% 的药物不经过肝脏而直接进入大循环,一方面减少药物在肝脏中的"首过效应",同时减少药物对肝脏的毒性和副作用,还可以避免胃肠液对药物的影响及药物对胃黏膜的刺激作用。婴幼儿直肠给药尤为方便。常用的有小儿解热栓、消痔栓等。

9. 颗粒剂　是将药材提取物加适量赋形剂或部分药物细粉制成的干燥颗粒状或块状制剂,用时以开水冲服。颗粒剂具有作用迅速、味道可口、体积较小、服用方便等特点,深受患者欢迎,常用的有感冒退热颗粒、复方羊角颗粒等。

10. 片剂　是将药物细粉或药材提取物与辅料混合压制而成的片状制剂。片剂用量准确,体积小。味很苦或具恶臭的药物压片后可再包糖衣,使之易于服用。如需在肠道吸收的药物,则又可包肠溶衣,使之在肠道中崩解。此外,尚有口含片、泡腾片等。

三、半固体剂型

膏剂是将药物用水或植物油煎熬去渣而制成的剂型。有内服和外用两种,内服膏剂有流浸膏、浸膏、煎膏三种;外用膏剂分软膏、硬膏两种。其中流浸膏与浸膏多数用于调配其他制剂使用,如合剂、糖浆剂、颗粒剂、片剂等。现将煎膏与外用膏剂分述如下:

1. 煎膏　又称膏滋,是将药物加水反复煎煮,去渣浓缩后,加炼蜜或炼糖制成的半液体剂型。其特点是体积小,含量高,便于服用,口味甜美,有滋润补益作用,一般用于慢性虚弱病人,有利于较长时间用药,如鹿胎膏、八珍益母膏等。

2. 软膏　又称药膏,是将药物细粉与适宜的基质制成具有适当稠度的半固体外用制剂。其中用乳剂型基质的亦称乳膏剂,多用于皮肤、黏膜或疮面。软膏具有一定的黏稠性,外涂后渐渐软化或溶化,使药物慢慢吸收,持久发挥疗效,适用于外科疮疡疖肿、烧烫伤等。如鱼石脂软膏等。

3. 硬膏　又称膏药,古称薄贴。是以植物油将药物煎至一定程度,去渣,煎至滴水成珠,加入黄丹等搅匀、冷却制成的硬膏。用时加温摊涂在布或纸上,软化后贴于患处或穴位上,可治疗局部疾病和全身性疾病,如疮疡肿毒、跌打损伤、风湿痹病以及腰痛、腹痛等,常用的有狗皮膏、暖脐膏等。

以上诸般剂型,各有特点,临证应根据病情与方剂特点酌情选用。此外,尚有胶囊剂、灸剂、熨剂、灌肠剂、搽剂、气雾剂等,临床中都在广泛应用,而且还在不断研制新剂型,以提高药效,便于临床使用。

复习思考题

1. 方剂的常用剂型有哪些？
2. 试述汤剂、散剂、丸剂的主要特点。
3. 剂型的变化会影响到方剂的治疗效果吗？试举例说明。

（李 铭）

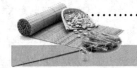

第五章

处方的使用

【学习目标】
1. 了解处方的类型及处方的组成格式。
2. 掌握中药饮片处方的书写要求。

处方是由注册的执业医师和执业助理医师在诊疗活动中为患者开具的,由药学专业技术人员审核、调配、核对,并作为发药凭证的医疗文书。不同的处方要求各不一样,但都要求做到药证相符,配伍合理,剂量恰当,而且在形式上也应做到规范书写,字迹清晰端正,尤其是麻醉药品、精神药品等特殊处方必须严格遵守有关法律、法规和规章制度。所以,掌握处方的格式和规范书写等基本内容,是医学生们必备的基本技能之一,也是方剂学不可缺少的教学内容。

一、处方的类型

1. 根据处方管理办法及相关药事管理法规,医疗处方可分为麻醉药品处方、急诊处方、普通处方、儿科处方等,其处方印刷纸分别为淡红色、淡黄色、白色、淡绿色,并在处方右上角以文字注明。

2. 根据中国不同时期或条件形成的药方,可以分为经方、时方、法定处方、协定处方、秘方、单方、验方等。

二、处方的格式组成

1. 前记　包括医疗、预防、保健机构名称,处方编号,费别,患者姓名、性别、年龄,门诊或住院病历号,科别或病室和床位号,临床诊断,开具日期等,并可添列专科要求的项目。

2. 正文　以 Rp 或 R(拉丁文 Recipe"请取"的缩写)标示,分列药品名称、规格、数量、用法、用量。

3. 后记　医师签名或加盖专用签章,药品金额以及审核、调配、核对、发药的药学专业技术人员签名。

三、处方的书写要求

处方作为药房配药的依据,关系到临床疗效甚至是患者的安危,绝不可粗心大意,笔迹潦草。处方书写必须符合下列要求:
1. 记载患者一般项目应清晰、完整,并与病历记载相一致。
2. 一张处方只限一名患者的用药。

3. 处方应字迹清楚,不得涂改;如需修改,应当在修改处签名或签章并注明修改日期。一张处方最多允许修改 2 处,超过 2 处,应重新开具处方。

4. 处方一律用规范的中文或英文名称书写。医疗机构或者医师、药师不得自行编制药品缩写名称或者使用代号。

5. 患者年龄应当填写实足年龄,新生儿、婴幼儿写日、月龄,必要时要注明体重。

6. 西药和中成药按照对应药房分别开具处方,中药饮片应当单独开具处方。

7. 西药、中成药处方,每一种药品应当另起一行,每张处方不得超过 5 种药品。

8. 剂量以新版药典及药品生产批准文号规定为准,如确实医疗需要,必须超剂量时,医生须在剂量旁签章以示负责。

9. 药品剂量、规格、用法、用量要准确规范;药品用法可用规范的中文、英文、拉丁文或者缩写体书写,不得使用"遵医嘱""自用"等含糊不清的字句。

10. 为便于药学专业技术人员审核处方,医师开具处方时,除特殊情况外,必须注明临床诊断。中药饮片处方注明中医诊断及证型。

11. 开具处方后的空白处划一斜线以示处方完毕。

12. 处方医师的签名式样和专用签章应当与院内药学部门留样备查的式样相一致,不得任意改动,否则应当重新登记留样备案。

13. 药品名称以《中华人民共和国药典》收载或国家药典委员会公布的《中国药品通用名称》或经国家批准的专利药品名为准。如无收载,可采用通用名或商品名。药品简写或缩写必须为国内通用写法。中成药和医院制剂品名的书写应当与正式批准的名称一致。

14. 药品剂量与数量用阿拉伯数字书写。剂量应当使用法定剂量单位:重量以克(g)、毫克(mg)、微克(μg)、纳克(ng)为单位;容量以升(L)、毫升(ml)为单位;有些以国际单位(IU)、单位(U)为单位;中药饮片以克(g)为单位。片剂、丸剂、胶囊剂、颗粒剂分别以片、丸、粒、袋为单位;溶液剂以支、瓶为单位;软膏及乳膏剂以支、盒为单位;注射剂以支、瓶为单位,应当注明含量;中药饮片以剂为单位。液体制品百分浓度写在药品的前面。

15. 处方一般不得超过 7 日用量;急诊处方一般不得超过 3 日用量;对于某些慢性病、老年病或特殊情况,处方用量可适当延长,但医师应当注明理由。麻醉药品、精神药品、医疗用毒性药品、放射性药品的处方用量应当严格按照国家有关规定执行。开具麻醉药品处方,应有病历记录。

16. 医师利用计算机开具普通处方时,需同时打印纸质处方,其格式与手写处方一致,打印处方经签名后有效。药学专业技术人员核发药品时,必须核对打印处方无误后发给药品,并将处方收存备查。

17. 医师开具处方后,必须仔细检查药物、剂量、用法等,对处方笺上难以写尽而又应作特别交代的事项,应向患者口头交代清楚后,再将处方交给患者。

18. 中药饮片处方的书写,一般自左至右横写药名,竖行排列,可写多排。调剂、煎煮的特殊要求(如布包、先煎、后下)要注明在药品右上方,并加括号;对饮片的产地、炮制有特殊要求的,应当在药品名称之前写明。药物的用量紧随每味药之后书写,药味之间相隔一定间距。

复习思考题

1. 试述处方有哪些类型。

2. 简述处方的组成格式。

3. 试述中药饮片处方的书写要求。

(李　铭)

附1：某市中医医院处方笺

××市中医医院		普通

处 方 笺

NO:123456

姓名 ×××　　　性别 男　　　年龄 30 岁　　　科别 内科　　　门诊/住院号 123456

诊断 ××病（××证）　　　　　　　　　××年 ××月 ××日　　　床位号 ／

医保□　　　离休□　　　新农合□　　　其他□　　　证（卡）号

备注

　　Rp　　　　　　　　（药品名称、剂型、规格、数量、用法用量）

羌活 $6g$	苍术 $6g$	白芷 $6g$
防风 $6g$	川芎 $5g$	黄芩 $6g$
当归 $10g$	苦参 $6g$	知母 $5g$
生石膏（先煎）$10g$	生地黄 $10g$	炙甘草 $3g$

3剂。

水煎内服，日1剂，分2次温服。

忌食辛辣、浓茶、鱼腥。

医师签名：×××

药费金额：¥8.9　　　　　　发药：×××　　　　　　审核：×××

调剂：×××　　　　　　　　核对：×××

附2:古方药量考证

根据国务院的指示,从1979年1月1日起,全国中医处方用药计量单位一律采用以"克"为单位的公制。兹附十六进制与公制计量单位换算率如下:

1斤(16两)=0.5公斤=500克

1市两=31.25克

1市钱=3.125克

1市分=0.3125克

1市厘=0.03125克

(注:换算尾数可以舍去)

（李　铭）

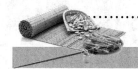

第六章

解 表 剂

【学习目标】

1. 熟悉解表剂的概念、适用范围、分类及使用注意。
2. 要求掌握的方剂:麻黄汤、桂枝汤、银翘散、桑菊饮、麻杏石甘汤、败毒散。
3. 要求熟悉的方剂:九味羌活汤、小青龙汤。
4. 要求了解的方剂:加减葳蕤汤。

【概述】

凡以解表药为主组成,具有发汗、解肌、透疹等作用,主治表证的方剂,统称解表剂。属于"八法"中的"汗法"。

解表剂用于病变部位在肌表、肺卫,病因主要为六淫之邪,证见恶寒,发热,头痛,身痛,无汗或有汗,苔薄白,脉浮等风寒或风热表证。以及麻疹、疮疡、水肿、痢疾等病初起之时。

由于病性有寒热之异,体质有强弱之别。因而解表方剂相应地分为辛温解表剂、辛凉解表剂、扶正解表剂三类。

使用解表剂,应该注意以下事项:

(1)解表剂多用辛散轻扬之品组方,故不宜久煎,以免药性耗散,作用减弱。

(2)在服法上一般宜温服,服后宜避风寒,或增衣被,或辅之以粥,以助取汗。

(3)取汗程度以遍身持续微汗为佳,若汗出不彻底则病邪不解,汗出太多则耗气伤津。汗出病瘥,即停服,不必尽剂。

(4)应注意禁食生冷、油腻之品,以免影响药物的吸收和药效的发挥。

(5)若表邪未尽,而又见里证者,一般原则应先解表,后治里;表里并重者,则当表里双解。若外邪已入于里,或麻疹已透,或疮疡已溃,或虚证水肿,均不宜使用。

第一节 辛温解表剂

辛温解表剂,适用于风寒表证。症见恶寒发热,头身疼痛,无汗或有汗,鼻塞流涕,咳喘,苔薄白,脉浮紧或脉浮缓等。常以辛温解表药如麻黄、桂枝、羌活、苏叶、防风等为主组成方剂。代表方如麻黄汤、桂枝汤、九味羌活汤、小青龙汤。

麻 黄 汤

《伤寒论》

【组成】麻黄三两(9g)　桂枝二两(6g)　杏仁七十个(6g)　炙甘草一两(3g)

【用法】水煎服,温服取微汗。

【功效】发汗解表,宣肺平喘。

【主治】外感风寒表实证。恶寒发热,头疼身痛,无汗而喘,舌苔薄白,脉浮紧。

【方解】风寒袭表,营卫首当其冲,寒邪收引凝滞,使卫阳被遏,肌失温煦,郁而化热,腠理闭塞,故恶寒,发热,无汗;营阴郁滞,经脉不通,故头身痛;肺主气,外合皮毛,寒邪束表,毛窍闭塞,肺失宣降,则上逆为喘。苔薄白,脉浮紧皆为风寒袭表之反映。法当发汗解表,宣肺平喘。方中麻黄,味苦辛性温,为肺经专药,善开腠发汗,具发汗解表,宣肺平喘之功,为君药。桂枝为臣药,解肌发表,温通血脉,既能助麻黄解表,使发汗之力倍增;又可畅行营阴,使疼痛之证得解。杏仁降利肺气,与麻黄相伍,一宣一降,以恢复肺气之宣降,加强宣肺平喘之功,为佐药。炙甘草既能助麻、杏以止咳平喘,又能缓和麻、桂相合之峻烈,使汗出不致过猛而耗伤正气,是使药而兼佐药之用。四药配伍,表寒得散,营卫得通,肺气得宣,则诸证可愈。

本方配伍特点有二:一为麻、桂相须,发卫气之闭以开腠理,透营分之郁以畅营阴,则发汗解表之力倍增;二为麻、杏相使,宣降相应,则宣肺平喘之效更著。

【运用】

1. 辨证要点　本方为治疗外感风寒表实证的基础方。临床以恶寒发热,无汗而喘,脉浮紧为辨证要点。

2. 临证加减　若喘急胸闷、咳嗽痰多、表证不甚者,去桂枝,加苏子、半夏以化痰止咳平喘;若鼻塞流涕重者,加苍耳子、辛夷以宣通鼻窍;若夹湿邪而兼见骨节酸痛,加苍术、薏苡仁以祛风除湿;兼里热之烦躁、口干,加石膏、黄芩以清泻郁热。

3. 使用注意　因本方为辛温发汗之峻剂,故体虚外感、表虚自汗以及"疮家""淋家""衄家""亡血家"等,虽有表寒证,也应禁用。本方发汗力强,不可过服,汗出即止。

【趣味方歌】干妈姓贵。

注:干-甘草,妈-麻黄,姓-杏仁,贵-桂枝。

【附方】

1. **大青龙汤**(《伤寒论》)　麻黄六两(12g)　桂枝二两(6g)　炙甘草二两(6g)　杏仁四十枚(6g)　石膏18g　生姜三两(9g)　大枣十二枚(3g)水煎温服,取微汗。功用:发汗解表,兼清里热。主治:外感风寒,里有郁热证。恶寒发热,头身疼痛,无汗,烦躁,口渴,脉浮紧。

2. **三拗汤**(《太平惠民和剂局方》)　甘草　麻黄　杏仁各等分(30g),上为粗末,每服五钱(15g),加生姜(6g),水煎温服。功用:宣肺解表。主治:外感风寒,肺气不宣证。鼻塞声重,语音不出,咳嗽胸闷。

大青龙汤系由麻黄汤重用麻黄,再加石膏、生姜、大枣组成。主治风寒表实重证而兼里有郁热者。方中倍用麻黄,故其发汗之力尤峻。其烦躁为郁热在里,故加石膏清热除烦;生姜合麻、桂则散风寒以解表邪,合枣、草则益脾胃以滋汗源,使汗出表解,寒热烦躁并除。

三拗汤由麻黄汤去桂枝而成。故功效重在宣散肺中风寒,为宣肺解表的基础方,主治风寒袭肺的咳喘轻证。

桂 枝 汤
《伤寒论》

【组成】桂枝三两(9g)　芍药三两(9g)　炙甘草二两(6g)　生姜三两(9g)　大枣十二枚(3g)

【用法】水煎服,温服取微汗。

【功效】解肌发表,调和营卫。

【主治】外感风寒表虚证。头痛发热,汗出恶风,鼻鸣干呕,苔白不渴,脉浮缓或浮弱者。

【方解】本方证因外感风寒,营卫不和所致。其病机为"卫强营弱",即卫中邪气强,营中阴气弱。汗出恶风是因外感风邪,风性疏泄,卫气因之失其固护之性,不能固护营阴,致营阴不能内守而外泄。邪正相争则发热;风邪上犯则头痛;邪客于表,肺气不和,胃失和降,则鼻鸣干呕。风寒在表,应辛温发散以解表,但本方证属表虚,腠理不固,故当解肌发表,调和营卫,即祛邪调正兼顾为治。

方中桂枝为君,助卫阳、通经络、解肌发表而祛在表之风邪。芍药为臣,益阴敛营,敛固外泄之营阴。桂芍等量合用,寓意有二:其一是一治卫强,一治营弱,体现营卫同治,邪正兼顾;二为一散一收,使发汗而不伤阴,止汗而不留邪,有相反相成之妙。生姜辛温,既助桂枝辛散表邪,又兼和胃止呕;大枣甘平,意在益气补中,且可滋脾生津。姜枣相配,补脾和胃,调和营卫,共为佐药。炙甘草调和药性,合桂枝辛甘化阳以实卫,合芍药酸甘化阴以和营,功兼佐使之用。综观本方,药虽五味,但结构严谨,发中有补,散中有收,邪正兼顾,阴阳并调。故本方有"为仲景群方之冠,乃滋阴和阳,调和营卫,解肌发汗之总方也"之称。

【运用】

1. 辨证要点　本方为治疗外感风寒表虚证的基础方,又是调和营卫、调和阴阳治法的代表方。临床应用以恶风、汗出、发热、脉浮缓为辨证要点。

2. 临证加减　恶风寒较甚者,宜加防风、荆芥、淡豆豉疏散风寒;体质素虚者,可加黄芪益气,以助正祛邪;兼见咳喘者,宜加杏仁、苏子、桔梗宣肺止咳平喘。

3. 临床应用制剂　主要有桂枝汤颗粒、桂枝汤袋泡剂。

4. 使用注意　凡外感风寒表实无汗者禁用。服药期间禁食生冷、黏腻、酒肉、臭恶等物。

【趣味方歌】三勺桂枝。

注:三-生姜、大枣、甘草,勺-芍药,桂枝-桂枝。

【附方】

桂枝加葛根汤(《伤寒论》)　桂枝二两(6g)　芍药二两(6g)　生姜三两(9g)　炙甘草二两(6g)　大枣十二枚(3g)　葛根四两(12g)上六味,水煎温服,取微汗。功用:解肌发表,升津舒筋。主治:风寒客于太阳经腧,营卫不和证。症见项背强几几,汗出恶风者。

本方主治外感风寒,太阳经气不舒,津液不能敷布,经脉失去濡养之恶风汗出、项背强而不舒,故用桂枝汤加葛根以解肌发表,升津舒筋。

【类方比较】

方名	相同	不同		
		组成	功效	主治
桂枝汤	皆以桂枝汤和营卫、调阴阳	桂枝、芍药、甘草、生姜、大枣	解肌发表,调和营卫	外感风寒表虚证
桂枝加葛根汤		桂枝、芍药、甘草、生姜、大枣、葛根	解肌舒筋	外感风寒,太阳经气不舒证

九味羌活汤

《此事难知》引张元素方

【组成】羌活—两半(9g)　防风—两半(9g)　苍术—两半(9g)　细辛五分(3g)　川芎—两(6g)
白芷—两(6g)　生地黄—两(6g)　黄芩—两(6g)　甘草—两(6g)

【用法】水煎温服。

【功效】发汗祛湿,兼清里热。

【主治】外感风寒湿邪,兼有里热证。恶寒发热,无汗,头痛项强,肢体酸楚疼痛,口苦微渴,舌苔白或微黄,脉浮。

【方解】本方证由外感风寒湿邪,内有蕴热所致。风寒束表,郁遏卫阳,闭塞腠理,故恶寒发热,肌表无汗;湿邪阻滞经络,气血运行不畅,则头痛项强,肢体酸楚疼痛;兼有里热,故口苦微渴;苔白或微黄、脉浮,是表证兼里热之象。治当发散风寒湿邪为主,兼清里热为辅。

方中羌活辛苦温,散表寒,祛风湿,利关节,止痹痛,为治风寒湿邪在表之要药,故以为君药。防风辛甘温,为风药中之润剂,功效祛风除湿,散寒止痛;苍术辛苦温,除湿力强;两者助君药祛风散寒,除湿止痛,是为臣药。细辛、白芷、川芎祛风散寒,宣痹止痛,其中细辛善止少阴头痛;白芷善解阳明头痛;川芎长于止少阳、厥阴头痛,皆为佐药。生地、黄芩清泄里热,并防诸辛温燥烈之品伤津,也为佐药。甘草调和诸药为使。九味配伍,共成发汗祛湿,兼清里热之剂。

本方配伍特点有二:一是辛散药和清热药的结合运用。既表里同治,又散而不峻,寒而不滞。二是体现了"分经论治"的思想。本方药备六经,通治四时感冒,运用灵活权变,不可执一,对后世颇有启迪。

【运用】

1. 辨证要点　本方是主治外感风寒湿邪而兼有内热证的常用方。临床以恶寒发热,头痛无汗,肢体酸楚疼痛,口苦微渴为辨证要点。

2. 临证加减　若湿邪较轻,肢体酸楚不甚者,可去苍术、细辛以减温燥之性;如肢体关节痛剧者,加独活、威灵仙、姜黄等以加强通痹止痛之力;若湿重胸满者,可去滋腻之生地黄,加枳壳、厚朴行气化湿宽胸;若无口苦微渴者,生地、黄芩可酌减;若里热甚而烦渴者,可加石膏、知母清热除烦止渴。

3. 临床应用制剂　主要有九味羌活丸、九味羌活颗粒、九味羌活袋泡剂、九味羌活片等。

4. 使用注意　本方虽有生地、黄芩之寒,但总属辛温燥烈之剂,故风热表证及阴虚内热者不宜使用。

【趣味方歌】秦琼仔细,老地方藏枪。

注:秦-黄芩,琼-川芎,仔-白芷,细-细辛,老-甘草,地-生地,方-防风,藏-苍术,枪-羌活。

小青龙汤
《伤寒论》

【组成】麻黄三两(9g)　芍药三两(9g)　细辛三两(3g)　干姜三两(6g)　炙甘草三两(6g)　桂枝三两(9g)　半夏半升(9g)　五味子半升(6g)

【用法】水煎,温服。

【功效】解表散寒,温肺化饮。

【主治】外寒内饮证。恶寒发热,无汗,喘咳,痰涎清稀而量多,胸痞,或痰饮喘咳,不得平卧,或身体疼重,头面四肢浮肿,舌苔白滑,脉浮。

【方解】本方主治素有痰饮,复感风寒,外寒引动内饮所致。风寒束表,皮毛闭塞,卫阳被遏,营阴郁滞,故见恶寒发热,无汗,身体疼痛。素有水饮之人,一旦感受外邪,每致表寒引动内饮,水寒相搏,饮动不居,寒饮犯肺,肺失宣降,故咳喘痰多而稀。水停心下,阻滞气机,故胸痞;水留胃中,胃气上逆,故干呕;饮溢肌肤,则浮肿身重。舌苔白滑,脉浮,为外寒内饮之征。

治宜解表与化饮配合,一举而表里双解。方中麻黄、桂枝相须为君,发汗散寒以解表邪,且麻黄又能宣发肺气而平喘咳,桂枝化气行水以利里饮之化。干姜、细辛为臣,温肺化饮,兼助麻、桂解表祛邪。佐用五味子敛肺止咳,芍药和营养血,二药与辛散之品相配,一散一收,既可增强止咳平喘之功,又可制约诸药辛散太过之性,且可防止温燥药物伤津;半夏燥湿化痰,和胃降逆,亦为佐药。炙甘草兼为佐使之药,既可益气和中,又能调和诸药。药虽八味,配伍严谨,散中有收,开中有合,使风寒解,水饮去,宣降复,则诸证自平。

【运用】

1. 辨证要点　本方是治疗外感风寒,寒饮内停喘咳的常用方剂。临床应用以恶寒发热,无汗,喘咳,痰多而稀,舌苔白滑,脉浮为辨证要点。

2. 临证加减　若外寒证轻者,可去桂枝,麻黄改用炙麻黄;若兼热象而出现烦躁者,加生石膏、黄芩以清郁热;若兼喉中痰鸣,加杏仁、射干、款冬花以化痰降气平喘;若鼻塞,清涕多者,加辛夷、苍耳子以宣通鼻窍;兼水肿者,加茯苓、猪苓以利水消肿。

3. 临床应用制剂　主要有小青龙汤合剂、小青龙汤滴丸、小青龙汤口服液、小青龙汤精制颗粒、小青龙汤贴、小青龙汤糖浆等。

4. 使用注意　因其辛散温化之力较强,应以确属水寒相搏于肺者,方宜使用,且视病人体质强弱酌定剂量。阴虚干咳无痰或痰热证者,不宜使用。

【趣味方歌】少将为妈,甘心下跪。

注:少-白芍,将-干姜,为-五味子,妈-麻黄,甘-甘草,心-细辛,下-半夏,跪-桂枝。

【附方】

射干麻黄汤(《金匮要略》)　射干三两(9g)　麻黄四两(9g)　生姜四两(6g)　细辛三两(6g)　紫菀三两(6g)　款冬花三两(6g)　大枣七枚(3g)　半夏半升(9g)　五味子半升(3g)水煎,分3次温服。功用:宣肺祛痰,下气止咳。主治:痰饮郁结,气逆喘咳。咳而上气,喉中有水鸣声者。

射干麻黄汤与小青龙汤同属解表化饮方剂,但前方主治风寒表证较轻,证属痰饮郁结,肺气上逆者,故于小青龙汤基础上减桂、芍、草,加入祛痰利肺、止咳平喘之射干、款冬花、紫菀等药。可见小青龙汤治表为主,解表散寒之力大;射干麻黄汤则治里为主,下气平喘之功强。

第二节　辛凉解表剂

辛凉解表剂,适用于外感风热或温病初起的表证。症见发热,微恶风寒,头痛,咽痛,咳嗽,口渴,舌尖红,苔薄黄,脉浮数等。常用辛凉解表药如薄荷、牛蒡子、桑叶、菊花、金银花、连翘等为主组成方剂。代表方如银翘散、桑菊饮、麻杏石甘汤。

银 翘 散
《温病条辨》

【组成】连翘一两(15g)　金银花一两(15g)　苦桔梗六钱(6g)　薄荷六钱(6g)　竹叶四钱(4g)
生甘草五钱(5g)　荆芥穗四钱(4g)　淡豆豉五钱(5g)　牛蒡子六钱(6g)

【用法】作汤剂,水煎服,用量按原方比例酌减。

【功效】辛凉透表,清热解毒。

【主治】温病初起。发热无汗,或有汗不畅,微恶风寒,头痛口渴,咳嗽咽痛,舌尖红,苔薄白或薄黄,脉浮数。

【方解】温病初起,邪在卫分,卫气被郁,开合失司,故发热,微恶风寒,无汗或有汗不畅。风热之邪上犯于肺,肺气失宣,则见咳嗽。咽为肺之门户,喉为肺系,风热搏结气血,蕴结成毒,则见咽喉红肿疼痛。温邪伤津,故口渴。邪在卫分,则舌尖红、苔薄白或微黄,脉浮数。治宜辛凉透表,清热解毒。方中金银花、连翘,既能疏散风热,清热解毒,又可芳香辟秽,在透散卫分表邪的同时,兼顾了温热病邪易蕴而成毒及多夹秽浊之气的特点,故重用为君药。薄荷、牛蒡子辛凉,疏散风热,清利头目,且可解毒利咽;荆芥穗、豆豉辛而微温,解表散邪,此两者虽属辛温,但辛而不烈,温而不燥,配入辛凉解表方中,增强辛散透表之力,是为去性取用之法,以上四药共为臣药。竹叶清上焦热;芦根清热生津;桔梗宣肺利咽,三者同为佐药。甘草既可调和药性,护胃安中,又合桔梗利咽止咳,为佐使之用。

本方配伍特点有二:一是辛凉之中配伍少量辛温之品,既有利于透邪,又不悖辛凉之意。二是疏散风邪与清热解毒相配,具有外散风热,内清热毒之功,构成疏清兼顾,以疏为主之剂。

【运用】

1. 辨证要点　本方是治疗风温初起之风热表证的常用方,有"辛凉平剂"之称。临床应用以发热,微恶风寒,咽痛,口渴,脉浮数为辨证要点。

2. 临证加减　若渴甚者,为伤津较甚,加天花粉生津止渴;若项肿咽痛者,系热毒较甚,加马勃、玄参清热解毒,利咽消肿;若衄者,是热伤血络,去辛温之荆芥穗、淡豆豉,加白茅根、侧柏炭、栀子炭凉血止血;若咳者,肺气不利也,加杏仁苦降肃肺以加强止咳之功;若胸膈闷者,乃夹湿邪秽浊之气,加藿香、郁金芳香化湿,辟秽祛浊。

3. 使用注意　凡外感风寒及湿热病初起者禁用。因方中药物多为芳香轻宣之品,不宜久煎。

【趣味方歌】牛在河埂吃草,连根叶花穗全吃掉。

注:牛-牛蒡子,河-薄荷,埂-桔梗,吃-淡豆豉,草-甘草,连-连翘,根-芦根,叶-竹叶,花-金银花,穗-荆芥穗。

桑 菊 饮
《温病条辨》

【组成】桑叶二钱五分(7.5g)　菊花一钱(3g)　杏仁二钱(6g)　连翘一钱五分(5g)　薄荷八分(2.5g)　苦桔梗二钱(6g)　生甘草八分(2.5g)　苇根二钱(6g)

【用法】水煎温服。

【功效】疏风清热,宣肺止咳。

【主治】风温初起,表热轻证。但咳,身热不甚,口微渴,苔薄白,脉浮数。

【方解】本方证为温热病邪从口鼻而入,邪犯肺络,肺失清肃,故以咳嗽为主症。受邪轻浅,所以身不甚热,口微渴。治当疏风清热,宣肺止咳。方中桑叶味甘苦性凉,善走肺络,清宣肺热而止咳嗽;菊花味辛甘性寒,长于清散上焦风热而利头目肃肺,二药轻清灵动,以疏散肺中风热见长,故共为君药。薄荷辛凉疏散风热,以助君药解表之力;杏仁苦降,肃降肺气,桔梗辛散,开宣肺气,二药一宣一降,以复肺之宣降功能而止咳,是宣降肺气的常用组合,三者共为臣药。连翘清热解毒;芦根清热生津,为佐药。甘草调和诸药为使。诸药相伍,使上焦风热得以疏散,肺气得以宣降,则表证解,咳嗽止。

本方配伍特点有二:一以轻清宣散之品,疏散风热以清头目;二以苦辛宣降之品,理气肃肺以止咳嗽。

【运用】

1. 辨证要点　本方是主治风热犯肺之咳嗽证的常用方剂。临床应用以咳嗽,发热不甚,微渴,脉浮数为辨证要点。有"辛凉轻剂"之称。

2. 临证加减　若二三日后,气粗似喘,是气分热势渐盛,加石膏、知母以清解气分之热;若咳嗽较频,是肺热甚,可加黄芩清肺热;若咳痰黄稠,咯吐不爽,加瓜蒌、黄芩、桑白皮、浙贝以清热化痰;咳嗽咯血者,可加白茅根、茜草根、丹皮凉血止血;若口渴甚者,加天花粉生津止渴;兼咽喉红肿疼痛,加玄参、板蓝根清热利咽。

3. 使用注意　如肺热甚者,当予加味运用,否则病重药轻,药不胜病;若系风寒咳嗽,不宜使用。由于方中药物均系轻清之品,不宜久煎。

【趣味方歌】干河人锯桑为接桥。

注:干-甘草,河-薄荷,人-杏仁,锯-菊花,桑-桑叶,为-苇根,接-桔梗,桥-连翘。

【类方比较】

方名	相同	不同		
		组成	功效	主治
银翘散	皆为治疗温病初起的辛凉解表方;组成中都有连翘、桔梗、甘草、薄荷、芦根五药	银花、荆芥、豆豉、牛蒡子、竹叶	解表清热之力强,为"辛凉平剂"	温病初起证

续表

方名	相同	不同		
		组成	功效	主治
桑菊饮		桑叶、菊花、杏仁	强于止咳,而清热解表弱于银翘散,为"辛凉轻剂"	风温初起证

麻黄杏仁甘草石膏汤

《伤寒论》

【组成】麻黄四两(9g)　杏仁五十个(9g)　炙甘草二两(6g)　石膏半斤(18g)

【用法】水煎温服。

【功效】辛凉宣泄,清肺平喘。

【主治】外感风邪,肺热喘咳证。身热不解,咳逆气急,甚则鼻扇,口渴,有汗或无汗,舌苔薄白或黄,脉浮而数者。

【方解】本方证是表邪入里化热,壅遏于肺,肺失宣降所致。风热袭表,表邪不解而入里,或风寒之邪郁而化热入里,邪热充斥内外,故身热不解,汗出,苔黄,脉数;里热伤津则口渴;热壅于肺,肺失宣降,故咳逆气急,甚则鼻翼扇动。如表邪未尽,毛窍闭塞则无汗;若苔薄白,脉浮则是表证未尽之征。治当辛凉透邪,清热平喘。方中麻黄辛苦温,开宣肺气以平喘,开腠解表以散邪;石膏辛甘大寒,清泄肺热,二药一辛温,一辛寒;一以宣肺为主,一以清肺为主,故共用为君。麻黄得石膏,宣肺平喘而不助热,石膏得麻黄,清解肺热而不凉遏,此为相制之用。石膏用量倍于麻黄,使本方不失为辛凉之剂。杏仁味苦,降利肺气而平喘咳,与麻黄相配,一宣一降;与石膏相伍,则一清一肃,增强止咳喘之力,为臣药。炙甘草调和诸药,既能益气和中,又与石膏相合而生津止渴,更能调和于寒温宣降之间,为佐使药。

本方配伍特点是,清宣降三法齐施,辛寒大于辛温,相助又相制,解表又清肺。

【运用】

1. 辨证要点　本方为治疗表邪未解,肺热喘咳的基础方。有"辛凉重剂"之称。以发热,喘咳,苔薄黄,脉数为辨证要点。

2. 临证加减　如肺热甚,壮热汗出者,宜加重石膏用量,并酌加桑白皮、黄芩、知母清泄肺热;表邪偏重,无汗而恶寒,石膏用量宜减轻,酌加薄荷、苏叶、桑叶等以助解表宣肺之力;痰多气急,可加葶苈子、枇杷叶降气化痰;痰黄稠、胸闷者,宜加瓜蒌、浙贝、黄芩、桔梗清热化痰,宽胸利膈。

3. 使用注意　因石膏倍于麻黄,其功用重在清宣肺热,不在发汗,风寒咳喘、痰热壅盛者,不宜使用。

【趣味方歌】干妈姓石。

注:干-甘草,妈-麻黄,姓-杏仁,石-石膏。

【附方】

越婢汤(《金匮要略》)　麻黄六两(9g)　石膏半斤(18g)　生姜三两(9g)　甘草二两(5g)　大枣十五枚(5g)　水煎温服。功用:发汗利水。主治:风水夹热证。恶风,一身悉肿,脉浮不渴,续自汗出,无大热者。

【类方比较】

方名	相同	不同		
		组成	功用	主治
麻杏甘石汤	所治之证皆有汗,都用麻黄、石膏、甘草	杏仁	辛凉宣泄,清肺平喘	外感风邪,肺热喘咳证
越婢汤		生姜、大枣	发汗利水	风水夹热证

第三节 扶正解表剂

扶正解表剂,适用于表证而兼正气虚弱者。对于体虚感冒,既要解表,又虑正虚,故治疗必须正邪兼顾,扶正祛邪,双管齐下,使正旺邪除。根据阴阳、气血虚弱之不同,以解表药分别配伍益气、助阳、滋阴、养血等药物组成本类方剂。代表方如败毒散、再造散、加减葳蕤汤。

败 毒 散
《小儿药证直诀》

【组成】柴胡 前胡 川芎 枳壳 羌活 独活 茯苓 桔梗 人参各一两(30g) 甘草半两(15g)

【用法】作汤剂,水煎服,用量按原方比例酌减。

【功效】益气解表,散寒祛湿。

【主治】气虚外感风寒湿表证。憎寒壮热,头项强痛,肢体酸痛,无汗,鼻塞声重,咳嗽有痰,胸膈痞满,舌淡苔白腻,脉浮而按之无力。

【方解】本方所治证候系正气素虚,又感风寒湿邪的气虚外感证。风寒湿邪,袭于肌表,卫阳被遏,正邪交争,故见憎寒壮热、无汗;客于肢体、骨节、经络,气血运行不畅,故头项强痛,肢体酸痛。风寒犯肺,肺气郁而不宣,津液聚而不布,故咳嗽有痰,鼻塞声重,胸膈痞闷。舌苔白腻,脉浮按之无力,正是虚人外感风寒兼湿之征。治当散寒祛湿,益气解表。方中羌活、独活发散风寒,除湿止痛,羌活长于祛上部风寒湿邪并止痛,独活长于祛下部风寒湿邪并止痛,合而用之,通治一身风寒湿邪,并为君药。川芎行气活血,并能祛风;柴胡解肌透邪,并能行气,二药既可助君药解表逐邪,又可行气活血加强宣痹止痛之力,共为臣药。桔梗辛散,宣肺利膈,以升提上行之力为最,枳壳苦温,理气宽中,以降泄下行之力为著,二药相配,一升一降,是宣降肺气、宽胸利膈的常用组合;前胡化痰以止咳;茯苓渗湿以消痰,皆为佐药。更少佐人参,益气以扶其正,一则助正气鼓邪外出,二则令全方散中有补,不致耗伤正气。生姜、薄荷为引,以助解表之力;甘草调和药性,兼以益气和中,皆为佐使之品。

本方配伍特点是:邪正兼顾,祛邪为主。以大队祛风散寒除湿之品,配小量补气药,祛邪而不伤正,扶正而不留邪。

喻昌用本方治疗外邪陷里而成之痢疾,意即疏散表邪,表气疏通,里滞亦除,其痢自止。此种治法,称为"逆流挽舟"法。对虚人外感者,确为恰当之剂。

【运用】

1. 辨证要点　本方是一首益气解表的常用方,又名人参败毒散。以憎寒壮热,肢体酸痛,无汗,脉浮按之无力为辨证要点。

2. 临证加减　若正气未虚,而表寒较甚者,去人参,加荆芥、防风以祛风散寒;气虚明显者,可重用人参,或加黄芪以益气补虚;湿滞肌表经络,肢体酸楚疼痛甚者,可酌加威灵仙、桑枝、秦艽、防己等祛风除湿,通络止痛;咳嗽重者,加杏仁、白前止咳化痰;痢疾之腹痛便脓血里急后重甚者,可加白芍、木香以行气和血止痛。

3. 使用注意　外感风热、阴虚外感或湿热痢疾者,均忌用。

【趣味方歌】二虎复生二活人,只喝甘杰兄之药。

注:二虎-柴胡、前胡,复-茯苓,生-生姜,二活-独活、羌活,人-人参,只-枳壳,喝-薄荷,甘-甘草,杰-桔梗,兄-川芎。

【附方】

1. 荆防败毒散(《摄生众妙方》)　羌活　柴胡　前胡　独活　枳壳　茯苓　荆芥　防风　桔梗　川芎各一钱五分(各5g)　甘草五分(3g)水煎温服。功用:发汗解表,消疮止痛。主治:疮肿初起。红肿疼痛,恶寒发热,无汗不渴,舌苔薄白,脉浮数者。

2. 参苏饮(《太平惠民和剂局方》)　人参　紫苏叶　葛根　姜半夏　前胡　茯苓各三分(6g)　枳壳　桔梗　木香　陈皮　炙甘草各半两(各4g)　加生姜七片,枣一个,水煎温服。不拘时候。功用:益气解表,理气化痰。主治:虚人外感风寒,内有痰湿证。恶寒发热,无汗,头痛,鼻塞,咳嗽痰白,胸脘满闷,倦怠无力,气短懒言,舌苔白,脉弱。

【类方比较】

方名	相同	不同		
		组成	功用	主治
败毒散	均能发散风寒。共用羌活、柴胡、前胡、独活、枳壳、茯苓、桔梗、川芎、甘草	人参、生姜、薄荷	益气解表,散寒祛湿	气虚,外感风寒湿表证者
荆防败毒散		荆芥、防风	发汗解表,消疮止痛	气不虚,疮肿初起,兼有风寒湿表证者

加减葳蕤汤

《通俗伤寒论》

【组成】生葳蕤(玉竹)二钱至三钱(9g)　葱白二枚至三枚(6g)　桔梗一钱至钱半(5g)　白薇五分至一钱(3g)　淡豆豉三钱至四钱(9g)　薄荷一钱至钱半(5g)　炙甘草五分(1.5g)　红枣2枚

【用法】水煎温服。

【功效】滋阴解表。

【主治】素体阴虚,外感风热证。头痛身热,微恶风寒,无汗或有汗不多,咳嗽,心烦,口渴咽干,舌红脉数。

【方解】本方主治阴虚之体外感风热证。外感风热,故见头痛身热,微恶风寒,无汗或有汗不畅,咳嗽等症。阴虚之体,感受外邪,易于热化,且阴虚又易生内热,故有口渴,咽干,心烦,舌红,脉数之症。治当辛凉解表,滋阴清热。方中葳蕤(即玉竹)味甘性寒,入肺胃经,为滋阴润燥主药,用以润肺养胃,清热生津,因其滋而不腻,对阴虚而有表热证者颇宜,为君药。薄荷辛凉,用以疏散风热,清利咽喉;葱白、淡豆豉解表散邪,助薄荷以逐表邪,为臣药。白薇味苦性寒,善于清热而不伤阴,于阴虚有热者甚宜;桔梗宣肺止咳;大枣甘润养血,均为佐药。使以甘草调和诸药为使药。诸药配伍,汗不伤阴,滋不碍邪,为滋阴解表之良剂。

【运用】

1. 辨证要点　本方是治疗素体阴虚,感受风热表证的常用方。临床应用以身热微寒,咽干口燥,舌红,苔薄白,脉数为辨证要点。

2. 临证加减　若表证较重,酌加防风、葛根以祛风解表;若咳嗽咽干,咳痰不爽、加牛蒡子、瓜蒌皮以利咽化痰;若心烦口渴较甚,加竹叶、天花粉以清热生津除烦。

3. 使用注意　若无阴虚证候则不宜使用,否则表邪留连难去。

【趣味方歌】玉姐为何老吃枣葱?

注:玉-玉竹,姐-桔梗,为-白薇,何-薄荷,老-甘草,吃-淡豆豉,枣-大红枣,葱-葱白。

复习思考题

1. 麻黄汤与桂枝汤在组成、功用、主治方面有何异同?

2. 九味羌活汤为何人所制? 该方配伍有何特点?

3. 试从组成、功用、主治方面比较银翘散与桑菊饮的异同。

4. 银翘散主治温病初起,方中何以配伍辛温的荆芥、豆豉?

5. 为什么有汗、无汗皆可用麻杏石甘汤?

6. 小青龙汤主治何证? 从方义分析入手,归纳其配伍特点。

(杨雪芹)

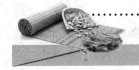

第七章

泻 下 剂

【目的要求】

1. 熟悉泻下剂的概念、适用范围、分类及使用注意。

2. 要求掌握的方剂：大承气汤、温脾汤、麻子仁丸、十枣汤。

3. 要求熟悉的方剂：大黄牡丹汤。

4. 要求了解的方剂：五仁丸。

【概述】

1. 含义　凡以泻下药为主组成，具有通便、泻热、攻积、逐水等作用，治疗里实证的方剂，统称泻下剂。属于"八法"中的"下法"。

2. 适用范围　适用于病变部位在肠胃，病因为实热、燥屎、冷积、停痰、积饮、虫积、宿食、瘀血等有形实邪积聚，结滞不通的里实证。

3. 分类　因形成里实证的病因不同，有因热结者，因寒结者，因燥结者，因水结者。故泻下剂分为寒下剂、温下剂、润下剂、逐水剂四类。

4. 使用注意

（1）泻下剂是为里实证而设，用于表证已解，里实已成之时。使用时当根据造成里实证的病因及兼夹血瘀、虫积、痰饮等病邪的不同选取相应的药物。

（2）泻下剂除润下剂外，作用均较峻猛，故年老体弱、孕妇、产后或正值经期、病后伤津以及亡血者，均应慎用或禁用，必要时宜配伍补益之品，以正邪兼顾。

（3）泻下剂多易伤胃气，使用时应中病即止，慎勿过剂。同时，服药期间应注意调理饮食，忌食油腻或不易消化的食物，以免重伤胃气。

第一节　寒 下 剂

寒下剂，适用于里热积滞实证。症见大便秘结，腹部胀满疼痛，甚或潮热，苔黄厚，脉实等。常以寒下药配伍行气药、清热药、活血祛瘀药组成。代表方如大承气汤、大黄牡丹汤。

大 承 气 汤

《伤寒论》

【组成】大黄四两(12g)　厚朴半斤(24g)　枳实五枚(12g)　芒硝三合(6g)

【用法】水煎,先煎厚朴、枳实,后下大黄,芒硝溶服。

【功效】峻下热结。

【主治】

1. 阳明腑实证。大便不通,频转矢气,脘腹痞满,腹痛拒按,按之则硬,甚或日晡潮热,神昏谵语,手足濈然汗出,舌苔黄燥起刺或焦黑燥裂,脉沉实。

2. 热结旁流证。下利清水,色纯青,其气臭秽,脐腹疼痛,按之坚硬有块,口舌干燥,脉滑实。

3. 里热实证之热厥、痉病、发狂等。

【方解】阳明腑实证系由伤寒邪传阳明之腑,入里化热,与肠中燥屎互结所致。实热内结,胃肠气滞,腑气不通,故大便不通,频转矢气、脘腹痞满胀痛;燥屎结聚肠中,则腹痛拒按,按之坚硬;里热炽盛,上扰神明,故神昏谵语;四肢皆禀气于阳明,阳明经气旺于申酉之时,热结于里,郁蒸于外,故日晡潮热、手足濈然汗出;舌苔黄燥或焦黑燥裂,脉沉实是热盛津伤、燥实内结之征。本方证的证候特点可归纳为"痞、满、燥、实"四字。所谓"痞",即自觉胸脘闷塞不通,有压重感;"满",是脘腹胀满,按之有抵抗感;"燥",是肠中燥屎干结不下;"实",是实热内结,腹痛拒按,大便不通,或下利清水而腹痛不减,以及潮热谵语,脉实等。至于"热结旁流"证,乃燥屎坚结于里,胃肠欲排不能,逼迫津液从燥屎之旁流而下所致。热厥、痉病、发狂等,皆因实热内结,闭阻于内或气机阻滞,阳气受遏,不能外达于四肢;或热盛伤津劫液,筋脉失养;或热扰神明等所造成。证候表现虽异,然其病机则同,皆是里热结实之重证,法当峻下热结。方中大黄泻热通便,荡涤胃肠实热积滞,为君药。芒硝咸寒,泻下软坚,为臣。君臣相须为用,泻下热结之功益峻。佐以厚朴下气除满,枳实破气消痞,两者既能消痞除满,又可通降胃肠气机以助泻热通便。四药相合,共奏峻下热结之功。本方峻下热结,承顺胃气之下行,故名"大承气"。

至于热结旁流证及热厥证,治以大承气汤峻下热结,使热结得去,气机宣畅,则"旁流"可止,厥逆可回。乃分属"通因通用""寒因寒用"之法。

煎服方法上,本方先煎枳、朴,后下大黄,芒硝溶服。因大黄久煎会减弱其泻下之力。

【运用】

1. 辨证要点　本方为治疗阳明腑实证的基础方,又是寒下法的代表方。临床应用以痞、满、燥、实四症及舌红苔黄,脉沉实为辨证要点。

2. 临证加减　若兼气虚者,宜加人参以补气,以防泻下气脱;兼阴津不足者,宜加玄参、生地、麦冬等以滋阴润燥。

3. 现代运用　本方常用于急性单纯性肠梗阻、粘连性肠梗阻、蛔虫性肠梗阻、急性胆囊炎、急性胰腺炎、幽门梗阻,以及某些热性病过程中出现高热、神昏谵语、惊厥、发狂而见大便不通、苔黄脉实者。

4. 使用注意　本方为泻下峻剂,凡气虚阴亏、燥结不甚者,以及年老、体弱、产后等正虚不耐攻伐者应慎用;孕妇禁用;中病即止,以免耗损正气。

【趣味方歌】小黄(很)朴实。

注:小-芒硝,黄-大黄,朴-厚朴,实-枳实。

【附方】

1. 小承气汤(《伤寒论》)　大黄四两(12g)　厚朴二两(6g)　枳实三枚大者(9g)　水煎,分2次温服,大便通,止后服。功效:轻下热结。主治:阳明腑实轻证。谵语潮热,大便秘结,胸腹痞满,舌苔老黄,脉滑而疾;或痢疾初起,腹中胀痛,里急后重者。

2. 调胃承气汤(《伤寒论》) 大黄四两(12g) 炙甘草二两(6g) 芒硝半升(9g) 先煎大黄、甘草,去渣下芒硝,微火稍煎,温服。功效:缓下热结。主治:阳明病胃肠燥热证。大便不通,口渴心烦,蒸蒸发热,或腹中胀满,或为谵语,舌苔正黄,脉滑数;以及胃肠热盛而致发斑吐衄,口齿咽喉肿痛等。

上述二方皆为大承气汤类方。三个承气汤均用大黄以荡涤胃肠积热。大承气汤硝、黄并用,大黄后下,且加枳、朴,故攻下之力颇峻,为"峻下剂",主治痞、满、燥、实四症俱全之阳明热结重证;小承气汤不用芒硝,且三味同煎,枳、朴用量亦减,故攻下之力较轻,称为"轻下剂",主治痞、满、实而燥不明显之阳明热结轻证;调胃承气汤不用枳、朴,后纳芒硝,但大黄与甘草同煎,故泻下之力较前两方缓和,称为"缓下剂",主治阳明燥热内结,有燥、实而无痞、满之证。

【类方比较】

方名	相同	不同		
		组成	功效	主治
大承气汤	三方均用大黄荡涤肠胃积热,均可治疗阳明腑实证	大黄、芒硝、枳实、厚朴	峻下热结	痞满燥实俱备的阳明腑实重证
小承气汤		大黄、枳实、厚朴	轻下热结	痞满实而不燥的阳明腑实轻证
调胃承气汤		大黄、芒硝、甘草	缓下热结	阳明燥实内结而无痞满之证

大黄牡丹汤
《金匮要略》

【组成】大黄四两(12g) 牡丹皮一两(9g) 桃仁五十个(12g) 冬瓜子半升(30g) 芒硝三合(9g)

【用法】水煎服。

【功效】泻热破瘀,散结消肿。

【主治】肠痈初起,湿热瘀滞证。右少腹疼痛拒按,或右足屈而不伸,伸则痛剧,甚则局部肿痞,或时时发热,自汗恶寒,舌苔薄腻而黄,脉滑数。

【方解】本方所治之肠痈,多由肠中湿热郁蒸,气血凝聚,肠络不通所致。《成方便读》说:"病既在内,与外痈之治,又自不同。然肠中既结聚不散,为肿为毒,非用下法不能解散。"治宜泻热破瘀,散结消肿。方中大黄苦寒攻下,荡涤肠中湿热瘀结之毒;丹皮苦辛微寒,清热凉血散瘀,两药共用君药。芒硝咸寒,泻热软坚,荡涤实热;桃仁散瘀消肿,共为臣药。冬瓜子能消痈排脓,且可引湿热从小便而去,是为佐药。全方合泻下、清利、破瘀于一方,湿热瘀滞得下,肠腑得通,则肠痈自愈。

【运用】

1. 辨证要点 本方为治疗湿热血瘀肠痈的常用方。临床应用以右下腹疼痛拒按,舌苔黄腻,脉滑数为辨证要点。

2. 临证加减 若热毒较重者,加蒲公英、金银花、紫花地丁、败酱草以加强清热解毒之力;血瘀较重者,加赤芍、乳香、没药以活血祛瘀。

217

3. 现代运用 本方常用于急性单纯性阑尾炎、肠梗阻、急性胆道感染、胆道蛔虫、胰腺炎、急性盆腔炎、输卵管结扎后感染等属湿热瘀滞者。

4. 使用注意 凡肠痈溃后以及老人、孕妇、产后或体质过于虚弱者均应慎用或忌用。

【趣味方歌】母子大忙人。

注:母-牡丹皮,子-冬瓜子,大-大黄,忙-芒硝,人-桃仁。

第二节 温 下 剂

温下剂,适用于里寒积滞实证。症见大便秘结,脘腹胀满,腹痛喜温,手足不温,甚或厥冷,脉沉紧等。常以泻下药大黄、巴豆等与温里药附子、干姜、细辛等配伍,变寒下药为温下之用,以达温散寒结,通下里实之功。若寒积兼有脾气不足者,宜适当配伍补气之品如人参、甘草等。代表方如大黄附子汤、温脾汤。

温 脾 汤
《备急千金要方》

【组成】大黄五两(15g) 当归 干姜各三两(各9g) 附子 人参 芒硝 甘草各二两(各6g)

【用法】水煎服。

【功效】攻下冷积,温补脾阳。

【主治】阳虚寒积证。腹痛便秘,脐下绞结,绕脐不止,手足不温,苔白不渴,脉沉弦而迟。

【方解】本方证因脾阳不足,阴寒内盛,寒积中阻所致。寒实冷积阻于肠间,腑气不通,故便秘腹痛、绕脐不止;阳虚四末失于温煦,则手足不温;脉沉弦而迟,是阴盛里实之征。方中附子温脾阳、散寒凝,大黄泻下冷积,两者共为君。芒硝助大黄泻下攻积;干姜助附子温阳散寒,均为臣药。人参、当归益气养血,使下不伤正,为佐。甘草既助人参益气,又可调和诸药,为使。诸药合用,温通、泻下、补益三法兼备,标本兼治,寓温补于攻下之中,使攻下而不伤正。

【运用】

1. 辨证要点 本方为治疗脾阳不足,寒积中阻的常用方。临床应用以腹痛,便秘,手足不温,苔白,脉沉弦为辨证要点。

2. 临证加减 若腹中胀痛者,加厚朴、木香以行气止痛;腹中冷痛,加肉桂、吴茱萸以增强温中祛寒之力。

3. 现代运用 本方常用于急性单纯性肠梗阻或不全梗阻等属中阳虚寒,冷积内阻者。

4. 使用注意 本方属温下之剂,若为里实热结,津伤便秘者,非此方所宜。

【趣味方歌】小妇人将大黄当甘草。

注:小-芒硝,妇-附子,人-人参,将-干姜,大黄,当-当归,甘草。

第三节 润 下 剂

润下剂,适用于肠燥津亏,大便秘结证。症见大便干结,面赤身热,小便短赤,舌苔黄燥,脉滑实;或大便秘结,小便清长,面色青白,腰膝酸软,手足不温,舌淡苔白,脉迟。前者属肠胃燥热之"热秘",常用润下药如麻子仁、杏仁、郁李仁之类,适当配伍寒下药如大黄、芒硝以及滋阴养血药如白芍、当归等组成方剂;后者为肾气虚弱之"虚秘",常用温肾益精,养血润肠药如肉苁蓉、牛膝、当归之类为主,配伍升清降浊之品如升麻、枳壳、泽泻等组成方剂。润下剂的代表方如麻子仁丸、济川煎。

麻子仁丸(脾约丸)
《伤寒论》

【组成】麻子仁二升(20g)　白芍半斤(9g)　枳实半斤(9g)　大黄一斤(12g)　厚朴一尺(9g)　杏仁一升(10g)

【用法】上药为末,炼蜜为丸,每次 9g,每日 1~2 次,温开水送服。亦可按原方用量比例酌减,改汤剂煎服。

【功效】润肠泄热,行气通便。

【主治】胃肠燥热,脾约便秘证。大便秘结,小便频数。

【方解】本方证乃因胃肠燥热,脾津不足所致,《伤寒论》称之为"脾约"。脾为胃行其津液,今胃中燥热,脾受约束,津液不能四布,但输膀胱,故小便频数,大便秘结。治宜润肠泄热,行气通便。方中麻子仁性平味甘,能润肠通便,是为君药。杏仁肃肺润肠;白芍养血敛阴,缓急止痛,为臣。大黄、枳实、厚朴即小承气汤,轻下热结,除胃肠燥热,为佐。蜂蜜甘缓,可润肠通便,又能缓和小承气汤攻下之力,为佐使。本方虽用小承气以泻下泄热通便,而大黄、厚朴用量俱从轻减,更用麻仁、杏仁、芍药、白蜜等,既可润肠通便,又可缓小承气攻下之力。且本方为丸剂,用量依次渐加,均意在缓下。本方具有下不伤正、润而不腻、攻润相合的特点。

【运用】

1. 辨证要点　本方为治疗胃肠燥热,脾津不足之"脾约"证的常用方,又是润下法的代表方。临床应用以大便秘结,小便频数,舌苔微黄为辨证要点。

2. 临证加减　痔疮便秘者,可加桃仁、当归以养血和血、润肠通便;痔疮出血属胃肠燥热者,可酌加槐花、地榆以凉血止血;燥热伤津较甚者,可加生地、玄参、石斛以增液通便。

3. 现代运用　本方常用于虚人及老人肠燥便秘、习惯性便秘、产后便秘、痔疮术后便秘等属胃肠燥热者。

4. 使用注意　本方虽为润肠缓下之剂,但含有攻下破滞之品,故年老体虚,津亏血少者,不宜常服,孕妇慎用。

【趣味方歌】后妈只要大杏仁。

注:后-厚朴,妈-麻子仁,只-枳实,要-白芍(药),大-大黄,杏仁。

五仁丸
《世医得效方》

【组成】桃仁一两(15g)　杏仁一两(15g)　松子仁一钱二分半(5g)　柏子仁半两(9g)　郁李仁一钱(5g)　陈皮四两(15g)

【用法】五仁研为膏,陈皮为末,炼蜜为丸,每服9g,每日1~2次温开水送下。

【功效】润肠通便。

【主治】津枯便秘。大便干燥,艰涩难出,以及年老和产后血虚便秘,舌燥少津,脉细涩。

【方解】素体阴虚,或年老津亏,或产后失血,均可导致津枯肠燥,大肠传导失司,大便艰难。方中杏仁可润肠燥,降肺气以助通便,为君药。桃仁润肠燥,活血散结,以助杏仁润肠之力,为臣药。柏子仁、郁李仁、松子仁均善润肠通便;陈皮理气行滞,以助大肠运化,共为佐药。炼蜜为丸,更能助其润下之功。五仁合用,以治津枯肠燥之便秘。

【运用】

1. 辨证要点　本方是治疗津枯肠燥之便秘的常用方剂。以大便秘结,口干渴饮,舌燥少津,脉细涩为证治要点。

2. 临证加减　若津亏较甚者,可加瓜蒌仁、麻子仁以加强润肠之力;若用于产后便秘者,可加当归以养血润肠;若兼腹胀者,可加莱菔子、枳壳以理气除胀。

3. 现代运用　常用于治疗痔疮便秘、习惯性便秘等属津枯肠燥者。

4. 使用注意　本方桃仁、郁李仁均能活血破瘀,孕妇慎用。

【类方比较】

方名	相同点	不同点
五仁丸	均能润肠通便。均可治疗肠燥便秘,大便干结	集富含油脂的果仁于一方,配伍理气行滞的陈皮,润下与行气相合,以润燥滑肠为用,善治津亏肠燥便秘
麻子仁丸		以麻子仁、杏仁、蜂蜜、白芍益阴润肠为主,兼配小承气汤泻热通便,补中有泻,攻润相合,善于治疗肠胃燥热,脾津不足之脾约便秘

济 川 煎
《景岳全书》

【组成】当归三至五钱(9~15g)　牛膝二钱(6g)　肉苁蓉二至三钱(6~9g)　泽泻一钱半(4.5g)　升麻五分至七分或一钱(1.5~3g)　枳壳一钱(3g)

【用法】作汤剂,水煎服。

【功效】温肾益精,润肠通便。

【主治】肾阳虚衰,阴津不足证。大便秘结,小便清长,腰膝酸软,头目眩晕,舌淡苔白,脉沉迟。

【方解】本方证因肾虚开合失司所致。肾主五液,司开合,肾阳不足,气化无力,津液不布,故小便清长;肠失濡润,传导不利,故大便不通;肾虚精亏,故腰膝酸软;清窍失养,则头目眩晕;肾阳亏损,故舌淡苔白,脉象沉迟。肾虚开合失司,浊气不降,肠道失润,治当温肾益精,润肠通便。方中肉苁蓉味甘咸性温,功效温肾益精,暖腰润肠,为君药。当归补血润燥,润肠通便,牛膝补益肝肾,壮腰膝,性善下行,共为臣药。枳壳下气宽肠而助通便;泽泻渗利小便而泄肾浊;妙用升麻以升清阳,清阳升则浊阴自降,相反相成,以助通便之效,以上共为佐药。诸药合用,既可温肾益精治其本,又能润肠通便以治标。用药灵巧,补中有泻,降中有升,具有"寓通于补之中,寄降于升之内"的配伍特点。

【运用】

1. 辨证要点　本方为温润通便,治疗肾虚便秘的常用方。临床应用以大便秘结,小便清长,腰膝酸软为辨证要点。凡热邪伤津及阴虚者忌用。

2. 临证加减　若气虚者,加人参以补气;若肾虚重者,加熟地黄以补肾滋阴;虚甚者,枳壳可不用,以免伤气。

3. 现代运用　本方常用于习惯性便秘、老年便秘、产后便秘等属于肾虚津亏肠燥者。

4. 使用注意　凡热邪伤津及阴虚者忌用。

第四节 逐 水 剂

逐水剂,适用于水饮壅盛于里的实证。常见胸胁引痛或水肿腹胀,二便不利,脉实有力等症。常用大戟、芫花、甘遂、牵牛子等峻下逐水药为主组成方剂。因此类药物药力峻猛,有一定的毒性,故常须配伍养胃扶正之品如大枣等。代表方如十枣汤。

十 枣 汤
《伤寒论》

【组成】芫花　甘遂　大戟各等分

【用法】上三味等分为末,或装入胶囊,每服 0.5～1g,每日 1 次,以大枣 10 枚煎汤送服,清晨空腹服。得快下利后,糜粥自养。

【功效】攻逐水饮。

【主治】

1. 悬饮。咳唾胸胁引痛,心下痞硬胀满,干呕短气,头痛目眩,或胸背掣痛不得息,舌苔滑,脉沉弦。

2. 水肿。一身悉肿,尤以身半以下为重,腹胀喘满,二便不利。

【方解】本方证因水饮停于胸胁,或水饮泛溢肢体所致。水停胸胁,气机阻滞,故胸胁作痛;水饮上犯,肺气不利,故咳唾引胸胁疼痛,甚或胸背掣痛不得息。饮停留心下,气结于中,故心下痞硬胀满、干呕短气;饮邪上扰清阳,故头痛目眩;饮邪结聚,胸胁疼痛,故脉沉弦。水饮泛溢肢体,内聚脘腹,三焦水道受阻,故一身悉肿、腹胀喘满、二便不利。本方证为水饮壅盛之实证,治宜攻逐水饮,使水邪速下。方中甘遂善行经隧水湿,大戟善泄脏腑水湿,芫花善消胸胁伏饮痰癖,三药合而用之,则经隧脏腑胸胁积水皆能攻逐,且逐水之力更著。大枣十枚煎汤送服,寓意有三:缓和诸药毒性;益气护胃,减少药后反应;培土制水,邪正兼顾。

【运用】

1. 辨证要点　本方为泻下逐水的代表方,又是治疗悬饮及阳水实证的常用。临床应用以咳唾胸胁引痛,或水肿腹胀,二便不利,脉沉弦为辨证要点。

2. 现代运用　本方常用于渗出性胸膜炎、结核性胸膜炎、肝硬化、慢性肾炎所致的胸水、腹水或全身水肿,以及晚期血吸虫病所致的腹水等属于水饮内停里实证者。

3. 使用注意　本方作用峻猛,只可暂用,不宜久服。若泻后精神胃纳俱好,而水饮未尽去者,可再投本方;若泻后精神疲乏,食欲减退,则宜暂停攻逐;若患者体虚邪实,又非攻不可者,可用本方与健脾补益剂交替使用,或先攻后补,或先补后攻。使用本方应注意四点:三药为散,大枣煎汤送服;清晨空腹服用,从小量开始,以免量大下多伤正,若服后下少,次日加量;服药得快利后,宜食糜粥以保养脾胃;年老体弱者慎用,孕妇忌用。

第五节 攻补兼施剂

攻补兼施剂,适用于里实正虚之大便秘结证。常以脘腹胀满,大便秘结兼气血、阴津不足为主要表现。若不攻则里实不去,只下则正气更伤;不补则正虚无救,纯补则里实愈坚。故唯有攻补兼施,邪正兼顾,方可两全。常用大黄、芒硝等攻下药与人参、当归、生地、玄参、麦冬等补益药配伍组成方剂。代表方如黄龙汤。

黄 龙 汤
《伤寒六书》

【组成】大黄(9g)　芒硝(6g)　枳实(9g)　厚朴(9g)　当归(9g)　人参(6g)　甘草(3g)

【用法】上药加桔梗3g　生姜3片　大枣2枚　水煎,芒硝溶服。

【功效】攻下通便,补气养血。

【主治】阳明腑实,气血不足证。自利清水,色纯青,或大便秘结,脘腹胀满,腹痛拒按,谵语,身热口渴,神疲少气,谵语,甚则循衣摸床,撮空理线,神昏肢厥,舌苔焦黄或焦黑,脉虚。

【方解】本方证因邪热与燥屎内结,腑气不通,气血不足所致,其病机为肠胃燥结,气血不足。本方原治热结旁流而兼气血两虚证。后世用治温病应下失下,邪实正虚者。邪热入里与肠中燥屎互结,腑气不通,故大便秘结,脘腹胀满疼痛拒按,身热口渴,舌苔焦黄或焦黑,或自利清水,色纯青之"热结旁流"证。素体不足或里热实证误治而耗伤气血,故神疲少气,脉虚。邪热炽盛,热扰心神,正气欲脱,故见神昏谵语,肢厥,循衣撮空等危候。本方证属邪实正虚,邪实宜攻,正虚宜补。故当泻热通便,补气养血为治。方中大黄、芒硝、枳实、厚朴(即大承气汤)攻下热结,荡涤肠胃实热积滞,急下以存正气。人参、当归益气补血,扶正以利祛邪,使攻不伤正。肺与大肠相表里,欲通胃肠,必先开宣肺气,故配桔梗开肺气以利大肠,以助通腑之大黄,上宣下通,以降为主。姜、枣、草补益脾胃,助参、归补虚,甘草又能调和诸药。九药合用,既攻下热结,又补益气血,使祛邪不伤正,扶正不碍邪。综合本方,用药精妙,配伍得当,攻补兼施,为邪正合治之良方。

【运用】

1. 辨证要点　本方为攻补兼施的代表方,又是治疗阳明腑实兼气血不足证的常用方。临床应用以大便秘结,或自利清水,脘腹胀满,身热口渴,神倦少气,舌苔焦黄或黑,脉虚为辨证要点。

2. 临证加减　老年气血虚者,去芒硝,以减缓泻下之力。或适当增加参、归用量以加强补虚扶正之力。

3. 现代运用　本方常用于伤寒、副伤寒、流行性脑脊髓膜炎、乙型脑炎、老年性肠梗阻等属于阳明腑实,而兼气血不足者。

【附方】

新加黄龙汤(《温病条辨》)　细生地五钱(15g)　生甘草二钱(6g)　人参另煎,一钱五分(4.5g)

生大黄三钱(9g)　芒硝一钱(3g)　玄参五钱(15g)　麦冬五钱(15g)　当归一钱五分(4.5g)　海参二条(2条)　姜汁六匙(6匙)以水八杯,煮取三杯。先用一杯,冲参汁五分,姜汁二匙,顿服之。如腹中有响声,或转矢气者,为欲便也,候一、二时不便,再如前法服一杯;候二十四刻不便,再服第三杯。如服一杯,即得便,止后服。酌服益胃汤一剂。余参或可加入。功用:泄热通便,滋阴益气。主治:热结里实,气阴不足证。大便秘结,腹中胀满而硬,神倦少气,口干咽燥,唇裂舌焦,苔焦黄或焦黑燥裂。

　　本方与黄龙汤均为攻补兼施之剂,泻下热结与补益气血兼顾。本方主治热结里实,应下失下,正气久耗,阴液耗竭尤重,故方以调胃承气汤以缓下热结,并重用养阴增液之品,以滋阴护津使之增水行舟,兼顾气阴之虚。黄龙汤主治阳明腑实治不及时,而致气血耗伤之证,方以大承气汤峻下热结,急下存阴为主,兼补气血之虚。本方重在滋阴增液,使水增舟行;后者重在峻攻热结,急下存阴。

复习思考题

　　1. 使用泻下剂应注意哪些问题?

　　2. 简要比较三承气汤(大承气汤、小承气汤、调胃承气汤)在功用、主治、用法方面的区别。

　　3. 简述十枣汤的用法。

　　4. 简述大黄与附子在温脾汤中的配伍意义。

　　5. 简述大黄牡丹汤的辨证要点及使用注意。

　　6. 简述麻子仁丸的配伍特点。

　　7. 试分析大黄在大承气汤、大黄牡丹汤、大黄附子汤中的配伍意义。

(张　尹)

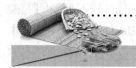

第八章

和 解 剂

【学习目标】
1. 熟悉和解剂的概念、适用范围、分类及使用注意。
2. 要求掌握的方剂:小柴胡汤、逍遥散。
3. 要求熟悉的方剂:半夏泻心汤、四逆散。

凡具有和解少阳、调和肝脾、调和寒热等作用,治疗伤寒邪在少阳、肝脾不和、肠胃不和、寒热错杂等证的方剂,统称和解剂,属于"八法"中"和法"的范畴。

适用于伤寒少阳证;肝气郁结,横犯脾胃;或脾虚不运,营血不足,肝失濡养,疏泄失常,而致的肝脾不和病证;邪犯肠胃,中焦寒热互结证。

和解剂原为治疗伤寒邪入少阳而设。少阳经,居于人体之半表半里,感邪之时既不宜发汗,又不宜吐下,唯有和解之法最为适当。少阳属胆,胆附于肝,生理上互为表里,疾病时相互影响;且又常累及脾胃,致肝脾不和;若中气虚弱,寒热互结,又可致肠胃不和。故和解剂中,除和解少阳以治少阳病证外,还包括调和肝脾以治肝郁脾虚,肝脾不和证;调和寒热以治寒热互结,肠胃不和证。所以本章方剂分为和解少阳剂、调和肝脾剂、调和肠胃剂三类。

和解剂组方配伍较为独特,虽然和解剂大多强调平和,既非大寒大热,也不大泻大补,往往既祛邪又扶正,既疏肝又治脾,既透表又攻里,照顾面广,是和解剂的优势所在,但是,和解剂毕竟以祛邪为主,兼顾正气,平和之中皆有针对性,故在使用和解剂时,要辨证准确。若邪在肌表,未入少阳,或阳明热甚者,皆不宜使用和解剂,否则会贻误病情,使其迁延难愈,甚者引邪入里,或变生他证。和解剂是和方之制,和其不和也,故凡病兼虚者,补而和之;兼滞者,行而和之;兼寒者,温而和之;兼热者,凉而和之。若劳倦内伤、饮食失调、气血虚弱而症见寒热夹杂者,非和解剂所宜。

第一节 和解少阳剂

和解少阳剂,适用于伤寒邪在少阳的病证。症见往来寒热,胸胁苦满,默默不欲饮食,心烦喜呕,以及口苦,咽干,目眩,脉弦等。常用柴胡或青蒿与黄芩相配为主组方,兼有气虚者,佐以益气扶正之品,并防邪陷入里;兼有湿邪者,佐以通利湿浊之品,导邪下泄。代表方如小柴胡汤。

小 柴 胡 汤

《伤寒论》

【组成】柴胡半斤(24g)　黄芩三两(9g)　人参三两(9g)　半夏半升(9g)　生姜三两(9g)　大枣十二枚(4枚)　炙甘草三两(9g)

【用法】水煎服。

【功效】和解少阳。

【主治】

1. 少阳证。症见往来寒热,胸胁苦满,默默不欲饮食,心烦喜呕,口苦,咽干,目眩,舌苔薄白,脉弦者。

2. 热入血室证。症见妇人经水适断,寒热发作有时。

3. 疟疾、黄疸等病而见少阳证者。

【方解】少阳经脉循胸布胁,位于太阳、阳明表里之间。伤寒邪犯少阳,病在半表半里,邪正相争,正胜欲拒邪出于表,邪胜欲入里并于阴,正邪交争,故往来寒热。足少阳之脉起于目锐眦,循胸胁。邪在少阳,经气不利,郁而化热,胆火上炎,则胸胁苦满,心烦,口苦,咽干,目眩。胆热犯胃,胃失和降,故默默不欲饮食而喜呕。若妇人经期,感受风邪,邪热内传,热与血结,血热瘀滞,疏泄失常,故经水不当断而断,寒热发作有时。舌苔薄白,是病邪尚未入里之征,脉弦是肝胆气郁之象。本方证为邪居少阳,枢机不利,胆火上炎犯胃所致。治宜和解少阳。方中重用柴胡,入肝胆经,疏泄肝胆,散邪透表,使少阳半表之邪得以疏散,为君药。黄芩苦寒,清泄少阳半里之热,使半里之邪得以内解,为臣药。柴胡、黄芩,一散一清,相互协同,而达到和解少阳之目的。半夏、生姜和胃降逆止呕;人参、大枣益气健脾,扶正祛邪,防邪内传入里,共为佐药。炙甘草助参、枣扶正,且能调和诸药,为使药。诸药合用,共奏和解少阳之功。

【临床运用】

1. 辨证要点　本方为治疗少阳病证的基础方,又是和解少阳法的代表方。以往来寒热,胸胁苦满,心烦喜呕,苔薄白,脉弦为辨证要点。亦用于妇人热入血室,以及疟疾、黄疸和内伤杂病而见少阳证者。

2. 临证加减　若胸中烦而不呕,为热聚于胸,去半夏、人参,加瓜蒌清热理气宽胸;渴者,是热伤津液,去半夏,加天花粉止渴生津;腹中痛,是肝气乘脾,宜去黄芩,加芍药柔肝缓急止痛;胁下痞硬,是气滞痰郁,去大枣,加牡蛎软坚散结;心下悸,小便不利,是水气凌心,宜去黄芩,加茯苓利水宁心;不渴,外有微热,是表邪仍在,宜去人参,加桂枝解表;咳者,是素有肺寒留饮,宜去人参、大枣、生姜,加五味子、干姜温肺止咳。

3. 使用注意　因柴胡升散,黄芩、半夏性燥,故对肝火偏盛及阴虚血少者禁用。

【趣味方歌】生芹菜炒大虾仁。

注:芹-黄芩,生-人参,生-生姜,虾-半夏,大-大枣,炒-甘草,菜-柴胡。

第二节　调和肝脾剂

调和肝脾剂,适用于肝脾不和的病证。症见脘腹胸胁胀痛,神疲食少,月经不调,腹痛泄泻,手足不温。常用疏肝理气药如柴胡、枳壳、陈皮等,与健脾药如白术、茯苓、甘草等配伍组方。代表方如四逆散、逍遥散。

四 逆 散
《伤寒论》

【组成】柴胡 枳实 炙甘草各十分(各6g) 白芍十分(9g)

【用法】水煎服。

【功效】透邪解郁,疏肝理脾。

【主治】

1. 阳郁厥逆证。症见手足不温,或身热,或腹痛,或泄利下重,脉弦。

2. 肝郁脾滞证。症见胁肋胀闷,脘腹疼痛,脉弦等。

【方解】四逆,指手足不温。因外邪传经入里,郁遏肝胆气机,阳气失于疏泄而内郁,不能达于四末,故见四肢厥逆,身热。肝胆失疏,气机失常,气滞则脘腹胁肋胀痛。本证"四逆"与阳衰阴盛的四肢厥逆有本质区别。本方证为阳气内郁,不能外达所致。治宜透邪解郁,疏肝理脾。方中柴胡入肝胆经,疏肝解郁,调畅气机,令阳气外达,为君药。白芍养血敛阴,柔肝缓急,使肝不横逆,疏泄条达,与柴胡相配,以补养肝血,条达肝气,可使柴胡升散而无耗伤阴血之弊。一散一收,相反相成,为理肝之用,为臣药。枳实理气解郁,泄热破结,与柴胡为伍,一升一降,加强舒畅气机之功,并奏升清降浊之效,与白芍相配,又能理气和血,使气血调和,为佐药。甘草调和诸药,益脾和中,与芍药合用又缓急止痛,为使药。诸药合用,可使邪去郁解,气血调畅,清阳得伸,四逆自愈;又能使肝脾调和,土不乘木,则腹痛泻利等症自除。

【临床运用】

1. 辨证要点 本方原是治疗阳郁厥逆证的基础方,后世多作为疏肝理脾之通剂。以胁肋疼痛,脘腹胀痛,或手足不温,脉弦为辨证要点。

2. 临证加减 若咳者,加五味子、干姜以温肺散寒止咳;悸者,加桂枝以温心阳;小便不利者,加茯苓以利小便;腹中痛者,加炮附子以散里寒;泄利下重者,加薤白以除下重;气郁甚者,加香附、郁金以理气解郁;有热者,加栀子以清内热。

3. 使用注意 对于阳微阴盛的寒厥者,忌用本方。

【趣味方歌】老少拾柴。

注:老-甘草,少-白芍,拾-枳实,柴-柴胡。

逍 遥 散
《太平惠民和剂局方》

【组成】柴胡 白芍 当归 茯苓 白术各一两(各30g) 炙甘草半两(15g)

【用法】研为粗末,每服6~9g,加煨姜、薄荷少许,共煎汤去滓温服,每日3次。或作汤剂,水煎服,用量按原方比例酌减。也用丸剂,每服6~9g,每日2次。

【功效】疏肝解郁,健脾养血。

【主治】肝郁血虚脾弱证。症见两胁作痛,头痛目眩,神疲食少,口燥咽干,或往来寒热,或月经不调,乳房胀痛,脉弦而虚者。

【方解】本方证为肝郁血虚,脾失健运所致。治宜疏肝解郁,健脾养血。方中柴胡入肝经,疏肝解郁,使肝气得以条达,气机舒畅,为君药。白芍酸苦微寒,养血敛阴,柔肝缓急;当归甘辛苦温,养血和血,与芍药合用,共补肝体,两者再与柴胡同用,补肝体而助肝用,血和则肝和,血充则肝柔,共为臣药。肝郁不仅可导致血虚而使肝之体、用失常,亦极易出现木郁土壅、肝病及脾的情况,故以白术、茯苓健脾益气,非但实土以抑木,且使营血生化有源;薄荷少许,有疏散郁遏之气,透达肝经郁热,以助柴胡疏肝解郁之意;煨生姜既能降逆和中,又能辛散达郁,共为佐药。甘草调和诸药,且合芍药缓急止痛,为使药。诸药合用,使肝郁得疏,血虚得养,脾弱得复,为调肝养血之名方。

【运用】

1. 辨证要点 本方既是调和肝脾的要方,又是妇科调经的常用方。以两胁作痛,神疲食少,或兼月经不调,脉弦而虚为辨证要点。

2. 临证加减 肝郁气滞较甚,加香附、郁金、陈皮以疏肝解郁;血虚甚者,加熟地以养血;肝郁化火者,加丹皮、栀子以清热凉血。

3. 使用注意 对于阴虚阳亢者,慎用本方。

【趣味方歌】白柴服当归,白草喝煨姜。

注:白-白芍,柴-柴胡,服-茯苓,当归,白-白术,草-甘草,喝-薄荷,煨姜。

第三节 调和肠胃剂

调和寒热剂,适用于寒热互结于中焦,升降失常,而致心下痞满,恶心呕吐,肠鸣下利等症。常用辛温药与苦寒药如干姜、生姜、半夏、黄连、黄芩等为主组成方剂。代表方如半夏泻心汤。

半夏泻心汤
《伤寒论》

【组成】半夏半升(12g) 干姜 人参 黄芩各三两(各9g) 黄连一两(3g) 大枣十二枚(4枚) 炙甘草三两(9g)

【用法】水煎服。

【功效】寒热平调,消痞散结。

【主治】寒热互结之痞证。症见心下痞,但满而不痛,或呕吐,肠鸣下利,舌苔腻而微黄。

【方解】本方原治小柴胡汤因误下而成的痞证。邪在少阳,本应给予和解,如果误用泻下药,损伤中阳,寒从中生,外邪乘虚内陷,郁而化热,或因其他原因,使胃肠功能失调,以致寒热互结,气机升降不利而成心下(即胃脘)痞满,但满而不痛。脾气主升,胃气主降,中气既伤,升降失常,故上则呕吐,下则肠鸣下利。病情既有寒热错杂,又有虚实相兼。本方证病机为寒热互结,虚实夹杂,胃气不和,升降失常所致。治宜平调寒热,益气和胃,散结除痞。方中用辛温之半夏,散结除痞,又善降逆止呕,为君药。干姜辛热以温中散寒,又助半夏以降逆;黄芩、黄连之苦寒以泄热开痞,共为臣药。君臣相伍,具有寒热平调,辛开苦降之用。然寒热互结,缘于中虚失运,故方中又用人参、大枣甘温益气,以补脾虚,为佐药。甘草既助佐药补脾和中,又调和诸药,为使药。全方苦降辛开,寒热互用以和阴阳,苦辛并进以调升降,补泻兼施以顾虚实,使寒去热清,升降复常,则诸症自愈。

【临床运用】

1. 辨证要点 本方为治疗脾胃不足,寒热互结之痞满证的常用方。以心下痞满,呕吐泻利,苔腻微黄为辨证要点。

2. 临证加减 湿热蕴积中焦,呕甚而痞,中气不虚,或舌苔厚腻者,可去人参、甘草、大枣、干姜,加枳实、生姜以下气消痞止呕。

3. 使用注意 对于因气滞、食积、痰浊内结所致的痞满者,本方不宜应用。

【趣味方歌】芩连老将大人吓。

注:芩-黄芩,连-黄连,老-甘草,将-生姜,大-大枣,人-人参,吓-半夏。

复习思考题

1. 试述逍遥散的配伍特点。

2. 试述柴胡在小柴胡汤、逍遥散、四逆散中的配伍意义。

（张　尹）

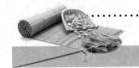

第九章

清 热 剂

【学习目标】

1. 掌握清热剂的概念、适用范围、分类及使用注意。

2. 要求掌握的方剂：白虎汤、导赤散、龙胆泻肝汤、青蒿鳖甲汤。

3. 要求熟悉的方剂：清营汤、黄连解毒汤、犀角地黄汤、芍药汤、普济消毒饮、清暑益气汤。

4. 要求了解的方剂：凉膈散、清胃散、白头翁汤、六一散。

【概述】

凡以清热药组成，具有清热、泻火、凉血、解毒、滋阴透热的作用，治疗里热证的方剂，统称清热剂。属于"八法"中的"清法"。

广泛用治外感温病，热入气分，高热烦渴，脏腑诸热证；湿温暑温初起及湿蒸热蕴诸证；温邪入营，气血两燔证；热入营血，斑疹吐衄；火毒疮疡，痈疽疔疖，肺痈肠痈，瘰疬流痰，痔漏，癌肿，耳、鼻、喉、眼火毒为患；暑热烦渴，暑湿吐泻；温邪伤阴，夜热早凉，阴虚发热，骨蒸劳热等证。

里热证由于热邪所在的部位、程度及性质的不同，故清热剂可分为清气分实热剂、清营凉血剂、清热解毒剂、清脏腑热剂、清虚热剂五类。

使用清热剂，应该注意以下事项：

（1）应用原则：一般是在表证已解，热已入里，或里热已盛尚未结实的情况下使用。

（2）首先辨里热证的虚实。实热证宜苦寒直折，清热泻火，若属虚热，则宜凉血除蒸，甘寒养阴；再分热证的真假，如热深厥深，真热假寒，才可使用清热剂。为避免寒热格拒，可采用寒药温服法，若阴盛格阳，真寒假热，绝不可妄投清热剂。

热为阳邪，易耗伤阴液，清热剂使用中应配合养阴生津之品，以顾护阴液。清热剂药性多寒凉且易伤阳败胃，故不宜多服久用，以免损伤脾胃。

（3）服用清热剂宜食清淡食物和清凉饮料，忌食辛辣油腻黏腻之品。

第一节 清气分热剂

清气分热剂，适用于热在气分，热盛伤津证。症见发热、不恶寒反恶热、多汗、口渴、脉洪大等证。常用辛甘大寒的石膏与苦寒质润的知母等为主组方。由于热病之后，气分余热不清、气阴两伤,常以益气养阴生津的人参、麦冬等药物配伍。代表方如白虎汤、竹叶石膏汤。

白 虎 汤
《伤寒论》

【组成】生石膏—斤(50g)　　知母六两(18g)　　炙甘草二两(6g)　　粳米六合(9g)

【用法】先煎煮石膏,再入余三味同煎至米熟汤成,取汤温服。

【功效】清热生津。

【主治】气分热盛证。壮热面赤,烦渴引饮,汗出恶热,脉洪大有力或滑数。

【方解】气分热盛证多由风寒之邪化热内传阳明之经,或温邪热毒传入气分所导致。里热炽盛,故见壮热面赤,不恶寒而反恶热。热灼津伤,故见烦渴引饮。热蒸迫津外泄,故汗大出。脉洪大有力或滑数,亦为热盛于经所致。因其病变实为无形热邪灼伤津液,故治以清热生津为法。

方中重用生石膏辛甘大寒,善清热泻火,并能除烦止渴,为君药。知母苦寒质润,性寒助石膏以清热,质润助石膏以生津,为臣药。君臣相须为用,加强清热生津之功。炙甘草、粳米和中益胃,以防石膏、知母之大寒伤中,共为佐使。四药合用,药少功专,热清烦除,津生渴止,从而由邪热伤津而致之诸症自解。白虎者,西方之金神,司秋之主,虎啸谷中冷,金风酷暑消,神于解热,莫如白虎。本方大寒之剂,清热能力强,故名“白虎汤”。

【临床运用】

1. 辨证要点　本方为治阳明经热证及气分热盛证的代表方剂,具有较强的清热作用。临床应以身大热,汗大出,口大渴,脉洪大的“四大”症状为辨证要点。

2. 临证加减　若身热甚者,可加银花、连翘、竹叶、芦根以增强清热泻火之功;兼见气津两伤者,可加人参、麦冬、天花粉以大补元气,清热生津;兼见神昏抽搐者,加水牛角、羚羊角以清热凉血,凉肝息风;兼见大便秘结者,加大黄、芒硝以泻热通便,导热下行。

3. 使用注意　本方为大寒之剂,凡伤寒脉浮,发热无汗,其表不解者或血虚发热及真寒假热者不可用本方;水煎至米熟或糜烂为度。

【趣味方歌】师母干净。

注:师-石膏,母-知母,干-甘草,净-粳米。

第二节　清营凉血剂

清营凉血的方剂,适用于邪热传营,热入血分诸证。入营之证见有身热夜甚,神烦少寐,时有谵语,或外布隐隐斑疹等;入血之证见有出血、发斑、如狂、谵语、舌绛起刺等。常用清营凉血药配伍透热转气药、凉血散瘀药组成。清营的代表方为清营汤;凉血的代表方如犀角地黄汤。

清 营 汤
《温病条辨》

【组成】犀角(现用水牛角代)三钱(30g)　　生地黄五钱(15g)　　玄参三钱(9g)　　竹叶心—钱(3g)　　麦冬三钱(9g)　　丹参二钱(6g)　　黄连一钱五分(5g)　　金银花三钱(9g)　　连翘二钱(6g)

【用法】水煎服。

【功效】清营解毒,透热养阴。

【主治】热入营分证。身热夜甚,神烦少寐,时有谵语,目常喜开或喜闭,口渴或不渴,斑疹隐隐,舌绛而干,脉数。

【方解】本方证为邪热内传营分,耗伤营阴所致。邪热传营,伏于阴分,入夜阳气内归营阴,与热相合,故身热夜甚;营气通于心,热扰心营,故神烦少寐、时有谵语;邪热深入营分,则蒸腾营阴,使血中津液上潮于口,故本应口渴而反不渴;若邪热初入营分,气分热邪未尽,灼伤肺胃阴津,则必见身热口渴、苔黄燥;目喜开、闭不一,是为火热欲从外泄,阴阳不相既济所致;斑疹隐隐,乃热伤血络,血不循经,溢出脉外之征;舌绛而干,脉数,亦为热伤营阴之象。故方用苦咸寒之犀角(现用水牛角代)清解营分之热毒,为君药。热伤营阴,又以生地黄凉血滋阴、麦冬清热养阴生津、玄参滋阴降火解毒,三药共用,既可甘寒养阴保津,又可助君药清营凉血解毒,共为臣药。君臣相配,咸寒与甘寒并用,清营热而滋营阴,祛邪扶正兼顾。温邪初入营分,故用金银花、连翘、竹叶清热解毒,轻清透泄,使营分热邪有外达之机,促其透出气分而解,此即"入营犹可透热转气"之具体应用;黄连苦寒,清心解毒;丹参清热凉血,并能活血散瘀,可防热与血结。上述五味均为佐药。本方的配伍特点是以清营解毒为主,配以养阴生津和"透热转气",使入营之邪透出气分而解,诸症自愈。

【临床运用】

1. 辨证要点 本方主治温病热邪传入营分证。以身热夜甚,神烦少寐,斑疹隐隐,舌绛而干,脉数为辨证要点。

2. 临证加减 若寸脉大,舌干较甚者,可去黄连,以免苦燥伤阴;神昏谵语较重者,可与安宫牛黄丸、紫雪丹合用。

3. 使用注意 本方使用水牛角代替犀角,每次用量30~60g,锉成粗粉入汤剂。使用本方应注意舌诊,苔白滑为湿郁之象,禁用本方,以防滋腻而助湿留邪。

【趣味方歌】乔连花选升丹麦主席。

注:乔-连翘,连-黄连,花-金银花,选-玄参,升-生地黄,丹-丹参,麦-麦冬,主-竹叶,席-犀角。

犀角地黄汤
《备急千金要方》

【组成】犀角屑(现用水牛角代)一两(30g)　生地黄半斤(24g)　赤芍三分(12g)　牡丹皮一两(9g)

【用法】水煎服,水牛角镑片先煎,余药后下。

【功效】清热解毒,凉血散瘀。

【主治】

1. 热入血分证。身热谵语,斑色紫黑,舌绛起刺,脉细数,或喜忘如狂,漱水不欲咽,大便色黑易解等。

2. 热伤血络证。吐血,衄血,便血,尿血等,舌红绛,脉数。

【方解】本方治证由热毒炽盛于血分所致。心主血,又主神明,热入血分,一则热扰心神,致躁扰昏狂;二则热邪迫血妄行,致使血不循经,溢出脉外而发生吐血、衄血、便血、尿血等各部位之出血;离经之血留阻体内又可出现发斑、蓄血;三则血分热毒耗伤血中津液,血因津少而浓稠,运行涩滞,渐聚成瘀,故舌紫绛而干。此际不清其热则血不宁,不散其血则瘀不去,不滋其阴则火不熄,正如叶桂所谓"入血就恐耗血动血,直须凉血散血"。治当以清热解毒,凉血散瘀为法。方用苦咸性寒之犀角为君药,凉血清心而解热毒,使火平热降,毒解血宁。生地甘苦寒之,凉血滋阴生津为臣药,以助犀角清热凉血,又能止血;又可复已失之阴血。用苦微寒之赤芍与辛苦微寒之丹皮共为佐药,清热凉血,活血散瘀,可收化斑之功。四药相配,共成清热解毒,凉血散瘀之剂。本方配伍特点是凉血与活血散瘀并用,使热清血宁而无耗血动血之虑,凉血止血又无冰伏留瘀之弊。

【临床运用】

1. 辨证要点　本方主治热毒深陷于血分的耗血,动血证。以各种失血,斑色紫黑,神昏谵语,身热舌绛为辨证要点。

2. 临证加减　若见蓄血,喜忘如狂者,系热燔血分,邪热与瘀血互结,可加大黄、黄芩,以清热逐瘀与凉血散瘀同用;郁怒而夹肝火者,加柴胡、黄芩、栀子以清泻肝火;治热迫血溢之出血证,可酌加白茅根、侧柏炭、小蓟等,以增强凉血止血之功。

3. 使用注意

(1)本方犀角用水牛角代替,每次用量30g,镑片先煎入汤剂。芍药多用赤芍,如果热伤阴血较盛,可使用白芍。

(2)阳虚失血及脾胃虚弱者不宜用本方治疗。

【趣味方歌】丹溪扫地。

注:丹-牡丹皮,溪-犀角,扫-赤芍,地-生地黄。

【类方比较】

方名	相同	不同		
		组成	功效	主治
清营汤	两者均以水牛角、生地黄为主,以治热入营血证	赤芍、牡丹皮	清营解毒,透热养阴	邪初入营尚未动血之证
犀角地黄汤		金银花、连翘、黄连、竹叶	清热解毒,凉血散瘀	热入血分而见耗血、动血之证

第三节　清热解毒剂

清热解毒剂,适用于温疫、温毒或疮疡疔毒等证。若三焦火毒炽盛,症见烦热,错语,吐衄,发斑及外科的疔毒痈疡等;胸膈热聚,可见身热面赤,胸膈烦热,口舌生疮,便秘溲赤等症。常以清热解毒泻火药配伍泻下药、解表药物组成。代表方如黄连解毒汤、凉膈散、普济消毒饮、仙方活命饮。

黄连解毒汤
方出《肘后备急方》,名见《外台秘要》引崔氏方

【组成】黄连三两(9g)　黄芩　黄柏各二两(各6g)　栀子十四枚(9g)

【用法】水煎服。

【功效】泻火解毒。

【主治】三焦火毒证。大热烦躁,口燥咽干,错语不眠;或热病吐血、衄血;或热甚发斑,或身热下利,或湿热黄疸;或外科痈疡疔毒,小便黄赤,舌红苔黄,脉数有力。

【方解】三焦火毒证系由火毒充斥三焦所致。火毒炽盛,内外皆热,上扰神明,故烦热错语;血为热迫,随火上逆,则为吐衄;热伤络脉,血溢肌肤,则为发斑;热盛则津伤,故口燥咽干;热壅肌肉,则为痈肿疔毒;舌红苔黄,脉数有力,皆为火毒炽盛之证。综上诸症,皆为实热火毒为患,治宜泻火解毒。方中以大苦大寒之黄连清泻心火为君,兼泻中焦之火。臣以黄芩清上焦之火。佐以黄柏泻下焦之火;栀子清泻三焦之火,导热下行,引邪热从小便而出。四药合用,苦寒直折,三焦之火邪去而热毒解,诸症可愈。

【临床运用】

1. 辨证要点　本方为苦寒直折,清热解毒的基础方。临床应用以大热烦躁,口燥咽干,舌红苔黄,脉数有力为辨证要点。

2. 加减变化　便秘者,加大黄以泻下焦实热;吐血、衄血、发斑者,酌加玄参、生地黄、丹皮以清热凉血;发黄者,加茵陈、大黄,以清热祛湿退黄;疔疮肿毒者,加蒲公英、金银花、连翘,增强清热解毒之力。

3. 使用注意　本方为大苦大寒之剂,久服或过量易伤脾胃,非火盛者不宜使用。

【趣味方歌】百子练琴。

注:百-黄柏,子-栀子,练-黄连,琴-黄芩。

凉 膈 散
《太平惠民和剂局方》

【组成】大黄　朴硝　炙甘草各二十两(各9g)　栀子　薄荷　黄芩各十两(各5g)　连翘二斤半(24g)

【用法】上药共为粗末,每服6~12g,用竹叶3g,水煎,入蜜少许,调服。亦可作汤剂煎服。

【功效】泻火通便,清上泄下。

【主治】中二焦邪郁生热证。烦躁口渴,面赤唇焦,胸膈烦热,口舌生疮,睡卧不宁,谵语狂妄,或咽痛吐衄,便秘溲赤,或大便不畅,舌红苔黄,脉滑数。

【方解】本方证由脏腑积热,聚于胸膈所致,故以上、中二焦见证为主。热伤津液,则口渴、咽燥、唇焦;火性上炎,而见面红目赤、口舌生疮、咽痛吐衄;火热内扰心神,则见睡卧不宁,甚则谵语狂妄;燥热内结,故有便秘溲赤;舌红苔黄,脉滑数均为里热炽盛之象。上焦无形火热炽盛,中焦燥热内结,此时单清上则中焦燥结不得去,单泻下则上焦邪热不得解,唯有清泻兼施方能切中病情,故治宜清热泻火通便为法。方中连翘轻清透散,长于清热解毒,透散上焦之热,故重用以为君。配黄芩以清胸膈郁热;山栀通泻三焦,引火下行;大黄、芒硝泻火通便,以荡涤中焦燥热内结,共为臣药。薄荷清头目,利咽喉;竹叶清上焦之热,均为佐药。使以甘草、白蜜,既能缓和芒硝、大黄峻泻之力,又能生津润燥,调和诸药。全方配伍,共奏泻火通便,清上泄下之功。

本方的配伍特点是清上与泻下并行,但泻下是为清泄胸膈郁热而设,即"以泻代清"之法。

【临床运用】

1. 辨证要点 本方为治疗上、中二焦火热炽盛的常用方。临床应用以胸膈烦热,面赤唇焦,烦躁口渴,舌红苔黄,脉数为辨证要点。

2. 临证加减 若热毒壅阻上焦,症见壮热、口渴、烦躁、咽喉红肿、大便不燥者,可去芒硝,加石膏、桔梗以增强清热凉膈之功。

3. 使用注意 脾胃虚寒、大便溏薄者忌用。孕妇慎用。

【趣味方歌】黄晓芩只瞧干荷叶。

注:黄-大黄,晓-朴硝,芩-黄芩,只-栀子,瞧-连翘,干-甘草,荷叶-薄荷叶。

普济消毒饮
《东垣试效方》

【组成】黄芩 黄连各五钱(15g) 陈皮 甘草 玄参 柴胡 桔梗各二钱(各6g) 连翘 板蓝根 马勃 牛蒡子 薄荷各一钱(各3g) 僵蚕 升麻各七分(各2g)

【用法】水煎服。

【功效】清热解毒,疏风散邪。

【主治】大头瘟。恶寒发热,头面红肿焮痛,目不能开,咽喉不利,舌燥口渴,舌红苔白兼黄,脉浮数有力。

【方解】本方主治大头瘟(原书称大头天行),乃感受风热疫毒之邪,壅于上焦,发于头面所致。风热疫毒上攻头面,气血壅滞,乃致头面红肿热痛,甚则目不能开;温毒壅滞咽喉,则咽喉红肿而痛;里热炽盛,津液被灼,则口渴;初起风热时毒侵袭肌表,卫阳被郁,正邪相争,故恶寒发热;舌苔黄燥,脉数有力均为里热炽盛之象。疫毒宜清解,风热宜疏散,病位在上宜因势利导。疏散上焦之风热,清解上焦之疫毒,故法当解毒散邪兼施而以清热解毒为主。方中重用黄连、黄芩清热泻火,祛上焦头面热毒为君药。牛蒡子、连翘、薄荷、僵蚕辛凉疏散头面风热为臣药。玄参、马勃、板蓝根有加强清热解毒之功;配甘草、桔梗以清利咽喉;陈皮理气疏壅,以散邪热郁结,共为佐药。升麻、柴胡疏散风热,并引诸药上达头面,且寓"火郁发之"之意,功兼佐使之用。诸药配伍,共收清热解毒,疏散风热之功。

【临床运用】

1. 辨证要点 本方为治疗大头瘟的常用方剂。临床应用以头面红肿焮痛,恶寒发热,舌红苔白兼黄,脉浮数为辨证要点。

2. 临证加减 若大便秘结者,可加酒大黄以泻热通便;腮腺炎并发睾丸炎者,可加川楝子、龙胆草以泻肝经湿热。

3. 使用注意 阴虚阳亢者不宜使用。

【趣味方歌】柴板敲弦琴声薄,牛马连缰耕草皮。

注:柴-柴胡,板-板蓝根,敲-连翘,弦-玄参,琴-黄芩,声-升麻,薄-薄荷,牛-牛蒡子,马-马勃,连-连翘,缰-僵蚕,耕-桔梗,草-甘草,皮-陈皮。

第四节 清脏腑热剂

清脏腑热剂,适用于邪热偏盛某一脏腑所产生的火热证候。本类方剂是按所治脏腑火热证候不同,分别使用不同的清热方药。如心经热盛,用黄连、栀子、莲子心、木通等以泻火清心;肝胆实火,用龙胆草、夏枯草、青黛等以泻火清肝;肺中有热,用黄芩、桑白皮、石膏、知母等以清肺泻热;热在脾胃,用石膏、黄连等以清胃泻热;热在大肠,用白头翁、黄连、黄柏等以清肠解毒。代表方如导赤散、龙胆泻肝汤、泻白散、清胃散、芍药汤、白头翁汤。

导 赤 散

《小儿药证直诀》

【组成】生地黄　木通　生甘草梢　淡竹叶各等分(各10g)

【用法】水煎服,用量按原方比例酌情增减。

【功效】清心利水养阴。

【主治】心经火热证。心胸烦热,口渴面赤,意欲饮冷,以及口舌生疮;或心热移于小肠,小便赤涩刺痛,舌红,脉数。

【方解】本方证系心经热盛或心热移于小肠所致。心火循经上炎,而见心胸烦热、面赤、口舌生疮;火热内灼,阴液被耗,故见口渴、意欲饮冷;心与小肠相表里,心热下移小肠,泌别失职,乃见小便赤涩刺痛;舌红、脉数,均为内热之象。心火上炎而又阴液不足,故治法不宜苦寒直折,而宜清心与养阴兼顾,利水以导热下行,使蕴热从小便而泄。方中生地黄甘寒而润,入心肾经,凉血滋阴以制心火;木通苦寒,入心与小肠经,上清心经之火,下导小肠之热,两药相配,滋阴制火而不敛邪,利水通淋而不伤阴,共为君药。竹叶甘淡,清心除烦,淡渗利窍,导心火下行,为臣药。生甘草梢清热解毒,尚可直达茎中而止痛,并能调和诸药,还可防木通、生地之寒凉伤胃,为方中佐使。四药合用,共收清热利水养阴之效。

【运用】

1. 辨证要点　本方为治心经火热证的常用方,又是体现清热利水养阴治法的基础方。临床应用以心胸烦热,口渴,口舌生疮或小便赤涩,舌红脉数为辨证要点。

2. 临证加减　若心火较盛,可加黄连以清心泻火;心热移于小肠,小便不通,可加车前子、赤茯苓以增强清热利水之功;阴虚较甚,加麦冬增强清心养阴之力;小便淋涩明显,加萹蓄、瞿麦、滑石增强利尿通淋之效;若见血淋,可加白茅根、小蓟、旱莲草凉血止血。

3. 使用注意　方中木通苦寒,生地黄阴柔寒凉,故脾胃虚弱者慎用。

【趣味方歌】竹杆通地。

注:竹-竹叶,杆-甘草,通-木通,地-生地黄。

龙胆泻肝汤

《医方集解》

【组成】龙胆草(6g)　黄芩(9g)　栀子(9g)　泽泻(9g)　木通(6g)　当归(3g)　生地黄(6g)　柴胡(6g)　生甘草(6g)　车前子(6g)

【用法】水煎服,亦可制成丸剂,每服6~9g,每日2次,温开水送下。

【功效】清泻肝胆实火,清利肝经湿热。

【主治】

1. 肝胆实火上炎证。头痛目赤,胁痛,口苦,耳聋,耳肿,舌红苔黄,脉弦数有力。

2. 肝经湿热下注证。阴肿,阴痒,筋痿,阴汗,小便淋浊,或妇女带下黄臭等,舌红苔黄腻,脉弦数有力。

【方解】本方证是由肝胆实火上炎或肝胆湿热循经下注所致。足厥阴肝经绕阴器,布胁肋,连目系,入巅顶;足少阳胆经起于目内眦,布耳前后入耳中,一支入股中,绕阴部,另一支布胁肋。肝胆之火循经上炎则头部、耳目作痛,或听力失聪,旁及两胁则胁痛且口苦;湿热循经下注则为阴痒、阴肿、筋痿、阴汗、小便淋浊,或妇女带下;舌红苔黄腻,脉弦数有力皆为火盛及湿热之象。治宜清泻肝胆实火,清利肝经湿热。方中龙胆草大苦大寒,既能泻肝胆实火,又能利肝经湿热,泻火除湿,两擅其功,切中病机,故为君药。黄芩、栀子苦寒泻火、燥湿清热,加强君药泻火除湿之力,为臣药。湿热的主要出路,是利导下行,从膀胱渗泄,故又用渗湿泄热之泽泻、木通、车前子,导湿热从水道而去;肝乃藏血之脏,若为实火所伤,阴血亦随之消耗;且方中诸药以苦燥渗利伤阴之品居多,故用当归、生地养血滋阴,使邪去而阴血不伤,以上皆为佐药。肝体阴用阳,性喜疏泄条达而恶抑郁,火邪内郁,肝胆之气不舒,方中用大剂苦寒降泄之品,既恐肝胆之气被抑,又虑折伤肝胆生发之机,故又用柴胡疏畅肝胆之气,并能引诸药归于肝胆之经;甘草调和诸药,护胃安中。二药并兼佐使之用。本方的配伍特点是泻中有补,利中有滋,降中寓升,祛邪而不伤正,泻火而不伐胃,使火降热清,湿浊得利,循经所发诸症皆可相应而愈。

【临床运用】

1. 辨证要点　本方为治肝胆实火上炎,湿热下注的常用方。临床应用以口苦溺赤,舌红苔黄,脉弦数有力为辨证要点。

2. 临证加减　若肝胆实火较盛,可去木通、车前子,加黄连以助泻火之力;若湿盛热轻者,可去黄芩、生地,加滑石、薏苡仁以增强利湿之功;若玉茎生疮,或便毒悬痈,以及阴囊肿痛,红热甚者,可去柴胡,加连翘、黄连、大黄以泻火解毒。

3. 使用注意　方中药多苦寒,易伤脾胃,故对脾胃虚寒和阴虚阳亢之证,皆非所宜。

【趣味方歌】龙车通黄山,当地卸柴草。

注:龙-龙胆草,车-车前子,通-木通,黄-黄芩,山-(山)栀子,当-当归,地-生地黄,卸-泽泻,柴-柴胡,草-甘草。

清　胃　散
《脾胃论》

【组成】生地黄　当归身各三分(各6g)　牡丹皮半钱(9g)　黄连六分(6g),夏月倍之　升麻一钱(9g)

【用法】作汤剂,水煎服。

【功效】清胃凉血。

【主治】胃火牙痛。牙痛牵引头疼,面颊发热,其齿喜冷恶热,或牙宣出血,或牙龈红肿溃烂,或唇舌腮颊肿痛,口气热臭,口干舌燥,舌红苔黄,脉滑数。

【方解】本方证是胃有积热,循经上攻所致。足阳明胃经循鼻入上齿,手阳明大肠经上项贯颊入下齿,胃中热盛,循经上攻,故牙痛牵引头痛、面颊发热、唇舌腮颊肿痛;胃热上冲则口气热臭;胃为多气多血之腑,胃热每致血分亦热,血络受伤,故牙宣出血,甚则牙龈溃烂;口干舌燥,舌红苔黄,脉滑数俱为胃热津伤之候。治宜清胃凉血。方用苦寒泻火之黄连为君,清胃腑之热。臣以甘辛微寒之升麻,一取其清热解毒,以治胃火牙痛;一取其轻清升散透发,可宣达郁遏之伏火,有"火郁发之"之意。黄连得升麻,降中寓升,则泻火而无凉遏之弊;升麻得黄连,则散火而无升焰之虞。胃热盛已侵及血分,进而耗伤阴血,故以生地黄凉血滋阴;丹皮凉血清热,皆为臣药。当归养血活血,以助消肿止痛,为佐药。升麻兼以引经为使。诸药合用,共奏清胃凉血之效,以使上炎之火得降,血分之热得除,于是循经外发诸症,皆可因热毒内彻而解。

【临床运用】

1. 辨证要点 本方为治胃火牙痛的常用方,凡胃热证或血热火郁者均可使用。临床应用以牙痛牵引头痛,口气热臭,舌红苔黄,脉滑数为辨证要点。

2. 临证加减 若兼肠燥便秘者,可加大黄以导热下行;口渴饮冷者,加重石膏用量,再加玄参、天花粉以清热生津;胃火炽盛之牙衄,可加牛膝导血热下行。

3. 使用注意 牙痛属风寒及肾虚火炎者不宜。

【趣味方歌】生母当黄妈。

注:生-生地黄,母-牡丹皮,当-当归,黄-黄连,妈-升麻。

芍 药 汤

《素问病机气宜保命集》

【组成】芍药一两(30g)　当归半两(15g)　黄连半两(15g)　槟榔　木香　炙甘草各二钱(各6g)　大黄三钱(9g)　黄芩半两(15g)　肉桂二钱半(5g)

【用法】水煎服。

【功效】清热燥湿,调气和血。

【主治】湿热痢疾。腹痛,便脓血,赤白相兼,里急后重,肛门灼热,小便短赤,舌苔黄腻,脉弦数。

【方解】本方证是由湿热壅滞肠中,气血失调所致。湿热下注大肠,搏结气血,酿为脓血,而为下痢赤白;肠道气机阻滞则腹痛、里急后重;肛门灼热,小便短赤,舌苔黄腻,脉象弦数等俱为湿热内蕴之象。故治宜清热燥湿,调和气血之法。方中黄芩、黄连性味苦寒,入大肠经,功善清热燥湿解毒,以除致病之因,为君药。重用芍药养血和营、缓急止痛,配以当归养血活血,体现了"行血则便脓自愈"之义,且可兼顾湿热邪毒熏灼肠络,伤耗阴血之虑;木香、槟榔行气导滞,"调气则后重自除",四药相配,调和气血,是为臣药。大黄苦寒沉降,合芩、连则清热燥湿之功著,合归、芍则活血行气之力彰,其泻下通腑作用可通导湿热积滞从大便而去,体现"通因通用"之法。方以少量肉桂,其辛热温通之性,既可助归、芍行血和营,又可防呕逆拒药,属佐助兼反佐之用。炙甘草和中调药,与芍药相配,又能缓急止痛,亦为佐使。诸药合用,湿去热清,气血调和,故下痢可愈。

本方立意不在止痢,而重在治其致痢之本。其配伍特点是:气血并治,兼以通因通用;寒热共投,侧重于热者寒之。此方与一般纯用苦寒以治湿热下痢之方不同。

【临床运用】

1. 辨证要点 本方为治疗湿热痢疾的常用方。临床应用以痢下赤白,腹痛里急,苔腻微黄为辨证要点。

2. 临证加减 原方后有"如血痢则渐加大黄;汗后脏毒加黄柏半两",可资临床参考。本方在运用时,如苔黄而干,热甚伤津者,可去肉桂,加乌梅,避温就凉;如苔腻脉滑,兼有食积,加山楂、神曲以消导;如热毒重者,加白头翁、银花增强解毒之力;如痢下赤多白少,或纯下血痢,加丹皮、地榆凉血止血。

3. 使用注意 痢疾初起有表证者忌用。

【趣味方歌】秦香莲当兵,将军要炒肉。

注:秦-黄芩,香-木香,莲-黄连,当-当归,兵-槟榔,将军-大黄,要-芍药,炒-甘草,肉-肉桂。

白头翁汤

《伤寒论》

【组成】白头翁二两(15g) 黄柏三两(12g) 黄连三两(6g) 秦皮三两(12g)

【用法】水煎服。

【功效】清热解毒,凉血止痢。

【主治】热毒痢疾。腹痛,里急后重,肛门灼热,下痢脓血,赤多白少,渴欲饮水,舌红苔黄,脉弦数。

【方解】本方证是因热毒深陷血分,下迫大肠所致。热毒熏灼肠胃气血,化为脓血,而见下痢脓血,赤多白少;热毒阻滞气机则腹痛里急后重;渴欲饮水,舌红苔黄,脉弦数皆为热邪内盛之象。治宜清热解毒,凉血止痢。故方用苦寒而入血分的白头翁为君,清热解毒,凉血止痢。黄连苦寒,泻火解毒,燥湿厚肠,为治痢要药;黄柏清下焦湿热,两药共助君药清热解毒,尤能燥湿治痢,共为臣药。秦皮苦涩而寒,清热解毒而兼以收涩止痢,为佐使药。四药合用,共奏清热解毒,凉血止痢之功。

本方与芍药汤同为治痢之方。但本方主治热毒血痢,乃热毒深陷血分,治以清热解毒,凉血止痢,使热毒解,痢止而后重自除;芍药汤治下痢赤白,属湿热痢,而兼气血失调证,故治以清热燥湿与调和气血并进,且取"通因通用"之法,使"行血则便脓自愈,调气则后重自除"。两方主要区别在于:白头翁汤是清热解毒兼凉血燥湿止痢,芍药汤是清热燥湿与调和气血并用。

【临床运用】

1. 辨证要点 本方为治疗热毒血痢之常用方。临床应用以下痢赤多白少,腹痛,里急后重,舌红苔黄,脉弦数为辨证治要点。

2. 临证加减 若外有表邪,恶寒发热者,加葛根、连翘、金银花以透表解热;里急后重较甚,加木香、槟榔、枳壳以调气;脓血多者,加赤芍、牡丹皮、地榆以凉血和血;夹有食滞者,加焦山楂、枳实以消食导滞;用于阿米巴痢疾,配合吞服鸦胆子(桂圆肉包裹),疗效更佳。

3. 使用注意 素体脾胃虚弱者当慎用。

【趣味方歌】白翁练琴。

注:白-黄柏,翁-白头翁,练-黄连,琴-秦皮。

第五节 清虚热剂

清虚热剂,适用于阴虚发热证。症见暮热早凉,舌红少苔;或由肝肾阴虚,虚火内扰,以致骨蒸潮热,盗汗面赤,久热不退之虚热证。常以滋阴清热的鳖甲、知母、生地与清透伏热的青蒿、秦艽、银柴胡等配合成方。代表方如青蒿鳖甲汤。

青蒿鳖甲汤

《温病条辨》

【组成】青蒿二钱(6g)　鳖甲五钱(15g)　生地黄四钱(12g)　知母二钱(6g)　牡丹皮三钱(9g)

【用法】水煎服。

【功效】养阴透热。

【主治】热病后期,邪伏阴分证。夜热早凉,热退无汗,舌红苔少,脉细数。

【方解】本方所治证候为温病后期,阴液已伤,而余邪深伏阴分。人体卫阳之气,日行于表,而夜入于里。阴分本有伏热,阳气入阴则助长邪热,两阳相加,阴不制阳,故入夜身热。早晨卫气行于表,阳出于阴,则热退身凉;温病后期,阴液已伤,加之邪热深伏阴分,则阴津益耗,无以作汗,故见热退无汗;舌红少苔,脉象细数皆为阴虚有热之候。此阴虚邪伏之证,若纯用滋阴,则滋腻敛邪;若单用苦寒,则又有化燥伤阴之弊。必须养阴与透邪并进。方中鳖甲咸寒,直入阴分,滋阴退热,入络搜邪;青蒿苦辛而寒,其气芳香,清中有透散之力,清热透络,引邪外出。两药相配,滋阴清热,内清外透,使阴分伏热有外达之机,共为君药。生地甘寒,滋阴凉血;知母苦寒质润,滋阴降火,共助鳖甲以养阴退虚热,为臣药。丹皮辛苦性凉,泄血中伏火,以助青蒿清透阴分伏热,为佐药。诸药合用,共奏养阴透热之功。

本方的配伍特点是滋清兼备,标本兼顾,清中有透,使养阴而不敛邪,祛邪而不伤正,阴复邪去而热退。

【临床运用】

1. 辨证要点　本方适用于温热病后期,余热未尽而阴液不足之虚热证。临床应用以夜热早凉,热退无汗,舌红少苔,脉细数为辨证要点。

2. 临证加减　若暮热早凉,汗解渴饮,可去生地,加天花粉以清热生津止渴;兼肺阴虚,加沙参、麦冬滋阴润肺;如用于小儿夏季热,加白薇、荷梗祛暑退热。

3. 使用注意　阴虚欲作动风者不宜使用。

【趣味方歌】母鳖好生蛋。

注:母-知母,鳖-鳖甲,好-青蒿,生-生地黄,蛋-牡丹皮。

第六节　清热祛暑剂

清热祛暑剂,适用于夏月暑热证,症见身热烦渴,汗出体倦,小便不利,脉数等。

暑为阳邪,其性升散,易伤津耗气,且多夹湿,故临床见证也较为复杂,治法方药各异。常以祛暑清热药如西瓜翠衣、金银花、白扁豆等组成。若兼夹湿邪者,常配滑石、茯苓等以清热利湿;若暑热伤气,津液被灼者,常配西洋参、麦冬、石斛等以益气养阴。

六　一　散

《黄帝素问宣明论方》

【组成】滑石六两(18g)　甘草一两(3g)

【用法】为细末,每服 6～18g,包煎,或温开水调下,日 2～3 服,亦常加入其他方药中煎服。

【功效】清暑利湿。

【主治】暑湿证。身热烦渴,小便不利,或泄泻。

【方解】本方证由暑邪夹湿所致。暑为阳邪,暑气通于心,故伤于暑者,多见身热、心烦;暑热伤津,则见口渴;暑病每多夹湿,湿阻于里,膀胱气化不利,故见小便不利;湿走肠间,则为泄泻。治宜清暑利湿。方中滑石甘淡性寒,体滑质重,既可清解暑热,以治暑热烦渴,又可通利水道,使三焦湿热从小便而泄,以除暑湿所致的小便不利及泄泻,故用以为君。生甘草甘平偏凉,能清热泻火,益气和中,与滑石相伍,甘寒生津,使利小便而津液不伤;又防滑石之寒滑重坠以伐胃,为臣药。二药合用,清暑利湿,能使三焦暑湿之邪从下焦渗泄,则热、渴、淋、泻诸症可愈。

本方的配伍特点是药性平和,清热而不留湿,利水而不伤阴,是清暑利湿的著名方剂。

【临床运用】

1. 辨证要点　本方为治疗暑湿及湿热壅滞所致小便不利的基础方。临床应用以身热烦渴,小便不利为辨证要点。

2. 临证加减　若暑热较重,可酌加淡竹叶、西瓜翠衣之类以祛暑;伤津而口渴舌红者,可加麦冬、沙参、石斛等养阴生津止渴;心火较旺而舌红心烦者,可加竹叶、灯心草、黄连等泻火除烦;气津两伤可加西洋参、五味子等益气养阴,小便涩痛或有砂石诸淋者,可选加白茅根、小蓟、车前草及海金沙、金钱草、鸡内金等利尿通淋。

3. 使用注意　若阴虚,内无湿热,或小便清长者忌用。

【趣味方歌】六一拾草。

注:六-六一散,拾-滑石,草-甘草。

清暑益气汤
《温热经纬》

【组成】西洋参(5g)　石斛(15g)　麦冬(9g)　黄连(3g)　竹叶(6g)　荷梗(15g)　知母(6g)　甘草(3g)　粳米(15g)　西瓜翠衣(30g)

【用法】水煎服。

【功效】清暑益气,养阴生津。

【主治】暑热气津两伤证。身热汗多,口渴心烦,小便短赤,体倦少气,精神不振,脉虚数。

【方解】本方治证乃暑热内侵,耗伤气津所致。暑为阳邪,暑热伤人则身热;暑热扰心则心烦;暑性升散,致使腠理开泄,而见汗多;热伤津液,故口渴,尿少而黄;暑热耗气,故见体倦少气,精神不振,脉虚。治宜清热祛暑,益气生津。正如王士雄所言:"暑伤气阴,以清暑热而益元气,无不应手取效。"方中西瓜翠衣清热解暑,西洋参益气生津,养阴清热,共为君药。荷梗助西瓜翠衣清热解暑;石斛、麦冬助西洋参养阴生津,共为臣药。黄连苦寒泻火,以助清热祛暑之力;知母苦寒质润,泻火滋阴;竹叶甘淡,清热除烦,均为佐药。甘草、粳米益胃和中,为使药。诸药合用,具有清暑益气、养阴生津之功,使暑热得清,气津得复,诸症自除。

【临床运用】

1. 辨证要点　本方用于夏月伤暑,气阴两伤之证。临床应用以体倦少气,口渴汗多,脉虚数为辨证要点。

2. 临证加减　若暑热较高,可加石膏以清热解暑;暑热夹湿、苔白腻者,可去阴柔之麦冬、石斛、知母,加藿香、六一散等,以增强祛湿之功;黄连味苦质燥,若暑热不盛者可去之;用于小儿夏季发热者,可去黄连、知母,加白薇、地骨皮等。

3. 使用注意　本方因有滋腻之品,故暑病夹湿者不宜使用。

【趣味方歌】老胡挂竹帘,何母买洋米。

注:老-甘草,胡-石斛,挂-西瓜翠衣,竹-竹叶,帘-黄连,何-薄荷,母-知母,买-麦冬,洋-西洋参,米-粳米。

复习思考题

1. 简述清热剂的适用范围。使用清热剂时,应注意哪些事项?

（张　尹）

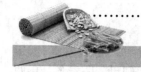

第十章

温里剂

【目的要求】

1. 掌握温里剂的概念、适用范围、分类及使用注意。

2. 要求掌握的方剂：理中丸、四逆汤。

3. 要求熟悉的方剂：当归四逆汤、阳和汤。

【概述】

凡以温热药为主组成，具有温中祛寒、回阳救逆、散寒通脉等作用，治疗里寒证的方剂，统称温里剂。属于"八法"中的"温法"。温里剂适用于阳虚生内寒，或外寒直中脏腑，或表寒入里的里寒证。

根据形成里寒证的病因不同，温里剂主要分为：温中祛寒剂、回阳救逆剂、温经散寒剂。

使用温里剂，应该注意以下事项：

（1）温里剂是为里寒证而设，常配伍补阳、补气等相应的药物应用。

（2）温里剂性多辛温燥热，故实热证、虚热证等，均不宜用。

（3）温里剂在治疗阴盛格阳证时，为防止患者服药即吐，可用反佐法，即加入少量寒凉药或热药冷服等。

第一节 温中祛寒剂

温中祛寒剂，适用于中焦虚寒证。症见脘腹冷痛，喜温喜按，时发时止，时轻时重，形寒肢冷，食少纳差，或呕吐自利，舌淡苔白滑，脉沉迟无力等。常以温中祛寒药配合补气药组成。代表方如理中丸、小建中汤。

理 中 丸
《伤寒论》

【组成】干姜三两(15g)　人参三两(10g)　白术三两(10g)　炙甘草三两(6g)

【用法】丸剂：上四共为细末，炼蜜为丸，每丸重 9 g，每次一丸，温开水送服，每日 2～3 次；汤剂：按括号内剂量煎汤内服。汤剂较丸剂吸收快，作用强，临床酌情选用剂型。煎服方法上,干姜、白术、炙甘草共煎,人参另炖,与前药汤合而食之,一天3次。

【功效】温中祛寒,健脾益气。

【主治】

1. 脾胃虚寒证。症见脘腹绵绵冷痛,喜温喜按,时发时止,时轻时重,形寒肢冷,食少纳差,口淡不渴或呕吐自利,舌淡苔白滑,脉沉迟无力等。

2. 虚寒出血证。便血、衄血、崩漏等,血色黯淡,质地清稀。

3. 脾胃虚寒所致胸痹;或病后多涎;或慢脾风等。

【方解】本方证系因脾胃阳虚,虚寒内生,温养失司,即寒且虚,寒性凝滞主痛,故见脘腹冷痛,绵绵难休,喜温喜按,时发时止,形寒肢冷,口淡不渴;脾胃气虚,健运失司,升降失常,故见食少纳差,或呕吐自利;舌淡苔白滑,脉沉迟无力等皆为虚寒之象。方中干姜性味辛热,善温中上二焦,为温中散寒、振奋脾阳之要药,为君药;人参性味甘温,补气力峻,益气健脾,为臣药;君臣相配,温补相合,既散中焦之寒,又振脾胃之运;白术为健脾燥湿之要药,既助人参之健脾益气,又燥脾胃之湿,为佐药;炙甘草甘温,益气补中,缓急止痛,调和诸药,为使药;四药相合,温补并用,共奏温中祛寒,健脾补气之功。

【临床运用】

1. 辨证要点 本方为治疗脾胃虚寒证的基础方。临床应用以脘腹冷痛,喜温喜按,纳差自利,舌淡苔白,脉沉迟无力为辨证要点。

2. 临证加减 虚寒重者,加附子、肉桂以增强温阳散寒之力;呕吐明显者,加生姜、半夏、藿香等降逆止呕;溏泄自利者,加茯苓、扁豆健脾利湿止泻;若虚寒出血者,加灶心土、炮姜、艾叶、三七等温经止血;若为胸痹,宜加桂枝、薤白、枳实以振奋胸阳,宣畅气机以止痛。

3. 使用注意 本方为脾胃虚寒证而设,性味辛温燥热,对实热证、虚热证、外感发热、阴虚血少者,均不宜用。

【趣味方歌】珠江草人,理中健脾。

(注:珠江—白术、干姜;草人—甘草、人参。)

【附方】

1. 附子理中丸(《太平惠民和剂局方》) 由理中丸加炮附子组成。上药各三两(各90g)共为细末,炼蜜为丸,每丸重6g,每次一丸,温开水送服,每日2~3次;汤剂:按原方剂量比例酌减,煎汤内服(附子久煎,人参另炖)。功用:温阳祛寒,益气健脾。主治:脾胃虚寒重证。

2. 桂附理中丸(《三因极一病证方论》) 由理中丸加炮附子、肉桂组成。上药各三两(各90g)共为细末,炼蜜为丸,每丸重6g,每次一丸,温开水送服,每日2~3次;汤剂:按原方剂量比例酌减,煎汤内服(附子久煎,人参另炖)。功用:温阳祛寒,益气健脾。主治:脾胃虚寒重证。

上述两方皆为理中丸类方。附子理中丸系由理中丸加大辛大热、温阳散寒较强的附子组成;桂附理中丸系由附子理中丸再加温中暖胃、引火归原的肉桂组成,两方的温中散寒、补阳健脾之力均较理中丸强,兼补肾阳。用于脾胃阳虚之阴寒重证。

第二节 回阳救逆剂

回阳救逆剂,适用于肾阳衰微,阴寒内盛,甚或阴盛格阳及戴阳的急危重证。症见四肢厥冷,恶寒倦卧,精神萎靡,甚冷汗淋漓,面色苍白,呼吸微弱,脉微欲绝。常以辛热药物附子、干姜为主,配合补气药人参、黄芪等组成。代表方如四逆汤、回阳救急汤等。

四 逆 汤
《伤寒论》

【组成】生附子一枚(15g)　　干姜一两半(10g)　　炙甘草二两(6g)

【用法】汤剂:先煎附子30~60分钟,再入余药,煎汁温服。

【功效】回阳救逆。

【主治】心肾阳衰寒厥证。四肢厥逆,恶寒蜷卧,神衰欲寐,面色苍白,腹痛下利,呕吐不渴,舌苔白滑,脉微细。

【方解】本方为心肾阳衰,阴寒内盛之寒厥证而设。阳气虚衰,不能温煦,故四肢厥逆、恶寒蜷卧;不能鼓动血行,故脉微细。心阳衰微,神失所养,则神衰欲寐;肾阳衰微,不能暖脾,升降失调,则腹痛吐利。此阳衰寒盛之证,非纯阳大辛大热之品,不足以破阴寒,回阳气,救厥逆。故方中以大辛大热之生附子为君,入心、脾、肾经,温壮元阳,破散阴寒,回阳救逆。生用则能迅达内外以温阳逐寒。臣以辛热之干姜,入心、脾、肺经,温中散寒,助阳通脉。附子与干姜同用,相须为用,相得益彰,温里回阳之力大增,是回阳救逆的常用组合。炙甘草之用有三:一则益气补中;二则甘缓姜、附峻烈之性;三则调和药性,用为佐使药。综观本方,药简力专,大辛大热,使阳复厥回,故名"四逆汤"。

【临床运用】

1. 辨证要点　本方是回阳救逆的基础方。临床应用以四肢厥逆,神衰欲寐,面色苍白,脉微细为辨证要点。

2. 临证加减　兼气脱者,加人参,以增强益气固脱,回阳救逆之力。

3. 使用注意　若服药后出现呕吐拒药者,可将药液置凉后服用。本方纯用辛热之品,待手足温和即停药,不可久服。真热假寒者忌用。

【趣味方歌】(四逆)子炒姜。

注:子-生附子,炒-甘草,姜-干姜。

【附方】

参附汤(《正体类要》)　人参四钱(12g)　　炮附子三钱(9g)　　用水煎服,阳气脱陷者,倍用之。功用:益气回阳固脱。主治:阳气暴脱证。症见面色苍白、冷汗淋漓、四肢厥逆,呼吸微弱,脉微欲绝。

第三节 温经散寒剂

温经散寒剂,适用于寒滞经脉所致诸病证。症见四肢不温,肢体麻木疼痛或阴疽。常以温经散寒的桂枝、细辛等药与补养气血的当归、白芍、黄芪等组成。代表方如当归四逆汤、阳和汤等。

当归四逆汤
《伤寒论》

【组成】当归三两(12g)　　桂枝三两半(9g)　　白芍三两(9g)　　细辛一两(3g)　　炙甘草二两(6g)

通草二两(6g) 大枣二十五枚(8枚)

【用法】汤剂:水煎服,每日2~3次。

【功效】温经散寒,养血通脉。

【主治】血虚寒厥证。手足厥寒,或腰、股、腿、足、肩臂冷痛,口不渴,舌淡苔白,脉沉细或细而欲绝。

【方解】本方为血虚寒厥证而设。素体血虚,经脉受寒,寒邪凝滞,血行不利,阳气不能达于四肢末端,营血不能充盈血脉,遂呈手足厥寒、脉细欲绝,或多处冷痛。此手足厥寒只是指掌至腕、踝不温,与四肢厥逆有别。治当温经散寒,养血通脉。方中当归甘温,养血和血;桂枝辛温,温经散寒,温通血脉,为君药。细辛温经散寒,助桂枝温通血脉;白芍养血和营,助当归补益营血,共为臣药。通草通经脉,以畅血行;重用大枣补血,炙甘草益气,合而用之,既助归、芍以补营血,又防桂枝、细辛燥烈太过,伤及阴血,共为佐药。甘草兼调药性而为使药。全方共奏温经散寒,养血通脉之效。

本方的配伍特点是温阳与散寒并用,养血与通脉兼施,温而不燥,补而不滞。

《伤寒论》中以"四逆"命名的方剂有四逆汤、当归四逆汤、四逆散。三方的功用、病机、用药却大不相同。须加区别:

【类方比较】

方名	相同	不同		
		组成	功效	主治
四逆汤	汤以四逆命名,皆有"四逆"表现	生附子、干姜、炙甘草	回阳救逆	心肾阳衰寒厥证
当归四逆汤		当归、桂枝、白芍、细辛、通草、大枣、炙甘草	温经散寒,养血通脉	血虚寒厥证
四逆散		枳实、白芍、柴胡、炙甘草	透邪解郁,疏肝理脾	阳郁厥逆证

【临床运用】

1. 辨证要点 本方是养血温经散寒的常用方。临床应用以手足厥寒,舌淡苔白,脉细欲绝为辨证要点。

2. 临证加减 治腰、股、腿、足疼痛属血虚寒凝者,可酌加续断、牛膝、鸡血藤、木瓜等活血祛瘀之品;若加吴茱萸、生姜,又可治本方证内有久寒,兼有水饮呕逆者;若用治妇女血虚寒凝之经期腹痛,以及男子寒疝、睾丸挈痛、牵引少腹冷痛、肢冷脉弦者,可酌加乌药、茴香、高良姜、香附等理气止痛;若血虚寒凝所致的手足冻疮,不论初期未溃或已溃者,均可以本方加减运用。

3. 使用注意 本方只宜用于血虚寒凝的厥逆证,属热厥证者忌用。

【趣味方歌】当归四逆汤温经,戏说桂枝找二草。

注:戏说-细辛、白芍,找-大枣,二草-甘草、通草。

阳 和 汤
《外科证治全生集》

【组成】熟地黄一两(30g) 麻黄五分(2g) 鹿角胶三钱(9g) 白芥子二钱(6g) 肉桂一钱(3g)

生甘草一钱(3g)　炮姜炭五分(2g)

【用法】水煎服。

【功效】温阳补血,散寒通滞。

【主治】阴疽。如贴骨疽、脱疽、流注、痰核、鹤膝风等,患处漫肿无头,皮色不变,酸痛无热,口中不渴,舌淡苔白,脉沉细或迟细。

【方解】阴疽一证多由素体阳虚,营血不足,寒凝痰滞,痹阻于肌肉、筋骨、血脉而成。阴寒为病,故局部肿势弥漫,皮色不变;酸痛无热,并可伴有全身虚寒症状;舌淡苔白,脉沉细亦为虚寒之象。治宜温阳补血,散寒通滞。方中重用熟地黄大补营血,填精补髓;鹿角胶温肾阳,益精血。二药合用,温阳补血,共为君药。肉桂、姜炭药性辛热,均入血分,温阳散寒,温通血脉,为臣药。白芥子辛温,善除皮里膜外之痰结;少量麻黄,辛温达卫,宣通毛窍,开肌腠,散寒凝,为佐药。方中鹿角胶、熟地黄得姜、桂、芥、麻之宣通,则补而不滞;麻、芥、姜、桂得熟地黄、鹿角胶之滋补,则温散而不伤正。生甘草解毒和中、调和诸药为使。综观本方,温阳与补血并用,祛痰与通络相伍,共奏温阳补血,散寒通滞之功,治疗阴疽。犹如仲春温暖和煦之气,普照大地,驱散阴霾,而布阳和,故以"阳和汤"名之。

【临床运用】

1. 辨证要点　本方是治疗阴疽的常用方。临床应用以患处漫肿无头,皮色不变,酸痛无热为辨证要点。

2. 临证加减　若兼气虚不足者,可加党参、黄芪等甘温补气。阴寒重者,可加附子温阳散寒;肉桂亦可改桂枝,加强温通血脉,和营通滞作用。

3. 使用注意　阳证疮疡红肿热痛,或阴虚有热,或疽已溃破者,不宜使用本方。马培之云:"此方治阴证,无出其右,用之得当,应手而愈。乳岩万不可用,阴虚有热及破溃日久者,不可沾唇。"(《重校外科证治全生集》卷4)

【趣味方歌】阴疽就用阳和汤,炒熟鹿肉戒麻将。

注:炒-甘草,熟-熟地黄,鹿-鹿角胶,肉-肉桂,戒-白芥子,麻-麻黄,将-炮姜炭。

复习思考题

1. 试述温里剂的定义、分类及适用范围;运用温里剂的注意事项。

2. 试述四逆汤的组方意义与适应证。

3. 结合药物说明阳和汤的组方意义与主治病证。

(何希江)

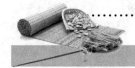

补 益 剂

【目的要求】

1. 熟悉补益剂的概念、适用范围、分类及使用注意。

2. 要求掌握的方剂：四君子汤、参苓白术散、补中益气汤、生脉散、四物汤、归脾汤、炙甘草汤、六味地黄丸、肾气丸。

3. 要求熟悉的方剂：玉屏风散、当归补血汤。

4. 要求了解的方剂：八珍汤、地黄饮子。

【概述】

凡以补益药为主组成，具有补益人体气、血、阴、阳等作用，主治各种虚证的方剂，统称补益剂。属于"八法"中的"补法"。

补益剂用于气虚、血虚、气血两虚、阴虚、阳虚、阴阳两虚等病症。分为补气剂、补血剂、气血双补剂、补阴剂、补阳剂、阴阳剂并补五类。

使用补益剂，应该注意以下事项：

（1）辨清虚证的实质和具体病位，即首先分清气血阴阳究竟哪方面不足，再结合脏腑相互资生关系，予以补益。

（2）注意虚实真假。《景岳全书》曾说："至虚之病，反见盛势；大实之病，反有羸状。"前者是指真虚假实，若误用攻伐之剂，则虚者更虚；后者是指真实假虚，若误用补益之剂，则实者更实。

（3）注意脾胃功能。补益药易于壅中滞气，如脾胃功能较差，可适当加入理气醒脾之品，以资运化，使之补而不滞。

（4）注意煎服法。补益药宜慢火久煎，务使药力尽出；服药时间以空腹或饭前为佳。若急症则不受此限。

第一节 补 气 剂

补气剂，适用于脾肺气虚证。症见肢体倦怠乏力，少气懒言，语音低微，动则气促，面色萎白，食少便溏，舌淡苔白，脉虚弱，甚或虚热自汗，或脱肛，或子宫脱垂等。常用补气药如人参、党参、黄芪、白术、甘草等为主组成方剂。若兼湿阻者,常配利水渗湿药如茯苓、薏苡仁等;若兼气滞者,配伍行气药如木香、陈皮等;若气虚下陷,内脏下垂者,佐以升提药如升麻、柴胡等。代表方如四君子汤、参苓白术散、补中益气汤、生脉散、玉屏风散。

四君子汤
《太平惠民和剂局方》

【组成】人参 白术 茯苓 炙甘草各等分(各9g)

【用法】水煎服。

【功效】益气健脾。

【主治】脾胃气虚证。面色萎白,语声低微,气短乏力,食少便溏,舌淡苔白,脉虚弱。

【方解】脾主运化,为后天之本,气血生化之源。脾胃气虚,受纳、运化失常,则食少纳呆,大便溏薄;脾虚气血生化乏源,形体失养,则面色㿠白,语声低微,倦怠乏力。舌淡苔白,脉虚弱,皆为气虚之象。证由脾胃气虚,脾失健运所致。治宜益气健脾。方中人参味甘而微温,尤善益气补中,健脾养胃,为君药。白术既甘温补气,又燥湿健脾,与人参相须为用,补脾益气之力益著,为臣药。佐以甘淡之茯苓,健脾渗湿,合白术则健脾祛湿,助运化之力益彰。炙甘草益气和中,调和诸药,为佐使之药。四药合用,共奏益气补中,健脾养胃之效。因其温而不燥,平补不峻,犹如君子之平和风韵,故名“四君子汤。”

【运用】

1. 辨证要点　本方为治疗脾胃气虚证的常用方,亦是补气的基础方,后世众多补脾益气方剂多从此方衍化而来。临床应用以面白,食少,气短,四肢乏力,舌淡苔白,脉虚弱为辨证要点。

2. 临证加减　若呕吐者,加半夏以降逆止呕;胸膈痞满者,加枳壳、陈皮以行气宽胸;心悸失眠者,加酸枣仁以宁心安神;兼肾阳虚者,加附子以温肾助阳。

【趣味方歌】白领老人(是君子)。

注:白-白术,领-茯苓,老-甘草,人-人参。

【附方】

1. 异功散(《小儿药证直诀》) 人参 茯苓 白术 陈皮 甘草各等分(各6g) 上为细末,每次6g,加生姜五片,大枣二个,水煎,食前温服。功用:益气健脾,行气化滞。主治:脾胃气虚兼气滞证。饮食减少,大便溏薄,胸脘痞闷不舒,或呕吐泄泻等。现多用于小儿消化不良属脾虚气滞者。

2. 六君子汤(《医学正传》) 即四君子汤加陈皮一钱(3g) 半夏一钱五分(4.5g) 上为细末,加大枣二枚 生姜三片 水煎服。功用:益气健脾,燥湿化痰。主治:脾胃气虚兼痰湿证。食少便溏,胸脘痞闷,呕逆等。

3. 香砂六君子汤(《古今名医方论》) 人参一钱(3g) 白术二钱(6g) 茯苓二钱(6g),甘草七分(2g) 陈皮八分(2.5g) 半夏一钱(3g) 砂仁八分(2.5g) 木香七分(2g) 生姜二钱(6g) 水煎服。功用:益气化痰,行气温中。主治:脾胃气虚,痰阻气滞证。呕吐痞闷,不思饮食,脘腹胀痛,消瘦倦怠,或气虚肿满。

以上三方均为四君子汤加味而成。异功散益陈皮侧重于益气健脾,行气化滞,适用于脾胃气虚兼气滞证;六君子汤配半夏、陈皮,重在益气和胃,燥湿化痰,适用于脾胃气虚兼有气逆或痰湿证;香砂六君子汤伍半夏、陈皮、木香、砂仁,功效益气和胃,行气温中,适用于脾胃气虚,痰阻气滞证。三方配伍的共同点均为补气药与行气化痰药相配,使补气而不滞气,消除痰湿停留,促进脾胃运化,宜用于脾胃气虚兼有气滞及痰湿中阻之证。

【类方比较】

方名	相同点	不同点
四君子汤	均能益气补中,健脾养胃。用于脾胃气虚而见面色苍白,气短体倦乏力,食少便溏,舌淡,脉虚弱等症	以人参为君,重在补脾益气。主治脾胃气虚,运化乏力之证
理中丸		以干姜为君,重在温中祛寒,兼益气健脾,主治中焦虚寒证和阳虚失血,小儿慢惊,病后喜唾涎沫,胸痹等属中焦虚寒者。临证以脘腹冷痛,四肢不温,脉沉细等为辨证特征

参苓白术散

《太平惠民和剂局方》

【组成】莲子肉—斤(9g) 薏苡仁—斤(9g) 砂仁—斤(6g) 桔梗—斤(6g) 白扁豆—斤半(12g) 白茯苓二斤(15g) 人参二斤(15g) 甘草二斤(9g) 白术二斤(15g) 山药二斤(15g)

【用法】散剂,共为细末,每次服6g,大枣汤调下。小儿用量酌减少。

【功效】益气健脾,渗湿止泻。

【主治】脾虚夹湿证。饮食不化,胸脘痞闷,肠鸣泄泻,四肢乏力,形体消瘦,面色萎黄,舌淡苔白腻,脉虚缓。

【方解】本方证由脾(胃)虚湿盛所致。脾胃气虚,运化乏力,故饮食不化;运化失常,清浊不分,故肠鸣泄泻;湿滞中焦,气机不畅,故胸脘痞闷;脾失健运,则气血生化不足,肢体肌肤失于濡养,故四肢无力、形体消瘦、面色萎黄。治宜补益脾胃,兼以渗湿止泻。方中人参、白术、茯苓健脾益气渗湿,共为君药。山药、莲子肉健脾固肠止泻;薏苡仁、白扁豆渗湿健脾,均为臣药。砂仁醒脾和胃,行气化湿为佐药。桔梗宣利肺气,通调水道,又可载药上行,是培土生金法的妙用;炒甘草健脾和中,调和诸药,共为使药。

【运用】

1. 辨证要点　本方药性平和,温而不燥,临床应用除脾胃气虚症状外,以泄泻,舌苔白腻,脉虚缓为辨证要点。

2. 临证加减　若兼里寒而腹痛者,加干姜、肉桂以温中祛寒止痛。

【趣味方歌】莲姐要二人都是君子。

注:莲-莲子,姐-桔梗,要-山药,二人-砂仁、薏苡仁,都-白扁豆,是君子-四君子。

补中益气汤

《脾胃论》

【组成】黄芪病甚、劳役热甚者一钱(18g) 炙甘草各五分(9g) 人参三分(6g) 当归二分(3g) 陈皮二分或三分(6g) 升麻二分或三分(6g) 柴胡二分或三分(6g) 白术三分(9g)

【用法】水煎服。或作丸剂,每服10~15g,日2~3次,温开水或姜汤下。

【功效】补中益气,升阳举陷。

【主治】

1. 脾虚气陷证。饮食减少,体倦肢软,少气懒言,面色萎黄,大便稀溏,舌淡,脉虚以及脱肛、子宫脱垂、久泻、久痢、崩漏等。

2. 气虚发热证。身热,自汗,渴喜热饮,气短乏力,舌淡,脉虚大无力。

【方解】本方证由脾胃气虚,中气不足所致。脾胃气虚故而饮食减少,少气懒言,体倦乏力;中气下陷,升举无权,故见脱肛,子宫下垂等;清阳陷于下焦,郁遏不达则发热。气虚不固,阴液外泄,则自汗。治当补中益气,升阳举陷。方中重用黄芪补中益气,升阳固表,为君药。配伍人参、白术、炙甘草补气健脾为臣。气血同源,气虚日久,营血亦亏,故用当归,补血养气,陈皮理气和胃使诸药补而不滞;少量升麻、柴胡升阳举陷共为佐药。炙甘草调和诸药为之使。诸药合用,可使气虚得补,气陷得升,气虚发热者亦借甘温益气而除之。

【运用】

1. 辨证要点　本方为李杲根据《素问·至真要大论》"损者益之""劳者温之"之旨而制定,为补气升阳,甘温除热的代表方。以体倦乏力,少气懒言,面色萎黄,脉虚软无力为辨证要点。阴虚发热及内热炽盛者忌用。

2. 临证加减　若兼腹中痛者,加白芍以柔肝止痛;头痛者,加蔓荆子、川芎;头顶痛者,加藁本、细辛以疏风止痛;咳嗽者,加五味子、麦冬以敛肺止咳;兼气滞者,加木香、枳壳以理气解郁。本方亦可用于虚人感冒,加苏叶少许以增辛散之力。

3. 使用注意　阴虚发热或内热炽盛者忌用。

【趣味方歌】人劈柴归,骑马逐草。

注:人-人参,劈-陈皮,柴-柴胡,归-当归,骑-黄芪,马-升麻,逐-白术,草-甘草。

【类方比较】

方名	相同点	不同点
参苓白术散	同用参、术、草以益气健脾。用治脾胃气虚,体倦食少,气短乏力,舌淡脉虚弱等证	补气药配伍渗湿止泻药,健脾渗湿。主治脾虚夹湿之面色萎黄,肠鸣泄泻,苔白腻等证
补中益气汤		补气药配伍升阳举陷药,意在补气升提。主治脾胃气虚、气陷之少气懒言,发热及脏器下垂等证

生 脉 散

《医学启源》

【组成】人参五分(9g)　麦冬五分(9g)　五味子七粒(6g)

【用法】一剂煎3次,一天服完。

【功效】益气生津,敛阴止汗。

【主治】

1. 温热、暑热,耗气伤阴证。汗多神疲,体倦乏力,气短懒言,咽干口渴,舌干红少苔,脉虚数。

2. 久咳伤肺,气阴两虚证。干咳少痰,短气自汗,口干燥,脉虚细。

【方解】本方所治为温热、暑热之邪,耗气伤津或因久咳伤肺,气阴两虚所致。温热或暑热之邪,最易耗气伤津,气阴两虚,故见汗多神疲,体倦气短,咽干口渴,舌红,脉虚。治宜益气养阴生津。方中人参甘温,益元气,补肺气,生津复脉,用为君药。麦冬甘寒,养阴清热,润肺生津,用以为臣。君臣合和,则益气养阴之功得彰。五味子酸温,敛肺止汗,生津止渴为佐药。三药合用,一补一润一敛,共奏益气养阴,生津止渴,敛阴止汗之效。使气复津生,汗止阴存,气充脉复,故名"生脉"。久咳伤肺而气阴两伤者,亦可益气生津,润燥止咳。

【运用】

1. 辨证要点 本方是治疗气阴两虚证的常用方。以体倦,气短,咽干,舌红,脉虚为辨证要点。若属外邪未解,或暑病热盛,气阴未伤者,均不宜用。久咳肺虚,亦应在阴伤气耗,纯虚无邪时,方可使用。

2. 临证加减 方中人参性味甘温,若属阴虚有热者,可用西洋参代替;病情急重者全方用量宜加重。

3. 使用注意 若属外邪未解,或暑病热盛气津未伤者,均不宜使用;久咳肺虚,亦应在阴伤气耗,纯虚无邪时,方可使用。

【趣味方歌】(生脉)为生脉。

注:为-五味子,生-人参,脉-麦冬。

玉 屏 风 散
《医方类聚》

【组成】防风一两(30g) 黄芪 白术各二两(各60g)

【用法】研末,每日2次,每次6~9g,大枣煎汤送服;亦可做汤剂,水煎服,用量按原方比例酌减。

【功效】益气固表止汗。

【主治】表虚自汗。汗出恶风,面色苍白,舌淡苔薄白,脉浮虚。亦治虚人腠理不固,易感风邪。

【方解】本方治证乃卫气虚弱,不能固表所致。卫虚不固,营阴不能内守,津液外泄,则自汗恶风,面色㿠白,舌淡苔薄白,脉浮虚等均为气虚之象。治当益气实卫,固表止汗。方中黄芪甘温,大补脾肺之气,固表止汗,为君药。白术健脾益气,助君益气固表,使气旺表实,腠理固密,为臣药。佐以少量防风走表以祛风邪,使黄芪得防风则固表而不留邪,防风得黄芪则祛风而不伤正。实为补中兼疏之剂。其功犹如御风屏障,而又珍贵如玉,故名"玉屏风散"。

本方与桂枝汤均治自汗证。然桂枝汤所治之汗证为风寒外感,卫强营弱所致,治汗是以发汗解肌,调和营卫而止。本方所治之自汗证,是因为卫表虚弱,营失内守所致,治汗是以益气补虚,固摄肌表而止汗。治证相同,一驱一补,机理相反。

【运用】

1. 辨证要点 本方为治疗表虚自汗的常用方剂。除自汗恶风外,以面色苍白,舌淡脉虚为辨证要点。若属外感自汗或阴虚盗汗,则不宜使用。

2. 临证加减法　自汗较重者,可加浮小麦、煅牡蛎、麻黄根,以加强固表止汗之效。

3. 使用注意　对于汗证若属于外感或阴虚盗汗者,则不宜使用。

【趣味方歌】(玉屏)骑疯猪。

注:骑-黄芪,疯-防风,猪-白术。

第二节　补 血 剂

补血剂,适用于血虚证。症见面色无华,头晕眼花、心悸失眠,唇甲色淡,舌淡,脉细等。常用熟地黄、当归、白芍、阿胶等补血药为主组成。因气为血帅,气能生血,故常配补气之人参、黄芪等,以益气生血;血虚易致血滞,故又常与活血化瘀之川芎、红花等相伍,以去瘀生新;阴血不足而生虚热者,配丹皮、地骨皮以清虚热;补血药多阴柔腻滞,易碍胃气,故常配少许醒脾理气和胃之品,以防滋腻滞气。代表方如四物汤、归脾汤、当归补血汤。

四 物 汤
《仙授理伤续断秘方》

【组成】当归　川芎　白芍　熟地黄各等分(各12g)

【用法】上作汤剂,水煎服。

【功效】补血活血调经。

【主治】营血虚滞证。头晕目眩,心悸失眠,面色无华,妇人月经不调,量少或经闭不行,脐腹作痛,甚或瘕块硬结,舌淡,口唇、爪甲色淡,脉细弦或细涩。

【方解】本方所治之证,皆为营血亏虚、血行不畅所致。血虚则肝失所养,无以上荣,故头晕目眩;心神失养,故心悸失眠;营血亏虚,故有面色无华,舌淡,脉细弱等。肝血不足,冲任虚损,则月经量少,甚或经闭腹痛。治宜补血调血。方中熟地滋阴养血,补肾填精,为补血要药,用之为君。当归补血养肝,活血调经,用以为臣。白芍养血柔肝和营,川芎活血行气,共为佐药。方中四药相配,滋而不腻,温而不燥,补中有行,补而不滞,共奏补血养肝、行血调经之效。

【运用】

1. 辨证要点　本方在《仙授理伤续断秘方》中治外伤瘀血作痛,宋代《太平惠民和剂局方》用于妇人诸疾。本方是补血调经的基础方。以心悸头晕,面色无华,唇甲色淡,舌淡,脉细为辨证要点。对于阴虚发热,以及血崩气脱之证,非其所宜。

2. 临证加减　本方多用于血虚而又血行不畅的病证。若兼气虚者,加人参、黄芪,以补气生血;以瘀血为主者,加桃仁、红花,白芍易为赤芍,以加强活血祛瘀之力;血虚有寒者,加肉桂、炮姜、吴茱萸,以温通血脉;血虚有热者,加黄芩、丹皮,熟地黄易为生地黄,以清热凉血;妊娠胎漏者,加阿胶、艾叶,以止血安胎。

3. 使用注意　对于阴虚发热,以及血崩气脱重证,不宜使用本方。

【趣味方歌】兄弟少归。

注:兄-川芎,弟-熟地黄,少-白芍,归-当归。

【附方】

1. 胶艾汤(又名芎归胶艾汤《金匮要略》)　川芎二两(6g)　阿胶二两(9g)　甘草二两(6g)

艾叶三两(9g)　当归三两(9g)　白芍四两(12g)　干地黄六两(15g)　水煎服,阿胶烊化。功用:养血止血,调经安胎。主治:妇人冲任虚损,血虚有寒证。崩漏下血,月经过多,淋漓不止。产后或流产损伤冲任,下血不绝;或妊娠胞阻,胎漏下血,腹中疼痛。

2. 桃红四物汤(《医垒元戎》录自《玉机微义》　原名"加味四物汤")即四物汤加桃仁(9g)　红花(6g)水煎服。功用:养血活血。主治:血虚兼血瘀证。妇女经期超前,血多有块,色紫稠黏,腹痛等。

3. 圣愈汤(《医宗金鉴》)　熟地黄七钱五分(12g)　白芍七钱五分(12g)　川芎七钱五分(12g)　人参七钱五分(10g)　当归五钱(12g)　黄芪五钱(30g)水煎服。功用:补气,补血,摄血。主治:气血虚弱,气不摄血证。月经先期而至,量多色淡,四肢乏力,体倦神衰之证。

以上三方均在四物汤基础上加味而成。胶艾汤多阿胶、艾叶、甘草,阿胶功专滋阴补血,又能止血;艾叶长于暖宫止血,全方则侧重于养血止血,兼以调经安胎,是标本兼顾之方。桃红四物汤多桃仁、红花,因此偏重于活血化瘀,适用于血瘀所致的月经不调、痛经等。圣愈汤则加用参芪以补气摄血,故适用于气血两虚而血失所统的月经先期量多等。

归 脾 汤
《正体类要》

【组成】白术(9g)　当归(9g)　茯神(9g)　炒黄芪(12g)　远志(6g)　龙眼肉(12g)　炒酸枣仁各一两(12g)　人参二钱(6g)　木香五分(6g)　炙甘草二钱半(3g)

【用法】加生姜、大枣,水煎服。

【功效】益气补血,健脾养心。

【主治】

1. 心脾气血两虚证。心悸怔忡,健忘失眠,盗汗虚热,体倦食少,面色萎黄,舌淡,苔薄白,脉细弱。

2. 脾不统血证。便血,皮下紫癜,妇女崩漏,月经超前,量多色淡,或淋漓不止,舌淡,脉细弱。

【方解】本方证是因心脾两虚,气血不足所致。脾虚则气衰血少,心血不足则神无所藏,故见心悸怔忡,健忘失眠,体倦食少,舌淡,脉弱。脾气虚则统摄无权,故见出血诸证。血虚于内,阴不敛阳而外越,故虚热盗汗。治宜益气健脾,补血养心。方中黄芪补脾益气,龙眼肉养血安神,共为君药。人参、白术甘温补气,与黄芪相配,加强补脾益气之功。当归滋阴养血,与龙眼肉相伍,以增补心养血之效,均为臣药。茯神、酸枣仁、远志宁心安神,木香理气醒脾,与补气养血药配伍,补而不滞,俱为佐药。炙甘草益气补中,调和诸药,用以为使。煎药时加入姜、枣意在调和脾胃,以资化源。综观本方,虽是心脾同治,气血并补,但重在补气健脾,使脾旺则气血生化有源,即名"归脾"。

【运用】

1. 辨证要点　本方是治疗心脾气血两虚的常用方。以心悸失眠,体倦食少,便血及崩漏,舌淡,脉细弱为辨证要点。对于阴虚血热而出血者,应慎用本方。

2. 临证加减　崩漏下血偏寒者,可加艾叶炭、炮姜炭,以温经止血;偏热者,加生地炭、阿胶珠、棕榈炭,以清热止血。

3. 使用注意　阴虚内热者忌用。

【趣味方歌】(归脾)四君找奇归,远知龙眼香。

注:四君-四君子,找-酸枣仁,奇-黄芪,归-当归,远知-远志,龙眼-龙眼肉,香-木香。

【类方比较】

方名	相同点	不同点
归脾汤	同用参、芪、术、草以益气健脾。用治脾胃气虚之体倦食少,气短乏力,舌淡脉虚弱等症	补气药配伍养心安神药,心脾双补。主治心脾气血两虚之心悸怔忡,健忘失眠,或便血、崩漏等症
补中益气汤		补气药配伍升阳举陷药,意在补气升提。主治脾胃气虚、气陷之少气懒言,发热及脏器下垂等症

当归补血汤
《内外伤辨惑论》

【组成】黄芪一两(30g)　　当归二钱(6g)

【用法】以水二盏,煎至一盏,去滓,空腹时温服。

【功效】补气生血。

【主治】血虚阳浮发热证。肌热面红,烦渴欲饮,脉洪大而虚,重按无力,亦治妇人经期、产后血虚发热头痛,或疮疡溃后久不愈合者。

【方解】本方证为劳倦内伤,阴血亏损,阳气浮越所致。血虚则阴不维阳,阳气浮越,故肌热面赤;热灼津液,故烦渴欲饮。此种烦热与实热炽盛,渴喜引饮有本质不同。脉洪大而虚,重按无力,为血虚气弱,阳气浮越所致,更是血虚发热的辨证关键。治宜补气生血。方中重用黄芪,其用量五倍于当归,旨在大补脾肺之气,使气旺血生,并能固护浮越之阳气,为君药。用少量当归,养血和营,为臣药。君臣合用则阳生阴长,气旺血生,诸证自除。

本方所治之血虚发热,证类白虎汤。但白虎汤证为身大热、身大汗、脉洪大实而有力,口大渴而喜冷饮等。当归补血汤证则口渴喜热饮,身虽热而无汗,脉洪大而虚,重按无力。前者为热盛阳明,后者为血虚气弱,用之当需细辨。

【运用】

1. 辨证要点　本方为补气生血之基础方,也是体现李杲"甘温除热"治法的代表方。应用时除肌热、口渴喜热饮、面红外,以脉大而虚,重按无力为辨证要点。阴虚潮热证忌用。

2. 临证加减　若妇女经期,或产后感冒发热头痛者,加葱白、豆豉、生姜、大枣以疏风解表;若疮疡久溃不愈,气血两虚而又余毒未尽者,可加金银花、甘草以清热解毒;若血虚气弱出血不止者,可加煅龙骨、阿胶、山茱萸等,以固涩止血。

3. 使用注意　阴虚发热者忌用。

【趣味方歌】当归(补血)奇。

注:奇-黄芪。

第三节　气血双补剂

气血双补剂,适用于气血两虚证。症见面色无华,头晕目眩,心悸怔忡,食少体倦,气短懒言,舌淡,脉虚细无力等。常用补气药人参、党参、白术、炙甘草等与补血药熟地黄、当归、白芍、阿胶等并用组成方剂。由于气血两虚证的气虚和血虚程度往往并非相等,故组方时当据气血不足的偏重程度决定补气与补血的主次,并适当配伍理气及活血之品,使补而不滞。代表方如八珍汤、炙甘草汤等。

八珍汤(八珍散)

《瑞竹堂经验方》

【组成】人参 白术 白茯苓 当归 川芎 白芍 熟地黄各一两(各9g) 炙甘草五分(5g)

【用法】作汤剂,加生姜3片,大枣5枚,水煎服,用量根据病情酌定。

【功效】益气补血。

【主治】气血两虚证。面色苍白或萎黄,头晕目眩,四肢倦怠,气短懒言,心悸怔忡,饮食减少,舌淡苔薄白,脉细弱或虚大无力。

【方解】本方所治气血两虚证多由久病失治,或病后失调,或失血过多而致,病在心、脾、肝三脏。心主血,肝藏血,心肝血虚,故见面色苍白或萎黄,头晕目眩,心悸怔忡,舌淡脉细;脾主运化而化生气血,脾气虚,故面黄肢倦,气短懒言,饮食减少,脉虚无力。治宜益气与养血并重。方中人参与熟地黄相配,益气养血,共为君药。白术、茯苓健脾渗湿,助人参益气补脾;当归、白芍养血和营,助熟地黄滋养心肝,均为臣药。川芎为佐,活血行气,使地、归、芍补而不滞。炙甘草为使,益气和中,调和诸药。全方八药,实为四君子汤和四物汤的复方。用法中加入姜、枣为引,调和脾胃,以资生化气血,亦为佐使之用。

【运用】

1. 辨证要点　本方是治疗气血两虚证的常用方。以气短乏力,心悸眩晕,舌淡,脉细无力为辨证要点。

2. 临证加减　若以血虚为主,眩晕心悸明显者,可加大地、芍用量;以气虚为主,气短乏力明显者,可加大参、术用量;兼见不寐者,可加酸枣仁、五味子。

【趣味方歌】四物大早奖四君。

注:四物-四物汤(熟地黄,白芍,甘草,川芎),大早-大枣,奖-生姜,四君-四君子汤(人参,白术,茯苓,甘草)。

炙甘草汤(复脉汤)

《伤寒论》

【组成】炙甘草四两(12g) 生姜三两(9g) 桂枝三两(9g) 人参二两(6g) 生地黄一斤(50g) 阿胶二两(6g) 麦门冬半升(10g) 火麻仁半升(10g) 大枣三十枚(10g)

【用法】水煎服,阿胶烊化,冲服。

【功效】益气滋阴,通阳复脉。

【主治】

1. 阴血阳气虚弱,心脉失养证。脉结代,心动悸,虚羸少气,舌光少苔,或质干而瘦小者。

2. 虚劳肺痿。干咳无痰,或咳吐涎沫,量少,形瘦短气,虚烦不眠,自汗盗汗,咽干舌燥,大便干结,脉虚数。

【方解】本方在《伤寒论》用于"心动悸、脉结代"之证。系由阴血不足,阳气虚弱所致。阳气不足,无力鼓动血脉,脉气不相接续,故脉结代;阴血不足,心体失养,或心阳虚弱,不能温养心脉,故心动悸;气血亏虚,形体失于温养,故有虚赢少气;舌光少苔,脉来虚数。治宜滋心阴,养心血,益心气,通心阳,以复脉定悸。方中重用生地黄为君,滋阴补血,充脉养心。配伍炙甘草、人参、大枣等益心气,补脾气,以资气血生化之源;阿胶、麦冬、麻仁甘润养血,配生地则滋心阴,养心血,充血脉之力尤彰,共为臣药。佐以桂枝、生姜辛温走散,温心阳,通血脉,同为佐药。用法中加入清酒,以清酒辛热,可温通血脉,以行药力,用以为使。诸药相伍,共奏益气复脉,滋阴补血之效。综观全方,滋而不腻,温而不燥,使气血充足,阴阳调和,则心动悸、脉结代,皆得其平。本方有定悸复脉之效,故又名"复脉汤"。

【运用】

1. 辨证要点　本方为阴阳气血并补之剂。以脉结代,心动悸,虚赢少气,舌光色淡少苔为辨证要点。

2. 临证加减　方中可加酸枣仁、柏子仁以增强养心安神定悸之力,或加龙齿、磁石重镇安神;偏于心气不足者,重用炙甘草和人参;偏于阴血虚者重用生地黄、麦门冬;心阳偏虚者,易桂枝为肉桂,加附子以增强温心阳之力;阴虚而内热较盛者,易人参为南沙参,并减去桂、姜、枣、酒,酌加知母、黄柏,则滋阴液降虚火之力更强。

3. 使用注意　本方用药以甘温滋补为主,对于阴虚轻发热重者宜慎用;对于中虚湿阴,便溏胸痞者不宜使用。

【趣味方歌】(复脉)浇干麦地,贵人奖麻枣酒。

注:浇-阿胶,干-甘草,麦-麦冬,地-生地黄,贵-桂枝,人-人参,奖-生姜,麻-火麻仁,枣-大枣,酒-清酒。

【类方比较】

1. 炙甘草汤与生脉散比较

方名	相同点	不同点
炙甘草汤	均有补肺气、养肺阴之功,可治疗肺之气阴两虚,久咳不已	炙甘草汤益气养阴作用强于生脉散,且有一定的润肺止咳作用;偏于温补,重在治本
生脉散		生脉散标本兼顾,偏于清补,益气养阴之力弱于炙甘草汤,但配有益气生津、敛肺止咳的五味子,止咳作用强于炙甘草汤

第四节 补 阴 剂

补阴剂,适用于阴虚证,主要包括肝肾阴虚和肺胃阴虚,尤以肾阴虚证为主,症见形体消瘦,头晕耳鸣,潮热颧红,五心烦热,盗汗失眠,腰酸遗精,咳嗽咯血,口燥咽干,舌红少苔,脉细数等。常用补阴药如生地黄、麦门冬、阿胶、白芍、百合、石斛、玉竹等为主组方。肝肾阴虚兼气郁者,常配川楝子等以疏泄肝气;阴虚有热者,常配知母、黄柏等以清虚热。代表方如六味地黄丸、大补阴丸、左归丸、一贯煎。

六味地黄丸(地黄丸)

《小儿药证直诀》

【组成】熟地黄八钱(24g)　　山萸肉　　山药各四钱(各12g)　　泽泻　　牡丹皮　　茯苓各三钱(各9g)

【用法】水煎服。

【功效】滋补肝肾。

【主治】肝肾阴虚证。腰膝酸软,头晕目眩,耳鸣耳聋,盗汗,遗精,消渴,骨蒸潮热,手足心热,口燥咽干,牙齿动摇,足跟作痛,小便淋沥,以及小儿囟门不合,舌红少苔,脉沉细数。

【方解】腰为肾之府,肾主骨生髓,齿为骨之余,肾阴亏损则骨髓不充,故腰膝酸软、牙齿动摇、小儿囟门不合;脑为髓之海,肾阴不足,髓海空虚,则头晕目眩;肾开窍于耳,肾阴不足,精不上承,故耳鸣耳聋;肾藏精,为封藏之本,肾阴亏虚则虚热内扰精室,故遗精;阴虚生内热,甚者虚火上炎,故骨蒸潮热、盗汗、消渴、舌红少苔,脉沉细数等。治宜滋补肾阴。方中重用熟地,滋阴补肾,填精益髓,为君药。山茱萸滋补肝肾,兼涩精。山药补脾固肾,共为臣药。三药配合,肾肝脾三阴并补,是为"三补"重在补肾。泽泻利湿而泄肾浊,并能减熟地之滋腻;茯苓渗湿健脾,并助山药之健运,与泽泻共泻肾浊;丹皮清泄虚热,并制山茱萸之温涩,是为"三泻",均为佐药。六味合用,三补三泻,以补为主,以泻助补。

【运用】

1. 辨证要点　本方是治疗肝肾阴虚证的基础方。以腰膝酸软,头晕目眩,口燥咽干,舌红少苔,脉沉细数为辨证要点。脾虚泄泻者慎用。

2. 加减法　若虚火明显者,加知母、玄参、黄柏等以加强清热降火之功;兼脾虚气滞者,加白术、砂仁、陈皮等以健脾和胃。

3. 使用注意　脾虚泄泻者慎用。

【趣味方歌】灵山地黄,牡丹茱萸谢。

注:灵-茯苓,山-山药,牡丹-牡丹皮,茱萸-山茱萸,谢-泽泻。

【附方】

1. 知柏地黄丸(《医方考》又名六味地黄丸加黄柏知母方)　即六味地黄丸加盐炒知母　盐炒黄柏各二钱(各6g)　为蜜丸,每服6g,温开水送服。功用:滋阴降火。主治:肝肾阴虚,虚火上炎证。头目昏眩,耳鸣耳聋,虚火牙痛,五心烦热,腰膝酸痛,血淋尿痛,遗精滑泄,骨蒸潮热盗汗,颧红,咽干口燥,舌质红,脉细数。

2. 杞菊地黄丸(《麻疹全书》)　即六味地黄丸加枸杞子　菊花各三钱(各9g)　为蜜丸,每服6g,温开水送服。功用:滋肾养肝明目。主治:肝肾阴虚证。两目昏花,视物模糊,或眼睛干涩,迎风流泪等。

3. 麦味地黄丸(原名八味地黄丸《医部全录》引《体仁汇编》)　即六味地黄丸加麦冬五钱(15g)　五味子五钱(15g)　为蜜丸,每服9g,空腹时用姜汤送下。功用:滋补肺肾。主治:肺肾阴虚证。虚烦劳热,咳嗽吐血,潮热盗汗。

4. 都气丸(《证因脉治》)　即六味地黄丸加五味子二钱(6g)　为蜜丸,每服6g,温开水送服。功用:滋肾纳气。主治:肺肾两虚证。咳嗽气喘,呃逆滑精,腰痛。

以上四方均由六味地黄丸加味而成,皆具滋阴补肾之功。其中知柏地黄丸偏于滋阴降火,适用于阴虚火旺,骨蒸潮热,遗精盗汗之证;杞菊地黄丸偏于养肝明目,适用于肝肾阴虚,两目昏花,视物模糊之证;麦味地黄丸偏于滋肾敛肺,适用于肺肾阴虚之喘嗽;都气丸偏于滋肾纳气,适用于肾虚喘逆。

第五节 补 阳 剂

补阳剂,适用于阳虚证。阳虚以心、脾、肾为主,有关心、脾阳虚的方剂,已在温里剂介绍,本节主要论述治疗肾阳虚的方剂。肾阳虚症见面色苍白,形寒肢冷,腰膝酸痛,下肢软弱无力,小便不利,或小便频数,尿后余沥,少腹拘急,男子阳痿早泄,女子宫寒不孕,舌淡苔白,脉沉细,尺部尤甚等。常用补阳药如附子、肉桂、巴戟天、肉苁蓉、仙灵脾、鹿角胶、仙茅等为主,配伍利水、补阴之品组成方剂。"善补阳者,必于阴中求阳,则阳得阴助而生化无穷"(《景岳全书·新方八略》),故常配熟地黄、山茱萸、山药等滋阴之品,以助阳的生化,并可藉补阴药的滋润,以制补阳药的温燥;肾阳亏虚不能化气行水,易致水湿停留,故常佐以茯苓、泽泻等淡渗利水之品。代表方如肾气丸、右归丸。

肾 气 丸
《金匮要略》

【组成】生地黄八两(240g)　山药　山茱萸各四两(各120g)　泽泻　茯苓　牡丹皮各三两(各90g)　桂枝　炮附子各一两(各30g)

【用法】上为细末,炼蜜和丸,如梧桐子大,酒下十五丸(6g),日再服。

【功效】补肾助阳。

【主治】肾阳不足证。腰痛脚软,身半以下常有冷感,少腹拘急,小便不利,或小便反多,入夜尤甚,阳痿早泄,舌淡而胖,脉虚弱,尺部沉细,以及痰饮,水肿,消渴,脚气,转胞等。

【方解】本方是为肾阳不足之证而设。肾主骨,内寓命门之火。肾阳亏虚,失于温煦,故腰痛脚软,身半以下常有冷感;肾主水,肾阳虚弱,气化失常,水液留滞,则小便不利、少腹拘急、甚则发为水肿、脚气或转胞;肾阳亏虚,水液转输不利,津液不能上承,故有消渴、小便反多;舌淡而胖,尺部沉细,均为肾阳虚弱之象。法当补肾助阳。方中附子大辛大热,桂枝辛甘而温,二药相合,可补肾阳之虚以复气化之职,共为君药。然肾为水火之脏,内寓元阴元阳,阳气无阴则不化,故重用干地黄以滋阴补肾,配伍山茱萸、山药补肝脾而益精血,共为臣药。君臣相伍,既阳药得阴药之柔润则温而不燥,阴药得阳药之温通则滋而不腻,佐以泽泻、茯苓利水渗湿,配桂枝又善温化痰饮;丹皮活血散瘀,三药寓泻于补,俾邪去而补药得力。诸药合用,可使肾阳振奋,气化复常,则诸症自除。

本方补阳之品药少量轻,而滋阴之品药多量重,可见立方之旨,并非峻补元阳,意在微微生火,鼓舞肾气,取其"少火生气"之义。故名之"肾气丸"。

【运用】

1. 辨证要点　本方是补肾温阳的常用方。临床应用以腰痛脚软,小便不利或反多,舌淡而胖,脉虚弱而尺部沉细为辨证要点。

2. 加减法　方中生地黄,现多用熟地;桂枝,改用肉桂,如此效果更好;若夜尿多者,宜肾气丸加五味子;小便数多,色白体羸,为真阳亏虚,宜加补骨脂、鹿茸等,加强温阳之力;若用于阳痿,证属命门火衰者,酌加淫羊藿、补骨脂、巴戟天等以助壮阳起痿之力。

3. 使用注意　阴虚火旺之遗精滑泄者,不宜使用本方。

【趣味方歌】黄宇山责(备)父母(不)富贵。

注:黄-生地黄,宇-山萸肉,山-山药,责-泽泻,父-附子,母-牡丹皮,富-茯苓,贵-桂枝。

复习思考题

1. 试述补益剂的分类、主治病证及使用注意。

2. 比较四君子汤与理中丸组成、功用、主治的异同。

3. 炙甘草汤的主治病证有哪些?临床使用应注意什么?

4. 六味地黄丸主治何证?其立法与药物配伍有何特点?

5. 试述肾气丸的配伍特点。

(李智辉)

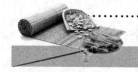

第十二章

固 涩 剂

【目的要求】

1. 掌握固涩剂的概念、适用范围、分类及使用注意。
2. 要求掌握的方剂：牡蛎散、四神丸、金锁固精丸、固冲汤、完带汤。
3. 要求熟悉的方剂：锁阳固精丸、桑螵蛸散。
4. 要求了解的方剂：缩泉丸。

【概述】

1. 含义　凡以固涩药为主组成,具有收敛固涩作用,用以治疗气、血、精、津耗散滑脱之证的方剂,统称固涩剂。系根据《素问·至真要大论》"散者收之"的原则立法,属于"十剂"中的涩剂。

2. 适用范围　气、血、精、津耗散滑脱之证。常见有自汗、盗汗、久泻不止、遗精滑精、小便失禁、崩漏带下等。

3. 分类　根据所治病证的不同,相应分为四类：

(1)固表止汗剂。

(2)涩肠固脱剂。

(3)涩精止遗剂。

(4)固崩止带剂。

4. 使用注意

(1)固涩剂为气、血、精、津耗散滑脱之证而设,而滑脱之证皆以正虚为本,滑脱为标,故应用时须配伍相应的补益药应用。使之标本兼顾。

(2)凡新病外邪未去者,不宜用固涩剂,以除"闭门留寇"之弊。

(3)凡热病多汗,痰饮咳嗽,火扰遗泄,热痢初起,伤食泄泻,实热崩带等,均不宜用本类方剂。

(4)若为元气大虚,亡阳欲脱之大汗淋漓、小便失禁或崩中不止,非本章方剂所能,须急用大剂参附之类回阳固脱。

第一节　固表止汗剂

固表止汗剂,适用于正气虚弱,卫外不固,阴液不守而致的自汗、盗汗证。组方常用牡蛎、麻黄根、浮小麦等收敛止汗药以治标,配伍黄芪、白术等益气实卫之品以治本。汗出过多,每令心阴不足而心阳不潜,所以常配伍敛心阴、潜心阳的药物。代表方如牡蛎散。

牡 蛎 散
《太平惠民和剂局方》

【组成】黄芪　麻黄根　煅牡蛎各一两(各30g)

【用法】亦作汤剂,用量按原方比例酌减,加小麦30g,水煎温服。

【功效】益气固表,敛阴止汗。

【主治】体虚自汗、盗汗证。常自汗出,夜卧更甚,心悸,短气,舌淡红,脉细弱。

【方解】本方为体虚自汗、盗汗证而设。阳气虚则自汗;阴气虚则盗汗;汗出过多,不但心阴受损,亦使心气耗伤,故见心悸惊惕。治宜益气固表,敛阴止汗。方中煅牡蛎咸涩微寒,敛阴潜阳,固涩止汗,为君药。生黄芪味甘微温,益气实卫,固表止汗,为臣药。君臣相配,是为益气固表、敛阴潜阳的常用组合。麻黄根甘平,功专收敛止汗,为佐药。小麦甘凉,专入心经,养气阴,退虚热,为佐使药。合而成方,补敛并用,兼潜心阳,共奏益气固表,敛阴止汗之功,可使气阴得复,汗出自止。

《医方集解》牡蛎散方将小麦改为浮小麦,则止汗之力更强,但养心之功稍逊。

【运用】

1. 辨证要点　本方为治体虚卫外不固,又复心阳不潜所致自汗、盗汗的常用方。临床应用以自汗,盗汗,心悸,短气,舌淡,脉细弱为辨证要点。

2. 临证加减　若气虚明显者,可加人参、白术以益气;偏于阴虚者,可加生地、白芍以养阴。自汗应重用黄芪以固表,盗汗可再加豆衣、糯稻根以止汗,疗效更佳。

3. 使用注意　阳虚自汗者宜配温阳补气药;阴虚盗汗者宜配滋阴清热药应用。

【趣味方歌】小麦骑马牡蛎散。

注:骑-黄芪,马-麻黄根。

第二节　涩肠固脱剂

涩肠固脱剂,适用于脾肾阳虚之泻痢日久,滑脱不禁的病证。常以涩肠止泻的肉豆蔻、罂粟壳、赤石脂、禹余粮、诃子等药物,配伍温补脾肾之品,如补骨脂、肉桂、干姜、人参、白术等组成方剂。代表方如四神丸。

四 神 丸
《内科摘要》

【组成】煨肉豆蔻二两(60g)　补骨脂四两(120g)　五味子二两(60g)　吴茱萸一两(30g)

【用法】丸剂:上为末,用水一碗,煮生姜四两(120g),红枣五十枚,水干,取枣肉为丸,如桐子大。每服五七十丸(6~9g),每日1~2次,空心食前服(汤剂:用量按原方比例酌减,加姜、枣水煎,临睡温服)。

【功效】温肾暖脾,固肠止泻。

【主治】脾肾阳虚之五更泄泻证。症见五更泄泻,日久不愈,食纳减少,或久泻不愈,腹痛喜温,腰酸肢冷,神疲乏力,舌淡,苔薄白,脉沉迟无力。

【方解】五更泄,又称肾泄、鸡鸣泄,多由命门火衰,脾肾阳虚,肠失固涩所致。脾失健运,故不思饮食,食不消化;脾肾阳虚,阴寒凝聚,则腹痛,腰酸肢冷。治宜温肾暖脾,固涩止泻。方中重用补骨脂辛苦性温,补命门之火以温养脾土,为君药;肉豆蔻温中涩肠,与补骨脂相伍,既可增温肾暖脾之力,又能涩肠止泻,为臣药;吴茱萸温脾暖胃以散阴寒;五味子酸温,固肾涩肠,合吴茱萸以助君、臣药温涩止泻之力,为佐药。用法中加姜、枣同煮,枣肉为丸,意在温补脾胃,鼓舞运化,为使药。诸药合用,共奏温肾暖脾,固肠止泻之功。方名"四神",正如《绛雪园古方选注》所说:"四种之药,治肾泄有神功也。"

【运用】

1. 辨证要点　本方为治命门火衰,火不暖土所致五更泄泻或久泻的常用方。临床应用以五更泄泻或久泻,不思饮食,舌淡苔白,脉沉迟无力为辨证要点。

2. 临证加减　本方合理中丸,可增强温中止泻之力。若腰酸肢冷较甚者,加附子、肉桂、杜仲等;脱肛者,加黄芪、人参等。

3. 使用注意　湿热泄泻者忌用本方。

【趣味方歌】早将骨肉喂鱼。

注:早-大枣,将-生姜,骨-补骨脂,肉-肉豆蔻,喂-五味子,鱼-吴茱萸。

第三节　涩精止遗剂

涩精止遗剂,适用于肾虚封藏失职,精关不固所致的遗精滑泄,或肾气不足,膀胱失约所致的尿频、遗尿等证。常以补肾涩精药物,如沙苑子、桑螵蛸、芡实、莲子肉等为主,配合固涩止遗之品,如龙骨、牡蛎、莲须等组成方剂。代表方如金锁固精丸、桑螵蛸散。

金锁固精丸
《医方集解》

【组成】炒沙苑子(沙苑蒺藜)　芡实　莲须各二两(各60g)　煅龙骨　煅牡蛎各一两(各30g)

【用法】丸剂:共为细末,莲子粉糊为丸,每服9g,每日2~3次,空腹淡盐汤送下(汤剂,用量按原方比例酌减,加莲子肉适量,水煎服)。

【功效】补肾涩精。

【主治】肾虚不固之遗精滑泄。症见遗精滑泄,神疲乏力,腰痛耳鸣,舌淡苔白,脉细弱。

【方解】本方证为肾虚精关不固所致。肾虚则封藏失职,精关不固,故遗精滑泄;精亏则气弱,故神疲乏力;腰为肾府,耳为肾窍,肾精亏虚,故腰痛耳鸣。治宜补肾涩精。方中沙苑蒺藜甘温,补肾固精,为君药;芡实益肾固精,且补脾气,为臣药;君臣相须为用,是为补肾固精的常用组合。龙骨、牡蛎、莲须涩精止遗,为佐使药。用莲子粉糊丸,既能助诸药补肾固精,又能养心清心,合而能交通心肾。诸药合用,共奏补肾涩精之功。

因其能秘肾气,固精关,专为肾虚滑精者设,故美其名曰"金锁固精"。

【运用】

1. 辨证要点　本方为治肾虚遗精滑泄的常用方。临床应用以遗精滑泄,腰痛耳鸣,舌淡苔白,脉细弱为辨证要点。亦可用治女子带下属肾虚滑脱者。

2. 临证加减　若大便干结者,可加熟地、肉苁蓉以补精血而通大便;大便溏泄者,加补骨脂、菟丝子、五味子以补肾固涩;腰膝酸痛者,加杜仲、续断以补肾而壮腰膝;兼见阳痿者,加锁阳、淫羊藿以补肾壮阳。

3. 使用注意　因本方偏于固涩,故相火内炽或下焦湿热所致遗精、带下者禁用。

【趣味方歌】龙母拾莲,(大)吉(大)利。

注:龙-龙骨,母-牡蛎,拾-芡实,莲-莲须、莲子,吉利-沙苑蒺藜。

【附方】

锁阳固精丸(《济生方》固精丸加减)　鹿角霜　煅龙骨　韭菜子　煅牡蛎　锁阳　芡实　莲子　菟丝子　牛膝各625g　杜仲　青盐　大茴香　莲须　肉苁蓉　补骨脂各780g　熟地黄　山药各1750g　巴戟天815g　山茱萸530g　牡丹皮　茯苓　泽泻各340g　知母　黄柏各125g　蜜丸,每服9g,日2次。功效:温补肝肾,阴阳双补,涩精止遗。主治:梦遗滑精,目眩耳聋,腰膝酸痛,四肢无力。

【类方比较】

方名	相同	不同		
		组成	功效	主治
金锁固精丸	补肾固精	沙苑子、芡实、煅龙骨、莲须、煅牡蛎、莲子	补肾涩精	肾虚不固,遗精滑泄
锁阳固精丸		鹿角霜、煅龙骨、韭菜子、煅牡蛎、菟丝子、大茴香、巴戟天、山茱萸、肉苁蓉、补骨脂、锁阳、芡实、莲子、牛膝、杜仲、青盐、莲须、熟地黄、山药、牡丹皮、茯苓、泽泻、知母、黄柏	温补肝肾,阴阳双补,涩精止遗	肝肾不足,阴阳亏虚,梦遗滑精

第四节　固崩止带剂

固崩止带剂,适用于妇女崩漏淋漓及带下日久等证。崩漏因脾气虚弱,冲脉不固所致者,常用益气健脾的黄芪、人参、白术,与收涩止血药煅龙骨、煅牡蛎、棕榈炭等组合成方。因阴虚血热,损伤冲脉者,常用滋补肝肾之龟甲、白芍等,配伍清热泻火之黄芩、黄柏及止血药组成方剂。带下之病多因脾肾虚弱,湿浊下注所致,常以补脾益肾的山药、芡实为主,配伍收涩止带及利湿化浊之品如白果、鸡冠花及车前子、薏苡仁等组方。代表方如固冲汤、完带汤。

固 冲 汤
《医学衷中参西录》

【组成】白术一两(30g)　生黄芪六钱(18g)　煅龙骨八钱(24g)　煅牡蛎八钱(24g)　山茱萸八钱,(24g)　白芍四钱(12g)　海螵蛸四钱(12g)　茜草三钱(9g)　棕榈炭二钱(6g)　五倍子五分,轧细,药汁送服(1.5g)

【用法】汤剂,水煎服。每日2次。

【功效】益气健脾,固冲摄血。

【主治】脾气虚弱,冲脉不固的崩漏证。症见崩中漏下或月经过多,色淡质稀,心悸气短,腰膝酸软,舌淡,脉细弱。

【方解】脾主统血,为气血生化之源,冲为血海。若脾气虚弱,统摄无权,冲脉不固,而致血崩或月经过多。治宜益气健脾,固冲摄血。方中重用白术、黄芪补气健脾,固冲摄血,为君药;山萸肉、生白芍补益肝肾,养血敛阴,共为臣药;煅龙骨、煅牡蛎、棕榈炭、五倍子收涩止血,为佐药;又配海螵蛸、茜草化瘀止血,使血止而无留瘀之弊,为使药。诸药合用,补涩并用,标本兼顾,共奏益气健脾,固冲摄血之功,故方以"固冲"名之。

【运用】

1. 辨证要点　本方为治脾气虚弱,冲脉不固之崩漏、月经过多的常用方。临床应用以出血量多,色淡质稀,腰膝酸软,舌淡,脉微弱为辨证要点。

2. 临证加减　若兼肢冷汗出,脉微欲绝者,为阳脱之象,需加重黄芪用量,并合参附汤以益气回阳。

3. 使用注意　血热妄行之崩漏、月经过多者忌用。

【趣味方歌】猪总骑鱼笑,母龙谦卑少。

注:猪-白术,总-棕榈炭,骑-黄芪,鱼-山茱萸,笑-海螵蛸,母-煅牡蛎,龙-煅龙骨,谦-茜草,卑-五倍子,少-白芍。

完 带 汤

《傅青主女科》

【组成】炒白术一两(30g)　炒山药一两(30g)　人参二钱(6g)　炒车前子三钱(9g)　白芍五钱(15g)　苍术三钱(9g)　甘草一钱(3g)　陈皮五分(2g)　黑荆芥穗五分(2g)　柴胡六分(2g)

【用法】汤剂,水煎服,每日3次。

【功效】健脾疏肝,化湿止带。

【主治】脾虚肝郁,湿浊带下证。症见带下量多色白,清稀无臭,倦怠便溏,面色苍白,舌淡苔白,脉缓濡弱。

【方解】本方所治为脾虚肝郁带下证。脾虚不运,湿浊下注,则带下量多色白,清稀无臭;脾虚不运,气血生化乏源,则倦怠便溏,面色苍白,舌淡苔白,脉缓濡弱。治宜健脾疏肝,化湿止带。方中白术、山药健脾补气,燥湿止带,为君药;人参补中益气,苍术燥湿健脾,车前子淡渗利湿,三味助君健脾利湿,为臣药;陈皮行气化湿,防补之滞,柴胡、荆芥辛散升发,配白芍则疏肝抑肝,为佐药;甘草甘缓和中,为使药。诸药合用,共奏健脾疏肝,化湿止带之功。

【运用】

1. 辨证要点　本方为治脾虚肝郁带下证的常用方。以带下量多色白,清稀无臭,倦怠便溏,面色苍白,舌淡苔白,脉弱为辨证要点。

2. 临证加减　若小腹冷痛者,加乌药、小茴香、炮姜等温经散寒止痛;兼腰膝酸软者加杜仲、菟丝子、桑寄生以补肾强腰;带下量极多者,加煅龙骨、煅牡蛎、白果以固涩止带。

3. 使用注意　肝郁化热带下、湿热下注带下者,非本方所宜。

【趣味方歌】完带汤二术挡车,乘警说柴草参药。

注:二术-白术、苍术,车-车前子,乘警-陈皮、荆芥,说-白芍,柴草-柴胡、甘草,参-人参,

药-山药。

复习思考题

1. 何谓固涩剂？为何要配伍补益药？临证应注意什么？

2. 四神丸为什么能治五更泄？

3. 试比较金锁固精丸、桑螵蛸散在功用、主治方面的异同。

4. 四神丸以枣肉为丸,金锁固精丸以莲子粉糊为丸,桑螵蛸散以人参汤调服,各有何意义？

5. 试分析完带汤的配伍意义。

（王洪云）

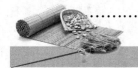

第十三章

安 神 剂

【目的要求】

1. 熟悉安神剂的概念、适用范围、分类及使用注意。

2. 要求掌握的方剂：朱砂安神丸、天王补心丹。

3. 要求熟悉的方剂：酸枣仁汤。

4. 要求了解的方剂：柏子养心丸、甘麦大枣汤。

【概述】

1. 含义 凡以安神药为主组成，具有安神定志作用，治疗神志不安病证的方剂，统称安神剂。属于"十剂"之"重剂"及"八法"之"补法"范畴。

2. 适用范围 安神剂适用于以神志不安为主要临床表现的病证，或因心肝阳亢，热扰心神所致的心烦神乱，失眠多梦，惊悸怔忡，癫痫等证；或因阴血不足，心肝失养所致的虚烦不眠，心悸怔忡，健忘多梦等证。

3. 分类 本章方剂根据所治神志不安之病机不同，分为重镇安神剂和滋养安神剂两类。

4. 使用注意

(1)神志不安病机多虚实夹杂，故组方配伍时，要辨清虚实，如心肝阳亢，火热扰心之神志不安者，多属实证，常选用重镇安神剂；如因阴血不足，心神失养所致之神志不安，多属虚证，常选用滋养安神剂。

(2)重镇安神剂多由金石、贝壳类药物组成，滋养安神剂多由滋腻补养类药物组成，易伤胃气，不宜久服。

(3)神志方面的病证多与精神因素有关，在使用药物治疗的同时，还需适当以心理治疗，以提高治疗效果。

(4)某些安神药如朱砂等，含有硫化汞，具有一定的毒性，不可过量和持续服用，以免中毒。

第一节 重镇安神剂

重镇安神剂，适用于因心肝阳亢，热扰心神所致的心烦神乱、失眠多梦、惊悸、怔忡、癫痫等证。常以重镇安神药,如朱砂、磁石、珍珠母、龙齿等为主组方组成。代表方如朱砂安神丸。

朱砂安神丸
《医学发明》

【组成】朱砂五钱(15g)　黄连六钱(18g)　炙甘草五钱半(16.5g)　生地黄二钱半(7.5g)　当归二钱半(7.5g)

【用法】上药研末,炼蜜为丸,每次6~9g,睡前温开水送服;亦可作汤剂,用量按原方比例酌减,朱砂研细末水飞,以药汤送服。

【功效】重镇安神,清心养血。

【主治】心火亢盛,阴血不足证。失眠多梦,惊悸怔忡,心烦神乱,或胸中懊侬,舌尖红,脉细数。

【方解】本方证因心火亢盛,灼伤阴血,心失所养所致。心火亢盛则心神被扰,阴血不足则心神失养,故见失眠多梦、惊悸怔忡、心烦等症;舌红,脉细数是心火盛而阴血虚之征。治当泻其亢盛之火,补其阴血之虚而安神。方中朱砂性寒质重,专入心经,寒能清热,重可镇怯,既能重镇安神,又可清心火,治标之中兼能治本,为君药。黄连苦寒,入心经以清心泻火,除烦热为臣。君、臣相伍,重镇以安神,清心以除烦,共奏泻火安神之功。佐以生地黄之甘苦寒,滋阴清热;当归之辛甘温润,补血,合生地黄滋补阴血以养心。使以炙甘草调药和中,以防黄连之苦寒、朱砂之质重碍胃。合而用之,标本兼治,清中有养,使心火得清,阴血得充,心神得养,则神志安定,是以"安神"名之。

【运用】

1. 辨证要点　本方是治疗心火亢盛,阴血不足而致神志不安的常用方。临床应用以失眠,惊悸,舌红,脉细数为辨证要点。

2. 临证加减　若胸中烦热较甚,加山栀仁、莲子心以增强清心除烦之力;兼惊恐,宜加生龙骨、生牡蛎以镇惊安神;失眠多梦者,则加酸枣仁、柏子仁以养心安神。

3. 使用注意　方中朱砂含硫化汞,不宜多服、久服,以防汞中毒;阴虚或脾弱者不宜服。

【趣味方歌】猪肝当皇帝。

注:猪-朱砂,肝-甘草,当-当归,皇-黄连,帝-生地黄。

【附方】

生铁落饮(《医学心悟》)　天冬　麦冬　贝母各三钱(各9g)　胆南星　橘红　远志肉　石菖蒲　连翘　茯苓　茯神各一钱(各3g)　元参　钩藤　丹参各一钱五分(各5g)　辰砂三分(1g)　生铁落一两(30g)　先煎45分钟,以汤代水煎药。功效:镇心安神,清热涤痰。主治:痰火上扰之癫狂证。

朱砂安神丸与生铁落饮均可重镇安神,治疗心神不安证。然朱砂安神丸以重镇安神药与清心养血药并投,使心火下降,阴血上承,神志安定,主治心火上炎,阴血不足之心悸失眠,心烦神乱者,为标本两顾之方;生铁落饮以镇心安神药与涤痰清热药配伍,使热清神宁,痰化窍开,主治痰火上扰之癫狂。

第二节 滋养安神剂

滋养安神剂,适用于神志不安属阴血不足,心肝失养所致虚烦不眠,心悸怔忡,健忘多梦之虚证。药物常以补养安神药如酸枣仁、五味子、茯苓、小麦等为主,配伍滋阴养血药如当归、天冬、麦冬、生地黄等组成。代表方如天王补心丹、酸枣仁汤、甘麦大枣汤等。

天王补心丹
《摄生秘剖》

【组成】酸枣仁 炒柏子仁 当归身 天冬 麦冬各二两(各60g) 生地黄四两(120g) 人参 炒丹参 炒玄参 白茯苓 五味子 炒远志 桔梗各五钱(各15g)

【用法】上药共为细末,炼蜜为小丸,用朱砂9~15g水飞为衣,每服6~9g,温水送下,或用桂圆肉煎汤送服;亦可改为汤剂,用量按原方比例酌减。

【功效】滋阴清热,养血安神。

【主治】阴虚血少,神志不安证。心悸怔忡,虚烦失眠,神疲健忘,或梦遗,手足心热,口舌生疮,大便干结,舌红少苔,脉细数。

【方解】本方证多由忧愁思虑太过,暗耗阴血,使心肾两亏,阴虚血少,虚火内扰所致。阴虚血少,心失所养,故心悸失眠、神疲健忘;阴虚生内热,虚火内扰,则手足心热,虚烦、遗精,口舌生疮;舌红少苔,脉细数是阴虚内热之征。治当滋阴清热,养血安神。方中重用甘寒之生地黄,入心能养血,入肾能滋阴,故能滋阴养血,壮水以制虚火,为君药。天冬、麦冬滋阴清热,酸枣仁、柏子仁养心安神,当归补血润燥,共助生地滋阴补血,并养心安神,俱为臣药。玄参滋阴降火;茯苓、远志养心安神;人参补气以生血,并能安神益智;五味子之酸以敛心气,安心神;丹参清心活血,合补血药使补而不滞,则心血易生;朱砂镇心安神,以治其标,以上共为佐药。桔梗为舟楫,载药上行以使药力缓留于上部心经,为使药。本方配伍,滋阴补血以治本,养心安神以治标,标本兼治,心肾两顾,但以补心治本为主,共奏滋阴养血、补心安神之功。

【运用】

1. 辨证要点 本方为治疗心肾阴血亏虚所致神志不安的常用方。临床应用以心悸失眠,手足心热,舌红少苔,脉细数为辨证要点。

2. 临证加减 失眠重者,可酌加龙骨、磁石以重镇安神;心悸怔忡甚者,可酌加龙眼肉、夜交藤以增强养心安神之功;遗精者,可酌加金樱子、煅牡蛎以固肾涩精。

3. 使用注意 本方滋阴之品较多,对脾胃虚弱、纳食欠佳、大便不实者,不宜长期服用。

【趣味方歌】东北三省只吉林、当地麦(面)味儿酸。

注:东-天冬,北-柏子仁,三省-丹参、玄参、人参,只-远志,吉-桔梗,林-茯苓,当-当归,地-生地黄,麦-麦冬,味儿-五味子,酸-酸枣仁。

酸枣仁汤
《金匮要略》

【组成】炒酸枣仁二升(30g) 甘草一两(3g) 知母二两(6g) 茯苓二两(6g) 川芎二两(6g)

【用法】水煎,分 3 次温服。

【功效】养血安神,清热除烦。

【主治】肝血不足,虚热内扰证。虚烦失眠,心悸不安,头目眩晕,咽干口燥,舌红,脉弦细。

【方解】本方证皆由肝血不足,阴虚内热而致。肝藏血,血舍魂;心藏神,血养心。肝血不足,则魂不守舍;心失所养,加之阴虚生内热,虚热内扰,故虚烦失眠,心悸不安。血虚无以荣润于上,每多伴见头目眩晕,咽干口燥。舌红,脉弦细乃血虚肝旺之征。治宜养血以安神,清热以除烦。方中重用酸枣仁为君,以其甘酸质润,入心、肝之经,养血补肝,宁心安神。茯苓宁心安神;知母苦寒质润,滋阴润燥,清热除烦,共为臣药,与君药相伍,以助安神除烦之功。佐以川芎之辛散,调肝血而疏肝气,与大量之酸枣仁相伍,辛散与酸收并用,补血与行血结合,具有养血调肝之妙。甘草和中缓急,调和诸药为使。诸药相伍,标本兼治,养中兼清,补中有行,共奏养血安神、清热除烦之效。

【运用】

1. 辨证要点　本方是治心肝血虚而致虚烦失眠之常用方。临床应用以虚烦失眠,咽干口燥,舌红,脉弦细为辨证要点。

2. 临证加减　失眠心悸较重,加夜交藤、柏子仁、龙齿以增安神之功;血虚甚而头目眩晕重者,加当归、白芍、枸杞子增强养血补肝之功;虚热重而咽干口燥甚者,加麦冬、生地黄以养阴清热;若寐而易惊,加龙齿、珍珠母镇惊安神;盗汗较重,加五味子、牡蛎安神敛汗。

3. 使用注意　本方滋阴之品较多,对脾胃虚弱、纳食欠佳、大便不实者,不宜长期服用。

【趣味方歌】母穷服干枣。

注:母-知母,穷-川芎,服-茯苓,干-甘草,枣-大枣。

【附方】

柏子养心丸(《体仁汇编》)　柏子仁四两(120g)　枸杞子三两(90g)　麦冬一两(30g)　当归一两(30g)　石菖蒲一两(30g)　茯神一两(30g)　熟地黄一两(30g)　玄参一两(30g)　甘草五钱(15g),上药共为细末,炼蜜为丸,每次 9g,每日 2 次,温开水送服。功效:宁心安神,滋阴补肾。主治:阴血亏虚,心肾失调所致之精神恍惚,惊悸怔忡,夜寐多梦,健忘盗汗,舌红少苔,脉细而数。

【类方比较】

方名	相同	不同		
		组成	功效	主治
天王补心丹	均可安神定志,兼以滋阴养血。治疗阴血不足,心神不安的失眠多梦、心悸怔忡等证	酸枣仁、炒柏子仁、当归身、天冬、麦冬、生地黄、人参、炒丹参、炒玄参、白茯苓、五味子、炒远志、桔梗	滋养安神	治疗心肾两虚,阴血不足之心神不安证
朱砂安神丸		朱砂、黄连、炙甘草、生地黄、当归	重镇安神	治疗心火亢盛,灼伤阴血之神志不安证

复习思考题

1. 试述安神剂的含义、适用范围、分类及使用注意事项。

2. 重镇安神与滋养安神有何区别与联系？

3. 天王补心丹是否以生地黄为君药？为什么？

4. 酸枣仁汤主治虚劳虚烦不得眠,方中何以用川芎?

（王洪云）

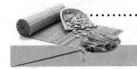

第十四章

开 窍 剂

【目的要求】

1. 熟悉开窍剂的概念、适用范围、分类及使用注意。

2. 要求掌握的方剂:安宫牛黄丸、苏合香丸。

3. 要求熟悉的方剂:紫雪、至宝丹。

4. 要求了解的方剂:紫金锭。

【概述】

1. 含义　凡以芳香开窍药为主组成,具有开窍醒神作用,治疗窍闭神昏证的方剂,统称开窍剂。

2. 适用范围　开窍剂适用于病变部位在心脑,病因为邪气壅盛,蒙蔽心窍所致的闭证。

3. 分类　闭证可分为热闭和寒闭两种。热闭多由温热邪毒内陷心包,痰热蒙蔽心窍所致,治宜清热开窍,简称凉开;寒闭多因寒湿痰浊之邪或秽浊之气蒙蔽心窍引起,治宜温通开窍,简称温开。故开窍剂相应分为凉开剂和温开剂两类。

4. 使用注意

(1)应辨别闭证和脱证。凡邪盛气实而见神志昏迷,口噤不开,两手紧握,二便不通,脉实有力的闭证方可用开窍剂;而对汗出肢冷,呼吸气微,手撒遗尿,口开目合,脉象虚弱无力或脉微欲绝的脱证,即使神志昏迷也不宜使用。

(2)应辨清闭证之属热属寒,而正确地选用凉开或温开。对于阳明腑实证而见神昏谵语者,只宜寒下,不宜用开窍剂;至于阳明腑实而兼有邪陷心包之证,则应根据病情缓急,先予开窍,或先投寒下,或开窍与寒下并用,才能切合病情。

(3)开窍剂大多为芳香药物,善于辛散走窜,只宜暂用,不宜久服,久服则易伤元气,故临床多用于急救,中病即止,待患者神志清醒后,应根据不同表现,辨证施治。此外,麝香等药有碍胎元,孕妇慎用。

(4)本类方剂多制成丸散剂或注射剂,丸散剂在使用时宜温开水化服或鼻饲,不宜加热煎煮,以免药性挥发,影响疗效。

第一节　凉 开 剂

凉开剂,适用于热闭证。症见高热,神昏,谵语,甚或痉厥等。其他如中风、惊厥等致突

271

然昏倒,不省人事,证有热象属热闭者,亦可选用。临证常用芳香开窍药,配伍清热药、镇心安神药、清化热痰药、凉肝息风药组成方剂。代表方如安宫牛黄丸、紫雪、至宝丹。

安宫牛黄丸
《温病条辨》

【组成】牛黄一两(30g) 郁金一两(30g) 犀角(水牛角代)一两(30g) 黄连一两(30g) 朱砂一两(30g) 冰片二钱五分(7.5g) 麝香二钱五分(7.5g) 珍珠五钱(15g) 栀子一两(30g) 雄黄一两(30g) 黄芩一两(30g)

【用法】以水牛角浓缩粉50g替代犀角。以上11味,珍珠水飞或粉碎成极细粉,朱砂、雄黄分别水飞成极细粉;黄连、黄芩、栀子、郁金粉碎成细粉;将牛黄、水牛角浓缩粉及麝香、冰片研细,与上述粉末配研、过筛、混匀,加适量炼蜜制成大蜜丸。每服1丸,每日1次;小儿3岁以内每次1/4丸,4~6岁每次1/2丸,每日1次;或遵医嘱。亦作散剂:按上法制得,每瓶装1.6g。每服1.6g,每日1次;小儿3岁以内每次0.4g,4~6岁每次0.8g,每日1次;或遵医嘱。

【功效】清热解毒,开窍醒神。

【主治】邪热内陷心包证。高热烦躁,神昏谵语,舌謇肢厥,舌红或绛,脉数有力。亦治中风昏迷,小儿惊厥属邪热内闭者。

【方解】本方证因温热邪毒内闭心包所致。热闭心包,必扰神明,故高热烦躁,神昏谵语;"温邪内陷之证,必有黏腻秽浊之气留恋于膈间"(《成方便读》),邪热夹秽浊蒙蔽清窍,势必加重神昏;舌为心窍,热闭窍机,则舌謇不语;热闭心包,热深厥亦深,故伴见手足厥冷,是为热厥。所治中风昏迷、小儿高热惊厥,当属热闭心包之证。治以清热解毒、开窍醒神为法,并配辟秽安神之品。方中牛黄苦凉,清心解毒,辟秽开窍;水牛角咸寒,清心凉血解毒;麝香芳香开窍醒神。三药相配,是为清心开窍、凉血解毒的常用组合,共为君药。臣以大苦大寒之黄连、黄芩、山栀清热泻火解毒,合牛黄、犀角则清解心包热毒之力颇强;冰片、郁金芳香辟秽,化浊通窍,以增麝香开窍醒神之功。佐以雄黄助牛黄辟秽解毒;朱砂、珍珠镇心安神,以除烦躁不安。用炼蜜为丸,和胃调中为使药。原方以金箔为衣,取其重镇安神之效。本方清热泻火、凉血解毒与芳香开窍并用,但以清热解毒为主。

【运用】

1. 辨证要点 本方为治疗热陷心包证的常用方,亦是凉开法的代表方。凡神昏谵语属邪热内陷心包者,均可应用。临床应用以高热烦躁,神昏谵语,舌红或绛,苔黄燥,脉数有力为辨证要点。

2. 临证加减 用《温病条辨》清宫汤煎汤送服本方,可加强清心解毒之力;若温病初起,邪在肺卫,迅即逆传心包者,可用银花、薄荷或银翘散加减煎汤送服本方,以增强清热透解作用;若邪陷心包,兼有腑实,症见神昏舌短,大便秘结,饮不解渴者,宜开窍与攻下并用,以安宫牛黄丸2粒化开,调生大黄末9g内服,先服一半,不效再服;热闭证见脉虚,有内闭外脱之势者,急宜人参煎汤送服本方。

3. 使用注意 本方孕妇慎用。

【趣味方歌】牛津勤练兵,擒射之余珍惜熊。

注:牛-牛黄,津-金箔,勤-黄芩,练-黄连,兵-冰片,擒-黄芩,射-麝香,之-栀子,余-郁金,

珍-珍珠,惜-犀角,熊-雄黄。

【附方】

牛黄清心丸(《痘疹世医心法》) 黄连五钱(15g) 黄芩 栀子仁各三钱(各9g) 郁金二钱(6g) 朱砂一钱半(4.5g) 牛黄二分半(0.65g)以上6味,将牛黄研细,朱砂水飞或粉碎成极细粉,其余黄连等4味粉碎成细粉,与上述粉末配研、过筛、混匀,加炼蜜适量,制成大蜜丸,每丸重1.5g或3g。口服,小丸每次2丸,大丸每次1丸,每日2~3次;小儿酌减。功效:轻下热结。主治:阳明腑实轻证。谵语潮热,大便秘结,胸腹痞满,舌苔老黄,脉滑而疾;或痢疾初起,腹中胀痛,里急后重者。

本方出自明·万全《痘疹世医心法》,又称万氏牛黄清心丸、万氏牛黄丸。安宫牛黄丸是在牛黄清心丸基础上加味而成,即加水牛角清心凉血解毒,麝香、冰片芳香开窍,珍珠、金箔镇心安神,雄黄助牛黄辟秽解毒。两方功用、主治基本相同,安宫牛黄丸较牛黄清心丸药重而力宏,而牛黄清心丸清热开窍、辟秽安神之力稍逊,适用于热闭之轻证。

紫 雪

苏恭方,录自《外台秘要》

【组成】黄金百两(3.1kg) 寒水石三斤(1.5kg) 石膏三斤(1.5kg) 磁石三斤(1.5kg) 滑石三斤(1.5kg) 玄参一斤(500g) 羚羊角五两(150g) 犀角(水牛角代)五两(150g) 升麻一斤(500g) 沉香五两(150g) 丁香一两(30g) 精制朴硝十斤(5kg) 精制硝石四升(96g) 青木香五两(150g) 炙甘草八两(240g)

【用法】不用黄金,先用石膏、寒水石、滑石、磁石砸成小块,加水煎煮3次。再将玄参、木香、沉香、升麻、甘草、丁香用石膏等煎液煎煮3次,合并煎液,滤过,滤液浓缩成膏,芒硝、硝石粉碎,兑入膏中,混匀,干燥,粉碎成中粉或细粉;羚羊角锉研成细粉;朱砂水飞成极细粉;将水牛角浓缩粉、麝香研细,与上述粉末配研、过筛、混匀即得,每瓶装1.5g。口服,每次1.5~3g,每日2次;周岁小儿每次0.3g,5岁以内小儿每增1岁,递增0.3g,每日1次;5岁以上小儿酌情服用。

【功效】清热开窍,息风止痉。

【主治】温热病,热闭心包及热盛动风证。高热烦躁,神昏谵语,痉厥,口渴唇焦,尿赤便闭,舌质红绛,苔黄燥,脉数有力或弦数;以及小儿热盛惊厥。

【方解】本方证因温病邪热炽盛,内闭心包,引动肝风所致。邪热炽盛,心神被扰,故神昏谵语、高热烦躁;热极动风,故痉厥抽搐;热盛伤津,故口渴唇焦、尿赤、便闭;小儿热盛惊厥亦属邪热内闭,肝风内动之候。本方证既有热闭心包,又见热盛动风,故以清热开窍、息风镇痉为治。方中犀角功专清心凉血解毒,羚羊角长于凉肝息风止痉,麝香芳香开窍醒神,三药合用,是为清心凉肝,开窍息风的常用组合,针对高热、神昏、痉厥等主证而设,共为君药。生石膏、寒水石、滑石清热泻火,滑石且可导热从小便而出;玄参、升麻清热解毒,其中玄参尚能养阴生津,升麻又可清热透邪,俱为臣药。方中清热药选用甘寒、咸寒之品,而不用苦寒直折,不仅避免苦燥伤阴,而且兼具生津护液之用,对热盛津伤之证,寓有深意。佐以木香、丁香、沉香行气通窍,与麝香配伍,增强开窍醒神之功;朱砂、磁石重镇安神,朱砂并能清心解毒,磁石又能潜镇肝阳,与君药配合以加强除烦止痉之效;更用芒硝、硝石泄热散结以"釜底抽薪",可使邪热从肠腑下泄,原书指出服后"当利热毒"。炙甘草益气安中,调和诸药,并防寒凉伤胃之弊,为佐使药。原方应用黄金,乃取镇心安神之功。诸药合用,心肝并治,于清热开窍之中兼具息风止痉之效,既开上窍,又通下窍,是为本方配伍特点。

【运用】

1. 辨证要点　本方为治疗热闭心包,热盛动风证的常用方。临床应用以高热烦躁,神昏谵语,痉厥,舌红绛,脉数实为辨证要点。

2. 临证加减　伴见气阴两伤者,宜以生脉散煎汤送服本方,或本方与生脉注射液同用,以防其内闭外脱。

3. 使用注意　本方服用过量有损伤元气之弊,甚者可出现大汗、肢冷、心悸、气促等症,故应中病即止;孕妇禁用。

【趣味方歌】二肖妈(用)四十元二角,(把)四箱金砂炒。

注:二肖-芒硝、硝石,妈-升麻,四十-石膏、寒水石、滑石、磁石,元-元参(玄参),二角-犀角、羚羊角,四箱-沉香、丁香、麝香、青木香,金-黄金,砂-朱砂,炒-甘草。

【附方】

小儿回春丹(《敬修堂药说》)　川贝母　陈皮　木香　白豆蔻　枳壳　法半夏　沉香　天竺黄　僵蚕　全蝎　檀香各一两二钱半(各37.5g)　牛黄　麝香各四钱(各12g)　胆南星二两(60g)　钩藤八两(240g)　大黄二两(60g)　天麻一两二钱半(37.5g)　甘草八钱七分半(26g)　朱砂适量　上药为小丸,每丸重0.09g。口服,周岁以下,每次1丸;1~2岁,每次2丸,每日2~3次。功效:开窍定惊,清热化痰。主治:小儿急惊风,痰热蒙蔽心窍证。发热烦躁,神昏惊厥,或反胃呕吐,夜啼吐乳,痰嗽哮喘,腹痛泄泻。

紫雪与小儿回春丹均能清热开窍,息风止痉,临证皆以高热烦躁,神昏痉厥,舌红脉实为辨证要点。紫雪主治温热病热闭心包并见热盛动风之候,多用水牛角、石膏、寒水石、滑石、玄参、升麻等药,长于清热解毒;而小儿回春丹主治外感时邪,痰热蒙蔽心窍之小儿急惊风,病机特点为"热、痰、风、惊"四字,多用牛黄、天竺黄、胆南星、川贝母、法半夏等清热豁痰之品,长于定惊化痰,为治小儿急惊风之验方。

至 宝 丹
《太平惠民和剂局方》

【组成】生乌犀(水牛角代)　生玳瑁　琥珀　朱砂　雄黄各一两(各30g)　牛黄半两(15g)　龙脑一分(0.3g)　麝香一分(0.3g)　安息香一两半(45g),酒浸,重汤煮令化,滤过滓,约取一两净(30g)　金银箔各五十片

【用法】水牛角、玳瑁、安息香、琥珀分别粉碎成细粉;朱砂、雄黄分别水飞成极细粉;将牛黄、麝香、冰片研细,与上述粉末配研、过筛、混匀。加适量炼蜜制成大蜜丸,每丸重3g。口服,每次1丸,每日1次,小儿减量。本方改为散剂,用水牛角浓缩粉,不用金银箔,名"局方至宝散"。每瓶装2g,每服2g,每日1次;小儿3岁以内每次0.5g,4~6岁每次1g;或遵医嘱。

【功效】化浊开窍,清热解毒。

【主治】痰热内闭心包证。神昏谵语,身热烦躁,痰盛气粗,舌绛苔黄垢腻,脉滑数。亦治中风、中暑、小儿惊厥属于痰热内闭者。

【方解】本方证因痰热内闭,瘀阻心窍所致。痰热扰乱神明,则神昏谵语,身热烦躁;痰涎壅盛,阻塞气道,故喉中痰鸣,辘辘有声,气息粗大;舌绛苔黄垢腻,脉滑数为痰热内闭之

象。至于中风、中暑、小儿惊厥,皆可因痰热内闭,而见身热烦躁,痰盛气粗,甚至时作惊搐等症。邪热固宜清解,然痰盛而神昏较重,尤当豁痰化浊开窍,故治以化浊开窍、清热解毒为法。叶桂所谓"舌绛而苔黄垢腻,中夹秽浊之气,急加芳香逐之"即是此义。方中麝香芳香开窍醒神;牛黄豁痰开窍,合犀角清心凉血解毒,共为君药。臣以安息香、冰片(龙脑)辟秽化浊,芳香开窍,与麝香同用,为治窍闭神昏之要品;玳瑁清热解毒,镇惊安神,可增强牛黄、犀角清热解毒之力。由于痰热瘀结,痰瘀不去则热邪难清,心神不安,故佐以雄黄助牛黄豁痰解毒;琥珀助麝香通络散瘀而通心窍之瘀阻,并合朱砂镇心安神。原方用金银二箔,意在加强琥珀、朱砂重镇安神之力。

本方配伍特点:一是于化浊开窍,清热解毒之中兼能通络散瘀,镇心安神;二是化浊开窍为主,清热解毒为辅。因清热之力相对不足,故《绛雪园古方选注》云:"热入心包络,舌绛神昏者,以此丹入寒凉汤药中用之……"

本方与安宫牛黄丸、紫雪均可清热开窍,治疗热闭证,合称凉开"三宝"。就寒凉之性而言,吴瑭指出"安宫牛黄丸最凉,紫雪次之,至宝又次之",但从功用、主治两方面分析,则各有所长。其中安宫牛黄丸长于清热解毒,适用于邪热偏盛而身热较重者;紫雪长于息风止痉,适用于兼有热动肝风而痉厥抽搐者;至宝丹长于芳香开窍,化浊辟秽,适用于痰浊偏盛而昏迷较重者。

【运用】

1. 辨证要点 本方是治疗痰热内闭心包证的常用方。临床应用以神昏谵语,身热烦躁,痰盛气粗,舌绛苔黄垢腻,脉滑数为辨证要点。

2. 临证加减 本方清热之力相对不足,可用《温病条辨》清宫汤送服本方,以加强清心解毒之功;若湿热酿痰,蒙蔽心包,热邪与痰浊并重,症见身热不退,朝轻暮重,神识昏蒙,舌绛上有黄浊苔垢者,可用《温病全书》菖蒲郁金汤(石菖蒲、炒栀子、鲜竹叶、牡丹皮、郁金、连翘、灯心草、木通、淡竹茹、紫金片)煎汤送服本方,以清热利湿,化痰开窍;如营分受热,瘀阻血络,瘀热交阻心包,症见身热夜甚、谵语昏狂,舌绛无苔或紫黯而润,脉沉涩者,则当通瘀泄热与开窍透络并进,可用《重订通俗伤寒论》犀地清络饮(水牛角汁、丹皮、连翘、淡竹沥、鲜生地、生赤芍、桃仁、生姜汁、鲜石菖蒲汁、鲜茅根、灯心草)煎汤送服本方;如本方证有内闭外脱之势,急宜人参煎汤送服本方。

3. 使用注意 本方芳香辛燥之品较多,有耗阴劫液之弊,故神昏谵语由阳盛阴虚所致者忌用;孕妇慎用。

【趣味方歌】龙虎猪牛带(至宝),金银射熊(得)安息。

注:龙-龙脑,虎-琥珀,猪-朱砂,牛-牛黄,带-玳瑁,金银-金银箔,射-麝香,熊-雄黄,安-安息香,息-犀角。

【附方】

行军散(《随息居霍乱论》) 牛黄 麝香 珍珠 梅片 硼砂各一钱(各3g) 雄黄飞净,八钱(24g) 火硝三分(0.9g) 飞金二十页 八味各研极细如粉,再合研匀,瓷瓶密收,以蜡封之。每服三五分(0.3~0.9g,每日2~3次),凉开水调下。功效:辟秽解毒,清热开窍。主治:暑秽,吐泻腹痛,烦闷欲绝,头目昏晕,不省人事;以及口疮咽痛,风热障翳(现代主要用于夏季中暑、食物中毒、急性胃肠炎等属暑热秽浊者。外用可治口腔黏膜溃疡、急性扁桃体炎、咽炎等热毒病证。夏季以本品适量涂抹于鼻腔内,有预防瘟疫之效)。

【类方比较】

方名	相同	不同		
		组成	功效	主治
安宫牛黄丸	三方均可清热开窍	牛黄、郁金、犀角（水牛角代）、黄连、朱砂、冰片、麝香等	清热解毒	适用于邪热偏盛而身热较重者
紫雪		寒水石、石膏、磁石、玄参、羚羊角、犀角（水牛角代）、升麻、沉香等	息风止痉	适用于兼有热动肝风而痉厥抽搐者
至宝丹		生乌犀（水牛角代）、玳瑁、琥珀、朱砂、雄黄、牛黄、龙脑、麝香、安息香等	芳香开窍，化浊辟秽	适用于痰浊偏盛而昏迷较重者

第二节 温 开 剂

温开剂，适用于中风、中寒、气郁、痰厥等属于寒邪痰浊内闭之证。症见突然昏倒，牙关紧闭，不省人事，苔白脉迟等。临证常用芳香开窍药如苏合香、安息香、冰片、麝香等为主，配伍温里行气之品如荜茇、细辛、沉香、丁香、檀香等组方。代表方如苏合香丸。

苏 合 香 丸
《太平惠民和剂局方》

【组成】乞力伽（白术）　光明砂（朱砂）　麝香　诃黎勒皮（诃子）　香附　沉香　青木香　丁香　安息香　白檀香　荜茇　犀角（水牛角代）各一两（各30g）　薰陆香　苏合香　龙脑香各半两（各15g）

【用法】以上15味，除苏合香、麝香、冰片、水牛角浓缩粉外，朱砂水飞成极细粉，其余安息香等十味粉碎成细粉；将麝香、冰片、水牛角浓缩粉研细，与上述粉末配研、过筛、混匀。再将苏合香炖化，加适量炼蜜与水制成蜜丸，低温干燥；或加适量炼蜜制成大蜜丸。口服，每次1丸，小儿酌减，每日1~2次，温开水送服。昏迷不能口服者，可鼻饲给药。

【功效】芳香开窍，行气止痛。

【主治】寒闭证。突然昏倒，牙关紧闭，不省人事，苔白，脉迟。亦治心腹猝痛，甚则昏厥，属寒凝气滞者。

【方解】本方证因寒邪秽浊，闭阻机窍所致。寒痰秽浊，阻滞气机，蒙蔽清窍，故突然昏倒，牙关紧闭，不省人事；阴寒内盛，故苔白脉迟；若寒凝胸中，气血瘀滞，则心胸疼痛；邪壅中焦，气滞不通，故脘腹胀痛难忍。闭者宜开，治宜芳香开窍为主，对于寒邪、气郁及秽浊所致者，又须配合温里散寒、行气活血、辟秽化浊之法。方中苏合香、麝香、冰片、安息香芳香开窍，辟秽化浊，共为君药。臣以木香、香附、丁香、沉香、白檀香、乳香以行气解郁，散寒止痛，理气活血。佐以辛热之荜茇，温中散寒，助诸香药以增强驱寒止痛开郁之力；水牛角清心解毒，朱砂重镇安神，两者药性虽寒，但与大队温热之品相伍，则不悖温通开窍之旨；白术益气健脾、燥湿化浊,诃子收涩敛气,二药一补一敛,以防诸香辛散走窜太过,耗散真气。

本方配伍特点是集诸芳香药于一方,既长于辟秽开窍,又可行气温中止痛,且散收兼顾,补敛并施。

本方在《外台秘要》卷十三引唐《玄宗开元广济方》名乞力伽丸,《苏沈良方》更名为苏合香丸。原方以白术命名,提示开窍行气之方,不忘补气扶正之意。

【运用】

1. 辨证要点　本方为温开法的代表方,又是治疗寒闭证以及心腹疼痛属于寒凝气滞证的常用方。临床应用以突然昏倒,不省人事,牙关紧闭,苔白,脉迟为辨证要点。

2. 临证加减　本方为成药,可针对不同病证以不同汤药送服,脉弱体虚者可用人参汤送服,以扶助正气,防止外脱;中风痰阻者,可用姜汁、竹沥送服,以助化痰之力;癫痫痰迷心窍,可用石菖蒲、郁金煎汤送服,以化痰开窍。

3. 使用注意　本方药物辛香走窜,有损胎气,孕妇慎用;脱证禁用。

【趣味方歌】酒香稀客(来),杀猪荸荠病。

注:酒(九)香-苏合香、麝香、安息香、青木香、香附、沉香、檀香、丁香、薰陆香,稀-犀角,客-诃黎勒,杀-朱砂,猪-白术,病-冰片。

【附方】

冠心苏合丸(《中国药典》)　苏合香(50g)　冰片(105g)　制乳香(105g)　檀香(210g)　青木香(210g) 以上5味,除苏合香、冰片外,其余乳香等3味粉碎成细粉,过筛;冰片研细,与上述粉末配研、过筛、混匀。另取炼蜜适量微温后加入苏合香搅匀,再与上述粉末混匀,制成1000丸即得。嚼碎服,每次1丸,每日1~3次;或遵医嘱。功用:理气活血,宽胸止痛。主治:痰浊气滞血瘀之心绞痛。胸闷,憋气。

复习思考题

1. 试比较凉开"三宝"在功用、主治方面的异同。
2. 试述苏合香丸的功用、主治及配伍特点。

(王洪云)

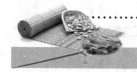

第十五章

理气剂

【目的要求】

1. 熟悉理气剂的概念、适用范围、分类及使用注意。

2. 要求掌握的方剂:越鞠丸、柴胡疏肝散、苏子降气汤。

3. 要求熟悉的方剂:半夏厚朴汤、枳实薤白桂枝汤、旋覆代赭汤。

【概述】

1. 含义　凡以理气药为主组成,具有行气或降气作用,治疗气滞或气逆证的方剂,统称理气剂。属"八法"中的消法。

2. 适用范围　理气剂适用因情志失常,寒温不适,饮食失调,劳倦过度等,引起气之升降失调,导致气机郁滞或气逆不降等气机失调的病证。

3. 分类　气滞以肝气郁滞与脾胃气滞为主,临床以胀、痛为主要特征,须行气以为治;气逆以肺气上逆与胃气上逆为主,以咳、喘、呕、呃及噫气等为主要表现,须降气以为治。故本章方剂分为行气剂和降气剂两类。

4. 使用注意

(1)应辨清气病之虚实,勿犯虚虚实实之戒。若气滞实证,当须行气,误用补气,则使气滞愈甚;若气虚之证,当补其虚,误用行气,则使其气更虚。

(2)辨有无兼夹,若气机郁滞与气逆不降相兼为病,应分清主次,行气与降气配合使用;若兼气虚者,则需配伍适量补气之品。

(3)理气药多属芳香辛燥之品,容易伤津耗气,应适可而止,勿使过剂,尤其是年老体弱、阴虚火旺、孕妇或素有崩漏吐衄者,更应慎用。

第一节　行　气　剂

行气剂,适用于气机郁滞证。气滞一般以脾胃气滞和肝气郁滞为多见。脾胃气滞常见脘腹胀痛,嗳气吞酸,呕恶食少,大便失常等症;治疗常以陈皮、厚朴、枳壳、木香、砂仁等药为主组成方剂。肝郁气滞常见胸胁胀痛,或疝气痛,或月经不调,或痛经等症;治疗常以香附、青皮、郁金、川楝子、乌药、小茴香等药为主组成方剂。代表方如越鞠丸、柴胡疏肝散、金铃子散、半夏厚朴汤、枳实薤白桂枝汤、天台乌药散。

越鞠丸 (芎术丸)

《丹溪心法》

【组成】香附　川芎　苍术　栀子　神曲各等分(各6~10g)

【用法】水丸,每服6~9g,温开水送服。亦可按参考用量比例作汤剂煎服。

【功效】行气解郁。

【主治】六郁证。胸膈痞闷,脘腹胀痛,嗳腐吞酸,恶心呕吐,饮食不消。

【方解】本方证是由喜怒无常、忧思过度,或饮食失节、寒温不适所致气、血、痰、火、湿、食六郁之证。六郁之中以气郁为主。气郁而肝失条达,则见胸膈痞闷;气郁又使血行不畅而成血郁,故见胸胁胀痛;气血郁久化火,则见嗳腐吞酸吐苦之火郁;气郁即肝气不舒,肝病及脾,脾胃气滞,运化失司,升降失常,则聚湿生痰,或食滞不化而见恶心呕吐。反之,气郁又可因血、痰、火、湿、食诸郁导致或加重,故宜行气解郁为主,使气行则血行,气行则痰、火、湿、食诸郁自解。方中香附辛香入肝,行气解郁为君药,以治气郁;川芎辛温入肝胆,为血中气药,既可活血祛瘀治血郁,又可助香附行气解郁;栀子苦寒清热泻火,以治火郁;苍术辛苦性温,燥湿运脾,以治湿郁;神曲味甘性温入脾胃,消食导滞,以治食郁,四药共为臣佐。因痰郁乃气滞湿聚而成,若气行湿化,则痰郁随之而解,故方中不另用治痰之品,此亦治病求本之意。

本方的配伍特点:以五药治六郁,贵在治病求本;诸法并举,重在调理气机。

【运用】

1. 辨证要点　本方是主治气、血、痰、火、湿、食"六郁"的代表方。临床应用以胸膈痞闷,脘腹胀痛,饮食不消等为辨证要点。

2. 临证加减　若气郁偏重者,可重用香附,酌加木香、枳壳、厚朴等以助行气解郁;血郁偏重者,重用川芎,酌加桃仁、赤芍、红花等以助活血祛瘀;湿郁偏重者,重用苍术,酌加茯苓、泽泻以助利湿;食郁偏重者,重用神曲,酌加山楂、麦芽以助消食;火郁偏重者,重用山栀,酌加黄芩、黄连以助清热泻火;痰郁偏重者,酌加半夏、瓜蒌以助祛痰。

3. 使用注意　本方所治诸郁均为实证,因虚所致的郁证则不宜用。

【趣味方歌】(越鞠)智取熊,降伏猪。

注:智-栀子,取-神曲,熊-川芎,降伏-香附,猪-苍术。

柴胡疏肝散

《景岳全书》

【组成】柴胡　醋炒陈皮各二钱(各6g)　川芎　香附　枳壳　白芍各一钱半(各4.5g)　炙甘草五分(1.5g)

【用法】水煎服。

【功效】疏肝解郁、行气止痛。

【主治】肝气郁滞证。胁肋疼痛,胸闷喜太息,情志抑郁易怒,或嗳气,脘腹胀满,脉弦。

【方解】肝喜条达,主疏泄而藏血,其经脉布胁肋,循少腹。因情志不遂,木失条达,肝失疏泄,而致肝气郁结。气为血帅,气行则血行,气郁则血行不畅,肝经不利,故见胁肋疼痛,往来寒热。《内经》说:"木郁达之。"治宜疏肝理气之法。方中用柴胡疏肝解郁为君药。香附理气疏肝,助柴胡以解肝郁;川芎行气活血而止痛,助柴胡以解肝经之郁滞,二药相合,增其行气止痛之功,共为臣药。枳壳、陈皮理气行滞;白芍、甘草养血柔肝,缓急止痛,均为佐药。甘草兼调诸药,亦为使药之用。诸药相合,共奏疏肝行气,活血止痛之功。使肝气条达,血脉通畅,营卫自和,痛止而寒热亦除。

本方是四逆散去枳实,加香附、陈皮、枳壳、川芎而成,虽由四逆散加味,然各药用量已变,尤其是减甘草用量,使其疏肝解郁,行气止痛之力大增。

【运用】

1. 辨证要点　本方为疏肝解郁常用方剂。以胁肋胀痛,脉弦为证治要点。

2. 临证加减　若痛甚者,酌加当归、郁金、乌药等以增强其行气活血之力;肝郁化火者,可酌加山栀、川楝子以清热泻火。

3. 使用注意　本方所治为气郁实证,阴虚火旺者不宜使用。

【趣味方歌】陈父采草药治胸。

注:陈-陈皮,父-香附,采-柴胡,草-甘草,药-白芍,治-枳壳,胸-川芎。

半夏厚朴汤
《金匮要略》

【组成】半夏一升(12g)　厚朴三两(9g)　茯苓四两(12g)　生姜五两(15g)　苏叶二两(6g)

【用法】水煎服。

【功效】行气散结,降逆化痰。

【主治】梅核气。咽中如有物阻,咯吐不出,吞咽不下,胸膈满闷,或咳或呕,舌苔白润或白滑,脉弦缓或弦滑。

【方解】本方证多因痰气郁结于咽喉所致。情志不遂,肝气郁结,肺胃失于宣降,津液不布,聚而为痰,痰气相搏,结于咽喉,故见咽中如有物阻,咯吐不出,吞咽不下;肺胃失于宣降,还可致胸中气机不畅,而见胸胁满闷,或咳嗽喘急,或恶心呕吐等。气不行则郁不解,痰不化则结难散,故宜行气散结,化痰降逆之法。方中半夏辛温入肺胃,化痰散结,降逆和胃,为君药。厚朴苦辛性温,下气除满,助半夏散结降逆,为臣药。茯苓甘淡渗湿健脾,以助半夏化痰;生姜辛温散结,和胃止呕,且制半夏之毒;苏叶芳香行气,理肺舒肝,助厚朴行气宽胸、宣通郁结之气,共为佐药。全方辛苦合用,辛以行气散结,苦以燥湿降逆,使郁气得疏,痰涎得化,则痰气郁结之梅核气自除。

【运用】

1. 辨证要点　本方为治疗情志不畅,痰气互结所致的梅核气之常用方。临床应用以咽中如有物阻,吞吐不得,胸膈满闷,苔白腻,脉弦滑为辨证要点。

2. 临证加减　若气郁较甚者,可酌加香附、郁金助行气解郁之功;胁肋疼痛者,酌加川楝子、延胡索以疏肝理气止痛;咽痛者,酌加玄参、桔梗以解毒散结,宣肺利咽。

3. 使用注意　方中多辛温苦燥之品,仅适用于痰气互结而无热者。若见颧红口苦、舌红少苔属于气郁化火,阴伤津少者,虽具梅核气之特征,亦不宜使用本方。

【趣味方歌】伏夏姜叶厚。

注:伏-茯苓,夏-半夏,姜-生姜,叶-苏叶,厚-厚朴。

枳实薤白桂枝汤

《金匮要略》

【组成】枳实四枚(12g)　厚朴四两(12g)　薤白半升(9g)　桂枝一两(6g)　瓜蒌一枚(12g)

【用法】水煎服。

【功效】通阳散结,祛痰下气。

【主治】胸阳不振,痰气互结之胸痹。胸满而痛,甚或胸痛彻背,喘息咳唾,短气,气从胁下冲逆,上攻心胸,舌苔白腻,脉沉弦或紧。

【方解】本方证因胸阳不振,痰浊中阻,气结于胸所致。胸阳不振,津液不布,聚而成痰,痰为阴邪,易阻气机,结于胸中,则胸满而痛,甚或胸痛彻背;痰浊阻滞,肺失宣降,故见咳唾喘息、短气;胸阳不振则阴寒之气上逆,故有气从胁下冲逆,上攻心胸之候。治当通阳散结,祛痰下气。方中瓜蒌味甘性寒入肺,涤痰散结,开胸通痹;薤白辛温,通阳散结,化痰散寒,能散胸中凝滞之阴寒,化上焦聚结之痰浊,宣胸中阳气以宽胸,乃治疗胸痹之要药,共为君药。枳实下气破结,消痞除满;厚朴燥湿化痰,下气除满,两者同用,共助君药宽胸散结、下气除满、通阳化痰之效,均为臣药。佐以桂枝通阳散寒,降逆平冲。诸药配伍,使胸阳振,痰浊降,阴寒消,气机畅,则胸痹而气逆上冲诸证可除。

本方的配伍特点有二:一是寓降逆平冲于行气之中,以恢复气机之升降;二是寓散寒化痰于理气之内,以宣通阴寒痰浊之痹阻。

【运用】

1. 辨证要点　本方是主治胸阳不振,痰浊中阻,气结于胸所致胸痹之常用方。临床应用以胸中痞满,气从胁下冲逆,上攻心胸,舌苔白腻,脉沉弦或紧为辨证要点。

2. 临证加减　若寒重者,可酌加干姜、附子以助通阳散寒之力;气滞重者,可加重厚朴、枳实用量以助理气行滞之力;痰浊重者,可酌加半夏、茯苓以助消痰之力。

3. 使用注意　本方中芳香辛燥之品较多,有耗阴竭液之弊,故神昏谵语由于阳盛阴虚所致者不宜使用。

【趣味方歌】止泻后食瓜。

注:止-桂枝,泻-薤白,后-厚朴,食-枳实,瓜-瓜蒌。

【附方】

1. 瓜蒌薤白白酒汤(《金匮要略》)　瓜蒌一枚(12g)　薤白半升(12g)　白酒七升(适量)　水煎分3次温服,亦可用黄酒代白酒。功用:通阳散结,行气祛痰。主治:胸阳不振,痰气互结之胸痹轻证。胸部满痛,甚至胸痛彻背,喘息咳唾,短气,舌苔白腻,脉沉弦或紧。

2. 瓜蒌薤白半夏汤(《金匮要略》)　瓜蒌一枚(12g)　薤白三两(9g)　半夏半升(12g)　白酒一斗(适量)　水煎分3次温服,亦可用黄酒代白酒。功用:通阳散结,祛痰宽胸。主治:胸痹而痰浊较甚,胸痛彻背,不能安卧者。

以上三方均含瓜蒌、薤白,同治胸痹,都有通阳散结,行气祛痰的作用。枳实薤白桂枝汤中配伍枳实、桂枝、厚朴三药,通阳散结之力尤大,并能下气祛痰,消痞除满,用以治疗胸痹而痰气互结较甚,胸中满满,并有逆气从胁下上冲心胸者;瓜蒌薤白白酒汤以通阳散结,行气祛痰为主,用以治疗胸痹而痰浊较轻者;瓜蒌薤白半夏汤中配有半夏,祛痰散结之力较大,用以治疗胸痹而痰浊较盛者。

【类方比较】

方名	相同	不同		
		组成	功效	主治
枳实薤白桂枝汤	三方均含瓜蒌、薤白，同治胸痹，都有通阳散结，行气祛痰的作用	枳实、厚朴、薤白、桂枝、瓜蒌	通阳散结之力大，并能下气祛痰，消痞除满	胸痹而痰气互结较甚，胸中痞满，并有逆气从胁下上冲心胸者
瓜蒌薤白白酒汤		瓜蒌、薤白、白酒	通阳散结，行气祛痰为主	治疗胸痹而痰浊较轻者
瓜蒌薤白半夏汤		瓜蒌、薤白、白酒、半夏	祛痰散结之力较大	治疗胸痹而痰浊较盛者

第二节 降 气 剂

降气剂，适用于肺胃气逆不降，以致咳喘、呕吐、嗳气、呃逆等症。若属肺气上逆而咳喘者，常用降气祛痰，止咳平喘药如苏子、杏仁、沉香、款冬花等为主组成方剂，代表方如苏子降气汤、定喘汤。若属胃气上逆而呕吐、嗳气、呃逆者，常用降逆和胃止呕药如旋覆花、代赭石、半夏、生姜、竹茹、丁香、柿蒂等为主组成方剂，代表方如旋覆代赭汤、橘皮竹茹汤。

苏子降气汤
《太平惠民和剂局方》

【组成】紫苏子　半夏各二两半(各9g)　当归两半(4g)　炙甘草二两(6g)　前胡　厚朴各一两(各6g)　肉桂一两半(3g)　[一方有陈皮一两半(45g)]

【用法】加生姜2片，枣子1个，苏叶2g，水煎服，用量按原方比例酌定。

【功效】降气平喘，祛痰止咳。

【主治】上实下虚喘咳证。痰涎壅盛，胸膈满闷，喘咳短气，呼多吸少，或腰疼脚弱，肢体倦怠，或肢体浮肿，舌苔白滑或白腻，脉弦滑。

【方解】本方证由痰涎壅肺，肾阳不足所致。其病机特点是"上实下虚"。"上实"，是指痰涎上壅于肺，使肺气不得宣畅，而见胸膈满闷，喘咳痰多；"下虚"，是指肾阳虚衰于下，一见腰疼脚弱，二见肾不纳气，呼多吸少，喘逆短气，三见水不化气而致水泛为痰，外溢为肿等。本方证虽属上实下虚，但以上实为主。治以降气平喘，祛痰止咳为重，兼顾下元。方中紫苏子降气平喘，祛痰止咳，为君药。半夏燥湿化痰降逆，厚朴下气宽胸除满，前胡下气祛痰止咳，三药助紫苏子降气祛痰平喘之功，共为臣药。君臣相配，以治上实。肉桂温补下元，纳气平喘，以治下虚；当归既治咳逆上气，又养血补肝润燥，同肉桂以增温补下虚之效；略加生姜、苏叶以散寒宣肺，共为佐药。甘草、大枣和中调药，是为使药。诸药合用，标本兼顾，上下并治，而以治上为主，使气降痰消，则喘咳自平。

本方原书注"一方有陈皮去白一两半"，则理气燥湿祛痰之力增强。《医方集解》载："一方无桂，有沉香。"则温肾之力减，纳气平喘之效增。

本方始载于唐《备急千金要方》卷7,原名为"紫苏子汤"。宋·宝庆年间此方加苏叶,更名为"苏子降气汤"而辑入《太平惠民和剂局方》。

【运用】

1. 辨证要点　本方为治疗痰涎壅盛,上实下虚之喘咳的常用方。临床应用以胸膈满闷,痰多稀白,苔白滑或白腻为辨证要点。

2. 临证加减　若痰涎壅盛,喘咳气逆难卧者,可酌加沉香以加强其降气平喘之功;兼表证者,可酌加麻黄、杏仁以宣肺平喘,疏散外邪;兼气虚者,可酌加人参等益气。

3. 使用注意　本方药性偏温燥,以降气祛痰为主,对于肺肾阴虚的喘咳以及肺热痰喘之证,均不宜使用。

【趣味方歌】当前甘肃拌猴肉贵。

注:当-当归,前-前胡,甘-甘草,肃-紫苏子,拌-半夏,猴-厚朴,肉贵-肉桂。

旋覆代赭汤
《伤寒论》

【组成】旋覆花三两(9g)　人参二两(6g)　生姜五两(15g)　代赭石一两(6g)　炙甘草三两(9g)　半夏半升(9g)　大枣十二枚(4g)

【用法】水煎服。

【功效】降逆化痰,益气和胃。

【主治】胃虚痰阻气逆证。胃脘痞闷或胀满,按之不痛,频频嗳气,或见纳差,呃逆,恶心,甚或呕吐,舌苔白腻,脉缓或滑。

【方解】本方证因胃气虚弱,痰浊内阻所致胃脘痞闷胀满、频频嗳气,甚或呕吐、呃逆等证。原书用于"伤寒发汗,若吐若下,解后,心下痞硬,噫气不除者",此乃外邪虽经汗、吐、下而解,但治不如法,中气已伤,痰涎内生,胃失和降,痰气上逆之故。而胃虚当补、痰浊当化、气逆当降,所以拟化痰降逆,益气补虚之法。方中旋覆花性温而能下气消痰,降逆止嗳,是为君药。代赭石质重而沉降,善镇冲逆,但味苦气寒,故用量稍小为臣药;生姜于本方用量独重,寓意有三:一为和胃降逆以增止呕之效,二为宣散水气以助祛痰之功,三可制约代赭石的寒凉之性,使其镇降气逆而不伐胃;半夏辛温,祛痰散结,降逆和胃,并为臣药。人参、炙甘草、大枣益脾胃,补气虚,扶助已伤之中气,为佐使之用。诸药配合,共成降逆化痰,益气和胃之剂,使痰涎得消,逆气得平,中虚得复,则心下之痞硬除而嗳气、呕呃可止。后世用治胃气虚寒之反胃、呕吐涎沫,以及中焦虚痞而善嗳气者,亦取本方益气和胃,降逆化痰之功。

【运用】

1. 辨证要点　本方为治疗胃虚痰阻气逆证之常用方。临床应用以心下痞硬,嗳气频作,或呕吐,呃逆,苔白腻,脉缓或滑为辨证要点。

2. 临证加减　若胃气不虚者,可去人参、大枣,加重代赭石用量,以增重镇降逆之效;痰多者,可加茯苓、陈皮助化痰和胃之力。

【趣味方歌】旋覆带着人参下江找草。

注:旋覆-旋覆花,带着-代赭,下-半夏,江-生姜,找-大枣,草-甘草。

【附方】

橘皮竹茹汤《金匮要略》　橘皮二升(15g)　竹茹二升(15g)　大枣三十枚(5枚)　生姜半斤(9g)

甘草五两(6g) 人参一两(3g)水煎温服。功效:降逆止呃,益气清热。主治:胃虚有热之呃逆。呃逆或干呕,虚烦少气,口干,舌红嫩,脉虚数。

复习思考题

1. 气滞证和气逆证的发生与哪些脏腑关系密切?行气剂与降气剂各适用于何类病证?

2. 厚朴在半夏厚朴汤中起什么作用?

3. 枳实薤白桂枝汤、瓜蒌薤白白酒汤、瓜蒌薤白半夏汤三方在功用、主治方面有什么异同?

4. 旋覆代赭汤、小半夏汤、吴茱萸汤各治疗何种呕逆证?

（何希江）

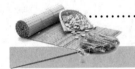

第十六章

理 血 剂

【目的要求】

1. 熟悉理血剂的概念、适用范围、分类及使用注意。

2. 要求掌握的方剂:血府逐瘀汤、生化汤、温经汤。

3. 要求熟悉的方剂:桃核承气汤。

4. 要求了解的方剂:补阳还五汤。

【概述】

1. 含义　凡以理血药为主组成,具有活血化瘀和止血作用,治疗里瘀血和出血证的方剂,统称理血剂。

2. 适用范围　理血剂适用于因某种原因,造成血行不畅,瘀蓄内停,或离经妄行,或亏损不足引起的血分病变,如瘀血、出血、血虚等证,因血虚证在补益剂中论述,故本章主要介绍瘀血和出血两方面。

3. 分类　因造成血证的原因不同,形成如瘀血、出血、血虚等证,血病治法概括起来主要有活血祛瘀、止血、补血三方面,本章理血剂分为活血祛瘀剂、止血剂两方面。

4. 使用注意

(1)治疗血证,必须辨明致病原因,详审病机,分清标本缓急,正确应用急则治其标,缓则治其本,或标本兼顾的治则。

(2)祛瘀须防伤正,必要时可配扶正之品,使祛邪而不伤正。月经过多及孕妇慎用。

(3)止血须防留瘀,必要时可选用有活血祛瘀作用的止血药;或适当配伍活血药,使止血而不留瘀。

第一节　活血祛瘀剂

活血祛瘀剂适用于蓄血及各种瘀血阻滞病证,如经闭、痛经、干血痨、癥瘕、半身不遂、外伤瘀痛等。临床表现以刺痛有定处,舌紫黯,舌上有青紫或紫点,腹中或其他部位有肿块,疼痛拒按,按之坚硬,固定不移为特点。

血证的成因较多,且病机又有寒、热、虚、实的不同,故遣药组方又相应有所侧重,如血瘀偏寒,需配温经祛寒药以温经活血;血瘀偏热,又当配清热凉血药以清热活血;水瘀互见,则应以利水渗湿药与化瘀药同用;正气亏虚而瘀血阻滞者,应扶正活血兼顾。代表方如桃核承气汤、血府逐瘀汤、复元活血汤、补阳还五汤、温经汤等。

血府逐瘀汤
《医林改错》

【组成】桃仁四钱(12g)　红花三钱(9g)　当归三钱(9g)　生地黄三钱(9g)　川芎一钱半(4.5g)　赤芍二钱(6g)　牛膝三钱(9g)　桔梗一钱半(4.5g)　柴胡一钱(3g)　枳壳二钱(6g)　甘草二钱(6g)

【用法】水煎服。

【功效】活血化瘀,行气止痛。

【主治】胸中血瘀证。胸痛,头痛,日久不愈,痛如针刺而有定处,或呃逆日久不止,或饮水即呛,干呕,或内热烦闷,或心悸怔忡,失眠多梦,急躁易怒,入暮潮热,唇黯或两目黯黑,舌质黯红,或舌有瘀斑、瘀点,脉涩或弦紧。

【方解】本方为治疗瘀血内阻胸部,气机郁滞所致胸痛、胸闷之方,即王清任所称“胸中血府血瘀”之证。瘀血内阻胸中,阻碍气机,不通则痛,故胸痛日久不愈。胸胁为肝经循行之处,瘀血内阻胸中,气机郁滞,故胸胁刺痛;瘀血阻滞,清阳不升,则为头痛;瘀热上冲动膈,可见呃逆不止;郁滞日久,肝失条达之性,故急躁易怒;气血瘀而化热,病在血分,故入暮潮热,内热烦闷;瘀热上扰心神,闭阻心脉,心失所养,故见心烦失眠。至于唇、目、舌、脉所见,皆为瘀血征象。本方由桃红四物汤合四逆散加桔梗、牛膝而成,用以治疗“胸中血府血瘀”所致诸证。方中当归、川芎、赤芍、桃仁、红花活血化瘀;牛膝祛瘀血,通血脉,并引瘀血下行,共为方中主要组成部分。配柴胡疏肝解郁,桔梗开宣肺气,载药上行,合枳壳,则一升一降,宽胸行气,使气行则血行。生地凉血清热,合当归又能养血润燥,使瘀去新生。甘草调和诸药。

【运用】

1. 辨证要点　本方治疗瘀阻胸部之证为主,以胸痛,痛有定处,舌黯红或有瘀斑,脉涩或弦紧为证治要点。

2. 临证加减　若瘀在胸部,则宜重用赤芍、川芎,并佐以柴胡、青皮宽胸行气;瘀在脘腹部,则重用桃仁、红花,加乳香、没药、乌药、香附;瘀在少腹者,加蒲黄、五灵脂、肉桂、小茴香等;瘀阻致肝肿胁痛者,加丹参、郁金等;瘀积肝脾肿硬者,加三棱、莪术、制大黄或水蛭等;血瘀经闭、痛经者,可用本方去桔梗加香附、益母草等以活血调经止痛。

3. 现代运用　现代常加减用于治疗冠心病心绞痛、风湿性心脏病、胸部挫伤、肋间神经痛、肋软骨炎之胸痛、慢性肝炎、肝脾肿大、溃疡病、神经官能症,以及脑震荡后遗症之头昏头痛、精神抑郁,属于瘀阻气滞者等。

4. 临床应用制剂　主要有血府逐瘀丸、血府逐瘀胶囊等。

5. 使用注意　因方中活血祛瘀药物较多,故孕妇忌用。

【趣味方歌】(血府逐瘀)赶只牛,桃红四物截柴(有)。

注:赶-甘草,只-枳壳,牛-牛膝,桃-桃仁,红-红花,四物-四物汤(生地黄、赤芍、当归、川芎),截-桔梗,柴-柴胡。

【附方】

1. 通窍活血汤(《医林改错》卷上)　赤芍一钱(3g)　川芎一钱(3g)　桃仁两钱(6g)　红花三

钱(9g) 老葱三根(6g) 生姜三钱(9g) 大枣七枚(3g) 麝香五厘(0.15g) 黄酒半斤 功用:活血祛瘀,通络开窍。主治:头面上部血瘀引起的脱发、耳聋、酒渣鼻,以及白癜风,脑震荡后遗症的头痛、头晕等。

2. 膈下逐瘀汤(《医林改错》卷上) 五灵脂二钱(6g) 桃仁三钱(9g) 红花三钱(9g) 丹皮二钱(6g) 当归三钱(9g) 川芎二钱(6g) 赤芍二钱(6g) 乌药二钱(6g) 延胡索一钱(3g) 香附一钱半(5g) 枳壳一钱半(5g) 甘草三钱(9g) 主治:膈下瘀血蓄积,或腹中胁下有痞块,痛处不移者。

3. 少腹逐瘀汤(《医林改错》卷下) 桃仁四钱(12g) 红花三钱(9g) 当归三钱(9g) 川芎一钱半(4.5g) 赤芍二钱(6g) 小茴香七粒(1.5g) 干姜二分(3g) 延胡索一钱(3g) 没药一钱(3g) 肉桂一钱(3g) 蒲黄三钱(9g) 五灵脂二钱(6g) 功用:活血祛瘀,温经止痛。主治:瘀滞寒凝,少腹积块,痛或不痛,或少腹胀满,或月经不调,其色紫黑,或有瘀块,或崩漏少腹疼痛等。

4. 身痛逐瘀汤(《医林改错》卷下) 桃仁三钱(9g) 红花三钱(9g) 当归三钱(9g) 川芎一钱半(4.5g) 牛膝三钱(9g) 甘草二钱(6g) 秦艽一钱(3g) 没药二钱(6g) 羌活一钱(3g) 五灵脂二钱(6g) 香附一钱(3g) 地龙二钱(6g) 功用:活血祛瘀,通痹止痛,祛风除湿。主治:痹证而有瘀血闭阻经络所致的肩痛、腰痛、腿痛,或周身疼痛,经久不愈。

补阳还五汤
《医林改错》

【组成】黄芪四两(30~120g) 当归尾二钱(6g) 赤芍一钱半(5g) 地龙一钱(3g) 川芎一钱(3g) 红花一钱(3g) 桃仁一钱(3g)

【用法】水煎服。

【功效】补气,活血,通络。

【主治】中风之气虚血瘀证。半身不遂,口眼歪斜,语言蹇涩,口角流涎,小便频数或遗尿失禁,舌黯淡,苔白,脉缓无力。

【方解】本方所治气虚不能行血,以至脉络瘀阻,筋脉肌肉失养,故致半身不遂,口眼歪斜;气虚血滞,舌体、面肌失养,故语言蹇涩,口角流涎;气虚失于固摄,气化失司,则小便频数,甚或尿遗不禁;苔白、脉缓为气虚佐证,舌黯淡为气虚血滞之证。综上所述,本方病机为气虚血滞,因虚致瘀,瘀阻脑络;气虚为本,血瘀为标,本虚标实。本方由补气药与活血祛瘀药相配伍,治疗中风所致半身不遂。因其病机以气虚为本,血瘀为标,故方中重用生黄芪为君药,大补脾胃以资化源,固摄经络真气以节散流,使气旺则血行,祛瘀而不伤正。当归尾长于活血,兼能养血,有化瘀而不伤血之妙,为臣药。佐以川芎、赤芍、桃仁、红花,助当归尾活血祛瘀以治标;更佐性善走窜、长于通络之地龙,与生黄芪配合,增强补气通络之力,便药力周行全身。诸药合用,则气旺血行,瘀消脉通,筋肉得以濡养,痿废自能康复。

【运用】

1. 辨证要点 本方是治疗气虚血瘀之证的常用方剂。常用于中风后的治疗,以半身不遂,口眼歪斜,苔白脉缓或细弱无力为证治要点。

2. 临证加减 治疗中风偏瘫,偏寒者,可加肉桂、巴戟天等温肾散寒;脾虚者,可加党参、白术以健脾益气;痰多者,加法半夏、天竺黄以化痰;语言不利者,加石菖蒲、远志以开窍化痰;口眼歪斜者,加白附子、僵蚕、全蝎以祛风化痰通络;偏瘫日久,疗效不显者,加水蛭以破瘀通络;下肢痿软者,加杜仲、牛膝以补益肝肾;头昏头痛者,加菊花、蔓荆子、石决明、代赭石以镇肝息风。

3. 使用注意　本方用于治疗中风,应以病人清醒,体温正常,出血停止,而脉缓弱者为宜。

【趣味方歌】当地穷人赤红芪。

注:当-当归,地-地龙,穷-川芎,人-桃仁,赤-赤芍,红-红花,芪-黄芪。

温 经 汤
《金匮要略》

【组成】吴茱萸三两(9g)　当归二两(6g)　白芍二两(6g)　川芎二两(6g)　人参二两(6g)　桂枝二两(6g)　阿胶二两(6g)　牡丹皮二两(6g)　生姜二两(6g)　甘草二两(6g)　半夏半升(6g)　麦冬一升(9g)

【用法】水煎,去渣取汁,再入阿胶烊化,温服。

【功效】温经散寒,养血祛瘀。

【主治】冲任虚寒,瘀血阻滞证。漏下不止,血色黯而有块,淋漓不畅,或月经超前或延后,或逾期不止,或一月再行,或经停不至,而见少腹里急,腹满,傍晚发热,手心烦热,唇口干燥,舌质黯红,脉细而涩。亦治妇人宫冷,久不受孕。

【方解】本方为妇科调经之良方。所治漏下不止、月经不调、经行腹痛、闭经、不孕之病证,皆由冲任虚寒,瘀血阻滞引起。妇女月经的行止及孕育与冲任二脉息息相关。今冲任虚寒,固摄无力,加之瘀血阻滞,血不循经,故致漏下不止或逾期不止。冲任为奇经八脉,八脉系于肝肾。所谓冲任虚寒,其本质乃肝肾虚寒。肝肾阳气衰惫,可使疏泄封藏失司,又遇瘀血阻于胞宫,冲任流通不畅,则易呈胞宫溢蓄失调,经候反常之病变,其月经每表现为或提前,或延后,或一月两行等不调之证。寒凝血瘀气滞,胞脉不通,则经行少腹冷痛胀满,或经停不至。冲任虚寒,胞宫失养;瘀血阻滞,胞脉不畅,不能摄精成孕,故见久不受孕。方中吴茱萸辛苦而热,入肝胃肾经,辛能行气以止痛,热能温经以祛寒,故能散寒止痛;桂枝辛甘而温,能祛散寒邪,通行血脉,两药合用,温经散寒,通利血脉之功更佳,共为君药。当归辛甘温,既能补血活血,又善止痛,为妇科调经要药;川芎辛香行散,既能活血祛瘀以调经,又能行气开郁以止痛;白芍"生血活血",缓急止痛,三药合用,活血止痛,养血调经,为臣药。阿胶甘平,能"止血去瘀",疗"女人血痛血枯,经水不调,无子,崩中带下……";麦冬甘苦微寒,养阴生津,退血燥之虚热,二药合用,养阴润燥而清虚热,并制吴茱萸、桂枝之温燥。丹皮味苦辛,性微寒,入心肝肾经,长于凉血散血,合桂枝、川芎,可助祛瘀之力,合麦冬则清血分之虚热与瘀热。摄血者气也,生血者脾也,故用人参、甘草益气健脾;生姜、半夏和胃运脾,与参、草相合,调补脾胃,既资生血之源,又达统血之用。以上五药,俱为佐药。甘草尚能调和药性,又作使药。

【运用】

1. 辨证要点　本方为妇科调经常用之方,主要用于冲任虚寒而有瘀滞的月经不调、痛经、崩漏等。临床应用以月经不调,小腹冷痛,经血夹有瘀块,时有烦热,舌质黯红,脉细涩为证治要点。

2. 临证加减　若小腹冷痛甚者,去丹皮、麦冬,加艾叶、小茴香,或以肉桂易桂枝,以增强散寒止痛作用;少腹胀满属气滞者,加香附、乌药以行气止痛;漏下色淡不止者,去丹皮,加艾叶、熟地以温经补血止血;经血色紫黯,血块多者,去阿胶,加桃仁、红花以增强活血祛瘀之功;如阴虚内热明显,可去吴茱萸、生姜、半夏,加生地、女贞子、旱莲草以补益肝肾之阴;子宫虚冷,瘀阻胞脉,婚久不孕,症见月经后期,量少,或月经稀少,色黯淡,少腹冷痛,喜温,畏寒肢冷,性欲淡漠,可加鹿角霜、仙茅、仙灵脾、巴戟天、益母草等以温补肾阳。

3. 使用注意　本方虽为温清消补之剂,但以温为主,故瘀热虚热明显者,宜慎用。更年期患者,除注意结合调理肾阴肾阳外,虽出现上述证候,尚须妇科检排除肿瘤等疾患。

【趣味方歌】吴母生贵人、叫兄夏归买草药。

注:吴-吴茱萸,母-牡丹皮,生-生姜,贵-桂枝,人-人参,叫-阿胶,兄-川芎,夏-半夏,归-当归,买-麦冬,草-甘草,药-白芍。

【附方】

1. 温经汤(《妇人大全良方》)　当归　川芎　肉桂　莪术醋炒　牡丹皮各五分(各3g)　人参　牛膝　甘草各七分(各3g)水煎服。功用:温经补虚,化瘀止痛。主治:血海虚寒,月经不调,血气凝滞,脐腹疼痛,其脉沉紧。

2. 艾附暖宫丸(《仁斋直指方论》)　艾叶三两(6g)　醋炙香附六两(12g)　吴茱萸三两(6g)　川芎三两(6g)　白芍三两(6g)　黄芪三两(6g)　当归三两(6g)　续断一两五钱(5g)　生地黄一两(6g)　肉桂五钱(5g)　功用:温经暖宫,养血活血。主治:妇人子宫虚冷,带下白淫,面色萎黄,四肢酸痛,倦怠无力,饮食减少,经脉不调,肚腹时痛,久无子息。

【类方比较】

方名	相同	不同		
		组成	功效	主治
温经汤(《金匮要略》)	三方均有温经补虚,活血止痛之效	吴茱萸、当归、白芍、川芎、人参、桂枝、阿胶、牡丹皮、生姜、甘草、半夏、麦冬	温经散寒,养血祛瘀	冲任虚寒、瘀血阻滞证
温经汤(《妇人大全良方》)		当归、川芎、肉桂、莪术、牡丹皮、人参、牛膝、甘草	温经补虚,化瘀止痛	血海虚寒,月经不调,血气凝滞,脐腹疼痛,其脉沉紧
艾附暖宫丸		艾叶、香附、吴茱萸、川芎、白芍、黄芪、当归、续断、生地黄、肉桂	温经暖宫,养血活血	妇人子宫虚冷,带下白淫,面色萎黄,四肢酸痛,倦怠无力,饮食减少,经脉不调,肚腹时痛,久无子息

生 化 汤

《傅青主女科》

【组成】当归八钱(24g)　川芎三钱(9g)　桃仁十四枚(6g)　炮姜五分(2g)　炙甘草五分(2g)

【用法】水煎服,或酌加黄酒同煎。

【功效】化瘀生新,温经止痛。

【主治】产后瘀血腹痛。产后恶露不行,小腹冷痛。

【方解】妇人新产之后,正气虚弱,阴血耗伤,冲任空虚,因起居不慎,寒邪乘虚侵入胞脉,恶露为寒所凝,使恶露当下不下或下之量少,涩滞不畅,乃致小腹疼痛。舌淡、苔白,脉细而涩,亦为血虚寒凝血瘀之证。方中当归辛甘而温,辛能行血,甘能补血,温可祛寒,正合病证虚、寒、瘀三方面;其温、行、补三者,以补为主,故重用当归为君,使营血充沛,脉道满盈,血液环流畅利,瘀血方能疏通,将化瘀寓于养血之中,则新血生,瘀血化,故名"生化"。川芎活血行气,桃仁活血祛瘀,二药协助当归化瘀,使瘀血去则新血生,为臣药;炮姜温经散寒止痛,与当归相配,可促进阴血之生长,与川芎、桃仁相伍,能助其温化瘀血,为佐药。炙甘草既可益气健脾以资化源,又能调和药性,是使药而兼佐药之义。用黄酒温通血脉以助药力。

【运用】

1. 辨证要点　本方为妇女产后的常用方剂。以产后恶露不行,小腹冷痛为证治要点。

2. 临证加减　若小腹冷痛甚者,加肉桂以温经散寒,温通血脉;若腹痛不甚者,可减去桃仁;若瘀块留滞,腹痛甚,可加蒲黄、五灵脂、延胡索以祛瘀止痛;若小腹胀甚于痛者,属气滞血瘀之征,可加枳壳、乌药、香附以理气行滞消胀。若病为产后血虚受寒,瘀血内阻或胞衣残留之恶露不绝,症见恶露淋漓涩滞不畅,量少,色紫黯黑有块,小腹疼痛拒按,可加益母草、炒蒲黄以祛瘀止血;如瘀久化热,恶露臭秽者,加蚤休、蒲公英以清解郁热。

3. 使用注意　本方以化瘀为主,且药性偏温,应以产后受寒而致瘀滞者为宜,若产后血热而有瘀血者,则非本方所宜。

【趣味方歌】兄归掏江草。

注:兄-川芎,归-当归,掏-桃仁,江-炮姜,草-甘草。

【类方比较】

方名	相同	不同		
		组成	功效	主治
生化汤	两方均有养血温经、祛瘀之功,而宜用于血虚寒凝血滞之证	当归、川芎、桃仁、炮姜、炙甘草	化瘀生新,温经止痛	产后瘀血腹痛。产后恶露不行,小腹冷痛
温经汤(《金匮要略》)		吴茱萸、当归、白芍、川芎、人参、桂枝、阿胶、牡丹皮、生姜、甘草、半夏、麦冬	温经散寒,养血祛瘀	冲任虚寒、瘀血阻滞证

第二节　止血剂

止血剂是为治疗出血证而设,凡血液不循常道,上溢于口鼻诸窍之鼻衄、齿衄、呕血、咯血,下出于二阴之便血、尿血以及溢于肌肤之间的肌衄等均属本证范围。

血行脉中,环周不息,一旦外受六淫侵袭,内为七情所动,或遭跌仆损伤,则血不宁谧,溢于脉外则成出血之证。血是营养机体的重要物质,若不迅速止血,血液大量丢失,将会造成不良后果。出血一证,症状单一,但证情复杂。出血原因有寒热虚实之异,病情有轻重缓急之别,而古人治出血之方,或澄源治本为主,或塞流治标为主,或双管齐下,标本并图。

止血应治本,中医治病,力求图本,古今许多方剂不用止血药而能收到良好效果,证明审因论治是治病良法。因而凡见出血,在止血的基础上,应据失血原因适当配伍,切勿一味着眼于止血,所以前人有"见血休止血"之说,应以澄本清源,治病求本。上部出血,忌用升提药,即发汗、催吐、升散;下部出血忌用沉降,即通里攻下。另外大出血,有虚脱先兆者,单用止血药,往往缓不济急,须用人参汤、参附汤等以补气固脱,即"血脱者益气"。

十 灰 散
《十药神书》

【组成】大蓟 小蓟 荷叶 侧柏叶 白茅根 茜根 栀子 大黄 牡丹皮 棕榈皮各等分(各9g)

【用法】上药烧灰存性,研极细,用纸包,以碗盖于地上一夕,出火毒。用时先将白藕捣破绞汁,或萝卜汁磨京墨半碗,每次服五钱(15g),食后服下(亦可水煎服,用量按原方比例酌定)。

【功效】凉血止血。

【主治】血热妄行之上部出血证。呕血、吐血、咯血、嗽血、衄血等,血色鲜红,来势急暴,舌红,脉数。

【方解】本方主治之出血,与血色鲜红,舌红,脉数并见,系火热炽盛,灼伤血络,迫血妄行所致。方中大蓟、小蓟性味甘凉,长于凉血止血,且能祛瘀,因其"能清血分之热,以止血热之妄行",故为君药。臣药以荷叶、茜草根、侧柏叶、白茅根凉血止血;棕榈皮收涩止血,与君药相伍,既可澄本清源,又可塞流止血。在凉血止血的同时,用栀子、大黄清肝泻火,用栀子导肝经气分之热从小便而去;大黄导肝经血分之热从大便而去,二药不仅增强凉血清热力量,其开热邪下行之路,可直折上逆之火势,使气火降而血止,是"治病求本"之法,共为佐药。重用凉降涩止之品,恐致留瘀,故以丹皮配大黄凉血祛瘀,使止血而不留瘀,亦为佐药。用法中加藕汁、萝卜汁调服,藕汁甘寒,清热凉血散瘀,萝卜汁甘凉,消积滞化痰热,下气消胀,本方取其清降之功,降气清热以助止血。综观全方,众多药物都有凉血止血作用,其中大蓟、小蓟、茜草、大黄、牡丹皮有化瘀之功;大黄、栀子、萝卜有泻火降气之效;荷叶、侧柏叶、棕榈皮还有收敛止血作用。诸药合用,共奏凉血止血,清热泻火之功,并使血止而不留瘀。

【运用】

1. 辨证要点 本方主治热证出血。以来势急暴之上部出血,血色鲜红,舌红脉数为证治要点。

2. 临证加减 加减法对于气火较盛,血热较盛者,本方可作为汤剂,以增加其清热凉降作用,此时当以大黄、栀子为主,亦可加牛膝、代赭石等镇降之品,引血热下行。并可选加生地黄、白及之类以增加凉血及收敛止血作用。

3. 使用注意 本方为急则治标之剂,只能暂用,不宜多服、久服。血止后,应审证求因,以图治本,方能巩固疗效。出血患者,除服药外,应静卧。呕血者,宜流质饮食,甚则暂时禁食。严重者应中西医结合进行抢救。虚寒性出血者忌用。

【趣味方歌】黄山侧柏棕猫倩,大鸡小鸡和牡丹。

注:黄-大黄,山-山栀子,侧柏-侧柏叶,棕-棕榈皮,猫-白茅根,倩-茜草,大鸡-大蓟,小鸡-小蓟,和-荷叶,牡丹-牡丹皮。

黄 土 汤
《金匮要略》

【组成】甘草　生地黄　白术　炮附子　阿胶　黄芩各三两(各9g)　灶心黄土半斤(30g)

【用法】先将灶心土水煎取汁,再煎余药,阿胶烊化冲服。

【功效】温阳健脾,养血止血。

【主治】脾阳不足,脾不统血证。大便下血,先便后血,以及吐血、衄血、妇人崩漏,血色黯淡,四肢不温,面色萎黄,舌淡苔白,脉沉细无力。

【方解】本方所治各种出血证,都因脾阳不足所致,脾主统血,气能摄血。脾阳不足,脾气亦虚,失去统摄之权,则血从上溢而为吐衄,下走而为便血、崩漏。血色黯淡,四肢不温,神倦无力,口淡不渴,面色萎黄,舌淡苔白,脉沉细无力等证,皆为脾气虚寒,阴血不足之象。方中灶心黄土即伏龙肝,辛温而涩,具有温中、收涩、止血之功,为君药,用白术、附子温阳健脾,以复脾胃统血摄血之权,为臣药。术、附辛温,易耗血动血,且出血日久,阴血必耗,故佐以生地黄、阿胶滋阴养血止血,使阴能守于内,阳能护于外,阴阳相得,人体安和。更配苦寒止血之黄芩与生地、阿胶共同制约术、附温燥之性,共为佐药,使以甘草和药调中。诸药合用,共成温阳健脾,养血止血之功。

【运用】

1. 辨证要点　本方属阳虚不能统摄所致出血,以血色黯淡,舌淡苔白,脉沉细无力为证治要点。

2. 临证加减　若胃纳差,阿胶可改为阿胶珠,以减其滋腻之性。气虚甚者,可加人参以益气摄血。出血多者,亦可酌加三七、白及等止血之品。便溏者,黄芩炒炭,减其苦寒之性,再加炮姜,以助温中。

3. 使用注意　本方所治属阳虚出血证,若因实热出血者,不可服用;有外邪者,不宜使用。

【趣味方歌】教夫子(在)黄土地勤除草。

注:教-阿胶,夫子-附子,黄土-灶心黄土,地-生地黄,勤-黄芩,除-白术,草-甘草。

【类方比较】

方名	相同	不同		
		组成	功效	主治
黄土汤	两方均有健脾养血作用,均可用治脾不统血之便血、崩漏	甘草、干地黄、白术、附子、阿胶、黄芩、灶心黄土	破血下瘀	脾阳不足,脾不统血之各种出血证
归脾汤		白术、茯神、黄芪、龙眼肉、酸枣仁、人参、当归、远志、甘草、生姜	益气补血,健脾养心	用于脾气不足,气不摄血之证,以脾气虚为主

复习思考题

1. 试述理血剂的含义、适用范围、分类及使用注意事项。
2. 试述活血祛瘀剂与止血剂的主要组方配伍方法,并举例说明。
3. 血府逐瘀汤的主治证是什么? 有哪些主要临床表现?
4. 试述温经汤的配伍意义。

(王洪云)

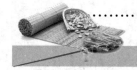

第十七章

治 风 剂

【学习目标】
1. 熟悉治风剂的概念、适用范围、分类及使用注意事项。
2. 要求掌握的方剂:川芎茶调散、天麻钩藤饮。
3. 要求熟悉的方剂:镇肝熄风汤。
4. 要求了解的方剂:消风散。

凡以辛散祛风或息风止痉药为主组成,具有疏散外风或平息内风等作用,治疗风病的方剂,统称治风剂。

治风剂适应范围较广,可概括为外风证和内风证。外风证为风邪由外侵入人体,留于头面、肌肉、经络、筋骨、伤口等部位。主要表现为头痛、恶风、肌肤瘙痒等症。由于风为百病之长,风邪常兼夹寒、湿、热、燥等邪为病。内风证是由脏腑功能失调所引起。内风主要表现为眩晕、震颤、四肢抽搐、语言蹇涩等。病因分别为外风和内风。根据病因,治风剂分为疏散外风、平息内风两类。

使用治风剂,应该注意以下事项:

(1)辨清风之内外,外风治宜疏散;内风治宜平息,不宜疏散,并忌用辛散之品。

(2)辨风邪的兼夹及病情的虚实,若兼寒、兼热、兼湿,或夹痰、夹瘀者,则配祛寒、清热、祛湿、化痰、活血药。

(3)外风与内风之间,常内风兼夹外风,或外风引动内风,所以临证时应全面兼顾,分清主次,灵活化裁。

第一节 疏 散 外 风

疏散外风剂,适用于外风所致病证。风为百病之长,善行数变,故外风病变范围比较广泛,当风邪侵入肌表、肌肉、经络、筋骨、关节、伤口等处时,则分别表现出头痛、恶风、肌肤瘙痒、肢体麻木、筋骨挛痛、屈伸不利或口眼歪斜或角弓反张等。常以辛散祛风药为主,配伍疏风解痉、化痰通络、活血化瘀药组成。代表方如川芎茶调散、消风散。

川芎茶调散
《太平惠民和剂局方》

【组成】川芎四两(12g) 荆芥去梗,四两(12g) 白芷 羌活 甘草炙,各二两(各6g) 细辛一两(3g) 防风去芦,一两半(5g) 薄荷不见火,四两(12g)

【用法】散剂:共为细末,每服6g,清茶调下。亦可加入适量清茶作汤剂,用量参考原方比例酌定。

【功效】疏风止痛。

【主治】外感风邪头痛。症见偏正头痛或巅顶作痛,或见恶寒发热、目眩鼻塞、舌苔薄白,脉浮。

【方解】本方所治头痛,系外感风邪所致。头为诸阳之会,风邪上扰头部,阻遏清阳之气,故见头痛、目眩;风邪在表,正邪相争,故恶寒发热,苔白脉浮;鼻为肺窍,风邪侵袭,肺气不利,故鼻塞;若风邪稽留不去,头痛日久不愈,其痛或偏或正,时发时止,即为头风。治宜疏风止痛。方中川芎辛香走窜,长于祛风活血而止痛,善治少阳、厥阴经头痛(头顶或两侧痛),为"诸经头痛之要药",用量较重,为君药。薄荷、荆芥辛散之品,轻扬上行,疏风止痛,清利头目,为臣药。羌活辛散疏风,善治太阳经头痛(后脑牵连项痛);白芷疏风解表,善治阳明经头痛(前额及眉心痛);细辛散寒止痛,长于治少阴头痛;防风辛散上行,疏散上部风邪。以上四药共助君臣以增强疏风止痛之功,为佐药。炙甘草调和诸药,为使药。以清茶调服,取其苦凉之性,既可上清头目,又能防制辛散祛风之品过于温燥与升散。诸药合用,共奏疏风止痛之功。

【临床运用】

1. 辨证要点 本方是治疗外感风邪头痛的常用方剂。以头痛,鼻塞,脉浮为证治要点。

2. 临证加减 若头痛属风寒者,可重用川芎,并酌加苏叶、生姜等以加强祛风散寒之功;属风热者,去羌活、细辛,加蔓荆子、菊花以散风热。若头痛久而不愈者,可配全蝎、僵蚕、桃仁、红花等以搜风活血止痛。

3. 现代运用 现代常用于治疗感冒,流行性感冒,偏头痛、血管神经性头痛、慢性鼻炎等所引起的头痛属风邪为患者。

4. 使用注意 本方只用于治疗外感风邪头痛。对于气虚、血虚,或因肝肾阴亏、肝阳上亢、肝风内动引起的头痛,均非本方所宜。

【趣味方歌】荆防白芷草羌活,细辛川芎茶薄荷。
注:荆-荆芥,防-防风,甘-甘草,茶-茶叶。

消 风 散
《外科正宗》

【组成】当归 生地 防风 蝉蜕 知母 苦参 胡麻仁 荆芥 苍术 牛蒡子 石膏各一钱(各6g) 甘草 木通各五分(各3g)

【用法】汤剂:水煎,每日1剂,空腹服。

【功效】疏风养血,清热除湿。

【主治】风疹、湿疹。症见皮肤疹出色红,或遍身云片斑点,瘙痒,抓破后渗出水液,苔白或黄,脉浮数。

【方解】本方所治风疹、湿疹,是由风夹湿热郁于肌肤腠理之间所致。风热或风湿之邪侵袭人体,浸淫血脉,内不得疏泄,外不得透达,故皮肤疹出色红,或遍身云片斑点,瘙痒,抓破渗出水液。治宜疏风为主,佐以清热除湿。方中荆芥、防风、牛蒡子、蝉蜕开发腠理,疏风止痒,以除在表之风邪,为君药。苍术祛风燥湿;苦参清热燥湿;木通渗利湿热;石膏、知母清热泻火共为臣药。当归、生地、胡麻仁养血活血,滋阴润燥,共为佐药。生甘草清热解毒,调和诸药,为使药。诸药合用,共奏疏风养血,清热除湿之功。

【临床运用】

1. 辨证要点　本方是治疗风疹、湿疹的常用方剂。以皮肤瘙痒,疹出色红,或遍身云片斑点为辨证要点。

2. 临证加减　若风热偏盛而身热、口渴者,加银花、连翘以疏风清热解毒;湿热偏盛,胸脘痞满,身重乏力,舌苔黄厚而腻者,加地肤子、车前子、栀子等以清热利湿;血分热甚,五心烦热,舌红或绛者,加赤芍、丹皮、紫草以清热凉血。

3. 现代运用　现代常用于治疗荨麻疹、过敏性皮炎、稻田性皮炎、药物性皮炎、神经性皮炎、扁平疣等属风湿热毒者。

4. 使用注意　若风疹属虚寒者,不宜用。服药期间,应忌食辛辣、鱼腥、烟酒、浓茶等,以免影响疗效。对于气血虚弱者慎用。

【趣味方歌】朱风妈通知老高:当地竟产牛仔裤。

注:朱-苍术,风-防风,妈-胡麻仁,通-木通,知-知母,老-国老,即甘草。

高-石膏,当-当归,地-生地,竟-荆芥,产-蝉蜕,牛仔-牛蒡子,裤-苦参。

第二节　平息内风

平息内风剂,适用于内风所致病证。内风病是因脏腑功能失调所致。肝阳上亢,化风上扰,可见头晕目眩,脑中热痛,面色如醉,甚则突然昏倒,口眼㖞斜,半身不遂等;若邪热亢盛,热极动风可见高热昏迷,四肢抽搐等症。常用平肝潜阳药或清热息风药为主组成方剂。代表方如镇肝熄风汤、天麻钩藤饮。

镇肝熄风汤
《医学衷中参西录》

【组成】怀牛膝一两(30g)　生赭石轧细,一两(30g)　生龙骨五钱(15g),捣碎　生牡蛎五钱(15g),捣碎　生龟板五钱(15g),捣碎　生杭芍五钱(15g)　玄参五钱(15g)　天冬五钱(15g)　川楝子二钱(6g),捣碎　生麦芽二钱(6g)　茵陈蒿二钱(6g)　甘草一钱半(4.5g)

【用法】水煎服。

【功效】镇肝息风,滋阴潜阳。

【主治】类中风。症见头目眩晕,目胀耳鸣,脑部热痛,面色如醉,心中烦热,或时常噫气,或肢体渐觉不利,口眼渐形㖞斜;甚或眩晕颠仆,昏不知人,移时始醒,或醒后不能复元,脉弦长有力。

【方解】本方所治类中风,张氏称内中风。其病机为肝肾阴虚,肝阳化风。肝肾阴虚,肝阳偏亢,阳亢化风,风阳上扰,故见头晕目眩、目胀耳鸣、脑部热痛、面红如醉;肾水不能上济心火,心肝火盛,则心中烦热;肝阳偏亢,气血随之逆乱,遂致卒中。轻则风中经络,肢体渐觉不利,口眼渐形㖞斜;重则风中脏腑,眩晕颠仆,昏迷不知人事等。本证以肝肾阴虚为本,肝阳上亢,气血逆乱为标,但以标实为主。治以镇肝息风为主,佐以滋养肝肾。方中怀牛膝归肝肾经,入血分,性善下行,故重用以引血下行,并有补益肝肾之效,为君。代赭石之质重沉降,镇肝降逆,合牛膝以引气血下行,急治其标;龙骨、牡蛎、龟板、白芍益阴潜阳,镇肝息风;玄参、天冬入肾经,滋阴清热,合龟板、白芍滋水以涵木,滋阴柔肝,共为臣药;茵陈、川楝子、生麦芽清泄肝热,疏肝理气,以上俱为佐药。甘草调和诸药,合生麦芽能和胃安中,以防赭石、龙骨、牡蛎碍胃,为使。全方重用潜镇诸药,配伍滋阴、疏肝之品,共成标本兼治,而以治标为主的良方。

【临床运用】

1. 辨证要点　本方是治疗肝阳上亢、肝风内动所致类中风之常用方。无论是中风之前,还是中风之时,或中风之后,皆可运用。临床应用以头目眩晕,脑部热痛,面色如醉,脉弦长有力为辨证要点。

2. 临证加减　心中烦热甚者,加石膏、栀子以清热除烦;痰多者,加胆南星、竹沥以清热化痰;尺脉重按虚者,加熟地黄、山茱萸以补肝肾;中风后遗症有半身不遂、口眼㖞斜等不能复元者,可加桃仁、红花、丹参、地龙等活血通络。

3. 现代运用　本方常用于高血压、脑血栓形成、脑出血、血管神经性头痛等属于肝肾阴虚,肝风内动者。

4. 使用注意　若属气虚血瘀之证,则不宜使用本方。

【趣味方歌】龙牡牛膝赭石草,玄天龟芍楝麦蒿。

注:龙-龙骨,牡-牡蛎,草-甘草,玄-玄参,天-天冬,龟-龟板,芍-白芍,楝-川楝子,麦-生麦芽,蒿-茵陈蒿

天麻钩藤饮
《中医内科杂病证治新义》

【组成】天麻(9g)　钩藤后下(12g)　石决明先煎(18g)　山栀　黄芩(各9g)　川牛膝(12g)　杜仲　益母草　桑寄生　夜交藤　朱茯神(各9g)

【用法】汤剂,水煎服。

【功效】平肝息风,清热活血,补益肝肾。

【主治】肝阳偏亢,肝风上扰证。症见头痛,眩晕,失眠多梦,或口苦面红,舌红苔黄,脉弦或数。

【方解】本方证由肝肾不足,肝阳偏亢,生风化热所致。肝阳偏亢,风阳上扰,故头痛、眩晕;肝阳有余,化热扰心,故心神不安、失眠多梦等。证属本虚标实,而以标实为主,治以平肝息风为主,佐以清热安神、补益肝肾之法。方中天麻、钩藤平肝息风,为君药。石决明咸寒质重,功效平肝潜阳,并能除热明目,与君药合用,加强平肝息风之力;川牛膝引血下行,并能活血利水,共为臣药。杜仲、寄生补益肝肾以治本;栀子、黄芩清肝降火,以折其亢阳;益母草合川牛膝活血利水,有利于平降肝阳;夜交藤、朱茯神宁心安神,均为佐药。诸药合用,共成平肝息风,清热活血,补益肝肾之剂。

本方与镇肝熄风汤均可治疗肝阳上亢化风之证,但是镇肝熄风汤镇肝潜阳息风之功较强,常用于肝肾阴虚,肝阳上亢之肝风内动证;天麻钩藤饮兼有清热、活血、安神之功,常用于肝火盛,肝阳偏亢,肝风上扰所致的肝风内动证。

【临床运用】

1. 辨证要点　本方是治疗肝阳偏亢,肝风上扰的常用方。临床应用以头痛,眩晕,失眠,舌红苔黄,脉弦为辨证要点。

2. 临证加减　眩晕头痛剧者,可酌加羚羊角、龙骨、牡蛎等,以增强平肝潜阳息风之力;若肝火盛,口苦面赤,心烦易怒,加龙胆草、夏枯草,以加强清肝泻火之功;脉弦而细者,宜加生地、枸杞子、何首乌以滋补肝肾。

3. 现代运用　本方常用于高血压、急性脑血管病、内耳性眩晕等属于肝阳上亢,肝风上扰者。

4. 使用注意　肝经实火或湿热所致的头痛,不宜使用本方。

【趣味方歌】山钩茯神夜交藤,黄母牛犊明天生。

注:山-山栀子,钩-钩藤,黄-黄芩,母-益母草,牛-川牛膝,犊-杜仲,明-石决明,天-天麻,生-桑寄生

复习思考题

1. 试述治风剂的含义、适用范围、分类及使用注意事项。

2. 简述川芎茶调散的组成、功用、主治及配伍意义。

3. 镇肝熄风汤、天麻钩藤饮同属平息内风剂,其组成、功用及主治有何不同?

4. 试述消风散的配伍意义。

（王改敏）

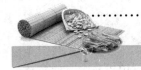

第十八章

治 燥 剂

【学习目标】
1. 熟悉治燥剂的概念、适用范围、分类及使用注意事项。
2. 要求掌握的方剂：百合固金汤。
3. 要求熟悉的方剂：桑杏汤。
4. 要求了解的方剂：杏苏散。

凡以轻宣辛散或甘凉滋润药为主组成，具有轻宣外燥或滋阴润燥等作用，治疗燥证的方剂，统称治燥剂。

燥证可概括为外燥证和内燥证。外燥证是感受秋令燥邪所致的病证，因秋令气候有偏寒、偏热之异，故感邪后所表现的证候又有凉燥、温燥之分。内燥是属于脏腑津亏液耗所致的病证，发病部位有上燥、中燥、下燥之分，累及脏腑有肺、胃、肾、大肠之别。一般而言，燥在上者，多责之于肺；燥在中者，多责之于胃；燥在下者，多责之于肾。在治疗上，外燥宜轻宣。内燥宜滋润，故治燥剂可分为轻宣外燥和滋阴润燥两类。

使用治燥剂，应该注意以下事项：

（1）治疗燥证，首先要分清外燥和内燥，外燥中又须分清是外感凉燥还是外感温燥；内燥证又要分上燥、中燥、下燥。

（2）燥易伤津，燥易犯肺，燥证多表现出阴伤、咳嗽等症状。

（3）因为人体内外、脏腑之间相互联系，故临床上所见燥证亦多内外相兼，上下互见，治法亦须随证而施。

（4）燥邪最易化热，伤津耗气，故运用治燥剂有时还须酌情配伍清热泻火或益气生津之品，但总以甘寒或咸寒者为宜。至于辛香耗津、苦寒化燥之品，均非燥证所宜。

（5）甘凉滋润药物易于助湿滞气，脾虚便溏或素体湿盛者忌用。

第一节 清宣外燥

轻宣外燥剂，适用于外燥所致病证。外感凉燥证，症见头痛恶寒，咳嗽痰稀，鼻塞咽干等。治宜轻宣温润，常用杏仁、苏叶、桔梗、前胡等轻宣温润药为主组成，代表方如杏苏散。

外感温燥证,症见头痛身热,干咳少痰,或咳逆气喘,口渴鼻燥,舌边光红。治宜轻宣凉润,常用杏仁、桑叶、沙参、麦冬等辛凉甘润药为主组成,代表方如桑杏汤。

杏 苏 散
《温病条辨》

【组成】苏叶(9g)　半夏(9g)　茯苓(9g)　前胡(9g)　苦桔梗(6g)　枳壳(6g)　甘草(3g)　大枣(3枚)　杏仁(9g)　橘皮(6g)　生姜(3片)(原书未著用量)

【用法】水煎温服。

【功效】轻宣凉燥,理肺化痰。

【主治】外感凉燥证。症见恶寒无汗,头微痛,咳嗽痰稀,鼻塞咽干,苔白脉弦。

【方解】本方证为凉燥外袭,肺失宣降,痰湿内阻所致。凉燥伤及皮毛,故恶寒无汗、头微痛。所谓头微痛者,不似伤寒之痛甚也。凉燥伤肺,肺失宣降,津液不布,聚而为痰,则咳嗽痰稀;凉燥束肺,肺系不利而致鼻塞咽干;苔白脉弦为凉燥兼痰湿佐证。治当轻宣凉燥为主,辅以理肺化痰。方中苏叶辛温不燥,发表散邪,宣发肺气,使凉燥之邪从外而散;杏仁苦温而润,降利肺气,润燥止咳,二者共为君药。前胡疏风散邪,降气化痰,既协苏叶轻宣达表,又助杏仁降气化痰;桔梗、枳壳一升一降,助杏仁、苏叶理肺化痰,共为臣药。半夏、橘皮燥湿化痰,理气行滞;茯苓渗湿健脾以杜生痰之源;生姜、大枣调和营卫以利解表,滋脾行津以润干燥,共为佐药。甘草调和诸药,合桔梗宣肺利咽,功兼佐使。本方乃苦温甘辛之法,发表宣化,表里同治之方,外可轻宣发表而解凉燥,内可理肺化痰而止咳嗽,表解痰消,肺气调和,诸症自除。本方虽为治疗外感凉燥而设,但因凉燥乃秋令"小寒"为患,与外感风寒是同一属性的病邪,故临床也常用本方治疗外感风寒咳嗽。

【临床运用】

1. 辨证要点　本方为治疗外感凉燥的代表方,亦是治疗风寒咳嗽的常用方。临床应用以恶寒无汗,咳嗽痰稀,咽干,苔白,脉弦为辨证要点。

2. 临证加减　若无汗,脉弦甚或紧,加羌活以解表发汗;汗后咳不止,去苏叶、羌活,加苏梗以降肺气;兼泄泻腹满者,加苍术、厚朴以化湿除满;头痛兼眉棱骨痛者,加白芷以祛风止痛;热甚者,加黄芩以清解肺热。

3. 现代运用　本方常用于上呼吸道感染、慢性支气管炎、肺气肿等证属外感凉燥(或外感风寒轻证),肺失宣降,痰湿内阻者。

4. 使用注意　注意辨外感凉燥与外感温燥,外感温燥不宜使用本方。

【趣味方歌】杏苏橘夏苓甘草,桔梗前胡壳姜枣。

注: 杏-杏仁　苏-苏叶　橘-橘皮　夏-半夏　苓-茯苓　壳-枳壳　姜-生姜　枣-大枣

桑 杏 汤
《温病条辨》

【组成】桑叶一钱(3g)　杏仁一钱五分(4.5g)　沙参二钱(6g)　象贝一钱(3g)　香豉一钱(3g)　栀皮一钱(3g)　梨皮一钱(3g)

【用法】水二杯,煮取一杯,顿服之,重者再作服(现代用法:水煎服)。

【功效】轻宣温燥,润肺止咳。

【主治】外感温燥证。症见身热不甚,口渴,咽干鼻燥,干咳无痰或痰少而黏,舌红,苔薄白而干,脉浮数而右脉大者。

【方解】本方证为温燥外袭,肺津受灼之轻证。因秋季外感温燥邪气,伤于肺卫,其病轻浅,故身热不甚;燥气伤肺,耗津灼液,肺失清肃,故口渴、咽干鼻燥、干咳无痰,或痰少而黏。本方证虽似于风热表证,但因温燥为患,肺津已伤,治当外以清宣燥热,内以润肺止咳。方中桑叶清宣燥热,透邪外出;杏仁宣利肺气,润燥止咳,共为君药。豆豉辛凉透散,助桑叶轻宣透热;贝母清化热痰,助杏仁止咳化痰;沙参养阴生津,润肺止咳,共为臣药。栀子皮质轻而入上焦,清泄肺热;梨皮清热润燥,止咳化痰,均为佐药。本方乃辛凉甘润之法,轻宣凉润之方,使燥热除而肺津复,则诸症自愈。

本方与杏苏散均可轻宣外燥,用治外感燥邪咳嗽。杏苏散所治系外感凉燥证,凉燥束肺,肺失宣降,津液不布,痰湿内阻,故以杏仁与苏叶为君,配以宣肺化痰之品,所谓苦温甘辛法,意在轻宣凉燥,理肺化痰,可使凉燥解而津液布。桑杏汤所治系外感温燥证,温燥外袭,肺津受灼,故以杏仁与桑叶为君,配伍清热润燥,止咳生津之品,所谓辛凉甘润法,意在轻宣温燥,凉润肺金,可使燥热清而津液复,诸症自除。

【临床运用】

1. 辨证要点 本方为治疗温燥伤肺轻证的常用方。临床应用以身热不甚,干咳无痰或痰少而黏,右脉数大为辨证要点。

2. 临证加减 若咽干痛者,加牛蒡子、薄荷清利咽喉;燥伤肺中血络,咳血者,加白茅根、白及凉血止血。

3. 现代运用 本方常用于上呼吸道感染、急慢性支气管炎、支气管扩张咯血、百日咳等证属外感温燥,邪犯肺卫者。

4. 使用注意 因本方证邪气轻浅,故诸药用量较轻,且煎煮时间也不宜过长,正如原书方后注云:"轻药不得重用,重用必过病所。"

【趣味方歌】温燥梨皮桑杏汤,象贝沙参栀豉香。

注:温燥-主治证,为温燥证 梨皮-水果梨的皮 桑-桑叶 杏-杏仁 象贝-象贝母,即浙贝 栀-栀皮 豉香-香豉

第二节 滋阴润燥

滋阴润燥剂,适用于脏腑津液不足所致的内燥病证。嗜食辛辣,或久病、房劳过度,或吐下太过,或热病伤津等诸病因都可导致内燥证。燥在上者,可见鼻干唇燥,咽痛干咳,或咳血等肺燥伤阴证。治宜润肺益阴,多用沙参、麦冬、玄参、天花粉等药;燥在中者,可见口干渴,干呕气逆等胃燥津伤证,治当益胃生津,多以石斛、沙参、麦冬等配伍;燥在下者,可见消渴咽干,皮肤干燥,肠燥便秘等肾燥津伤证。治疗当滋肾填精,多用熟地、生地等药。代表方如百合固金汤。

百合固金汤

《慎斋遗书》

【组成】百合四钱(12g) 熟地 生地 归身各三钱(9g) 白芍 甘草各一钱(3g) 桔梗 玄

参各八分(3g)　贝母两钱(6g)　麦冬三钱((9g)

【用法】水煎温服。

【功效】滋养肺肾,止咳化痰。

【主治】肺肾阴亏,虚火上炎证。症见咳嗽气喘,痰中带血,咽喉燥痛,头晕目眩,午后潮热,舌红少苔,脉细数。

【方解】本方证由肺肾阴亏所致。肺乃肾之母,肺虚及肾,病久则肺肾阴虚,阴虚生内热,虚火上炎,肺失肃降,则咳嗽气喘;虚火煎灼津液,则咽喉燥痛、午后潮热,甚者灼伤肺络,以致痰中带血。治宜滋养肺肾之阴血,兼以清热化痰止咳,以标本兼顾。方中百合甘苦微寒,滋阴清热,润肺止咳;生地、熟地并用,滋肾壮水,其中生地兼能凉血止血。三药相伍,为润肺滋肾,金水并补的常用组合,共为君药。麦冬甘寒,协百合以滋阴清热,润肺止咳;玄参咸寒,助二地滋阴壮水,以清虚火,兼利咽喉,共为臣药。当归治咳逆上气,配伍白芍以养血和血;贝母清热润肺,化痰止咳,俱为佐药;桔梗宣肺利咽,化痰散结,并载药上行;生甘草清热泻火,调和诸药,共为佐使药。本方配伍特点有二:一为滋肾保肺,金水并调,尤以润肺止咳为主;二为滋养之中兼以凉血止血,宣肺化痰,标本兼顾但以治本为主。本方以百合润肺为主,服后可使阴血渐充、虚火自清、痰化咳止,以达固护肺阴之目的,故名"百合固金汤"。

【临床运用】

1. 辨证要点　本方为治疗肺肾阴亏,虚火上炎而致咳嗽,痰中带血证的常用方。临床应用以咳嗽气喘,咽喉燥痛,舌红少苔,脉细数为辨证要点。

2. 临证加减　若痰多而色黄者,加胆南星、黄芩、瓜蒌皮以清肺化痰;若咳喘甚者,可加杏仁、五味子、款冬花以止咳平喘;若咳血重者,可去桔梗之升提,加白及、白茅根、仙鹤草以止血。

3. 现代运用　本方常用于肺结核、慢性支气管炎、支气管扩张咯血、慢性咽喉炎、自发性气胸等属肺肾阴虚,虚火上炎者。

4. 使用注意　本方药物多属甘寒滋润,故对脾虚食少便溏者,慎用或忌用。

【趣味方歌】百合增液熟地黄,甘桔贝母芍药当。

注:增液-增液汤,玄参、麦冬、生地　甘-甘草　桔-桔梗　贝母　芍药-白芍　当-当归

复习思考题

1. 试述治燥剂的含义、适应病证、分类及使用注意事项。

2. 试述百合固金汤中配伍熟地、生地、玄参的意义。为什么配伍当归、芍药?

3. 杏苏散与桑杏汤同属轻宣外燥剂,其组成、功用及主治有何不同?

4. 凉燥证与温燥证的临床表现和治法有何不同?代表方分别是什么?

(王改敏)

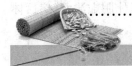

第十九章

祛 湿 剂

【学习目标】
1. 熟悉祛湿剂的概念、适用范围、分类及使用注意事项。
2. 要求掌握的方剂：藿香正气散、茵陈汤、五苓散、独活寄生汤。
3. 要求熟悉的方剂：八正散、苓桂术甘汤、羌活胜湿汤。
4. 要求了解的方剂：平胃散、真武汤。

凡以祛湿药为主组成，具有化湿利水，通淋泄浊等作用，治疗水湿病证的方剂，统称为祛湿剂。

湿邪为病，有外湿、内湿之分。外湿多因居住湿地，阴雨湿蒸，冒雾涉水，汗出沾衣，日久正不胜邪所致。其湿邪多侵犯人体肌表、经络、肌肉、关节，发病可见恶寒发热，头痛身重，关节酸痛，或面目浮肿等，多属肌表为病；内湿多因饮食不节，损伤脾胃，脾失健运，湿浊内生所致。发病则见脘腹痞满，呕恶泄泻，黄疸，淋浊，痿痹，水肿等，多属脏腑为病。由于肌表与脏腑表里相关，外湿可以内传脏腑，内湿亦可外溢肌表，故外湿与内湿又常相兼并见。

湿邪为病，常与风、寒、暑、热等邪气相兼为患，所犯部位有上下表里之分，病情亦有寒化、热化之异，且人的体质又有虚实强弱之别。因此湿邪为病较为复杂，祛湿之法也就不尽相同。大抵湿邪在上在表者，可辛散微汗以解之；在下在里者，可芳香苦燥以化之，或甘淡渗湿以利之；湿从寒化者，宜温阳化湿；湿从热化者，宜清热祛湿；体虚湿盛者，又当祛湿与扶正兼顾。故祛湿剂分为化湿和胃、清热祛湿、利水渗湿、温化水湿、祛风胜湿五类。

湿与水异名同类。人体的水液代谢，与肺、脾、肾三脏关系最为密切。肾主水，肾虚则水泛；脾制水，脾虚则生湿；肺调水，肺失宣降则水津不布。其他如三焦、膀胱亦与水湿病的产生有关。故治疗水湿病证须密切联系脏腑，辨证施治。

使用治湿剂，应该注意以下事项：

（1）配伍理气药。因湿邪重浊黏腻，最易阻碍气机，故祛湿剂中常配伍理气药，以求气化则湿亦化。

（2）治疗湿病必须注重调护脾胃。调护脾胃方法有二：第一，湿去后勿忘健脾。凡久病湿去以后,必须健脾。不健脾,水湿就会继续停滞。第二,讲究合理饮食。凡湿邪为病,饮食当以清淡为主。

(3)祛湿剂多由芳香温燥或甘淡渗利之药组成,易耗伤阴津,故对素体阴虚津亏,病后体弱,以及孕妇水肿者,均应慎用或禁用。

第一节 化湿和胃

化湿和胃剂,适用于湿浊阻滞中焦所致病证。症见脘腹痞满,恶心呕吐,大便溏泄,食少体倦等症。治疗常用芳香化湿、苦温燥湿、健脾理气药物如藿香、厚朴、砂仁、佩兰、苍术等药为主组成方剂,代表方如藿香正气散、平胃散。

平 胃 散
《太平惠民和剂局方》

【组成】苍术去黑皮,捣为粗末,炒黄色,四两(15g)　厚朴去粗皮,涂生姜汁,炙令香熟,三两(9g)　陈橘皮洗令净,焙干,二两(9g)　甘草炙黄,一两(6g)

【用法】上为散。每服二钱(6g),加生姜二片,大枣二枚,加水同煎,去滓,食前温服(现代用法:共为细末,每服4~6g,姜枣煎汤送下;或作汤剂,水煎服,用量按原方比例酌定)。

【功效】燥湿运脾,行气和胃。

【主治】湿滞脾胃证。症见脘腹胀满,不思饮食,口淡无味,恶心呕吐,嗳气吞酸,肢体沉重,怠惰嗜卧,常多自利,舌苔白腻而厚,脉缓。

【方解】本方为治疗湿滞脾胃的基础方。脾为太阴湿土,居中焦而主运化,其性喜燥恶湿,湿邪滞于中焦,则脾运不健,且气机受阻,故见脘腹胀满、食少无味;胃失和降,上逆而为呕吐恶心、嗳气吞酸;湿为阴邪,其性重着黏腻,故为肢体沉重、怠惰嗜卧。湿邪中阻,下注肠道,则为泄泻。治当燥湿运脾为主,兼以行气和胃,使气行则湿化。方中以苍术为君药,以其辛香苦温,入中焦能燥湿健脾,使湿去脾运,脾健则湿邪得化。湿邪阻碍气机,且气行则湿化,故方中臣以厚朴,本品芳化苦燥,长于行气除满,且可化湿。与苍术相伍,行气以除湿,燥湿以运脾,使滞气得行,湿浊得去。陈皮为佐,理气和胃,燥湿醒脾,以助苍术、厚朴之力。使以甘草,调和诸药,且能益气健脾和中。加姜、枣,以生姜温散水湿且能和胃降逆,大枣补脾益气以助甘草培土制水,姜、枣相合尚能调和脾胃。综合全方,燥湿与行气并用,而以燥湿为主。燥湿以健脾,行气以祛湿,使湿去脾健,气机调畅,脾胃自和。

【临床运用】

1. 辨证要点　本方为治疗湿滞脾胃证之基础方。临床应用以脘腹胀满,舌苔厚腻为辨证要点。

2. 临证加减　证属湿热者,宜加黄连、黄芩以清热燥湿;属寒湿者,宜加干姜、草豆蔻以温化寒湿;湿盛泄泻者,宜加茯苓、泽泻以利湿止泻。

3. 现代运用　本方常用于慢性胃炎、消化道功能紊乱、胃及十二指肠溃疡等属湿滞脾胃者。

4. 使用注意　因本方辛苦温燥,阴虚气滞,脾胃虚弱者,不宜使用。

【趣味方歌】平胃散君为苍术,陈皮甘草与厚朴。

藿香正气散
《太平惠民和剂局方》

【组成】藿香三两(15g) 大腹皮 白芷 紫苏 茯苓去皮,各一两(5g) 半夏曲 白术 陈皮去白 厚朴去粗皮,姜汁炙 苦桔梗各二两(各10g) 甘草炙二两半(12g)

【用法】上为细末,每服二钱,水一盏,姜三片,枣一枚,同煎至七分,热服,如欲出汗,衣被盖,再煎并服(现代用法:散剂,每服9g,生姜、大枣煎汤送服;或作汤剂,加生姜、大枣,水煎服,用量按原方比例酌定)。

【功效】解表化湿,理气和中。

【主治】外感风寒,内伤湿滞证。症见恶寒发热,头痛,胸膈满闷,脘腹疼痛,恶心呕吐,肠鸣泄泻,舌苔白腻。

【方解】本方主治外感风寒,内伤湿滞证,为夏月常用方剂。风寒外束,卫阳郁遏,故见恶寒发热等表证;内伤湿滞,湿浊中阻,脾胃不和,升降失常,则为上吐下泻;湿阻气滞,则胸膈满闷、脘腹疼痛。治宜外散风寒,内化湿浊,兼以理气和中之法。方中藿香为君,既以其辛温之性而解在表之风寒,又取其芳香之气而化在里之湿浊,且可辟秽和中而止呕,为治霍乱吐泻之要药。紫苏、白芷辛温发散,助藿香外散风寒,紫苏尚可醒脾宽中,行气止呕,白芷兼能燥湿化浊,为臣药。半夏曲、陈皮理气燥湿,和胃降逆止呕;白术、茯苓健脾运湿以止泻,共助藿香内化湿浊而止吐泻;湿浊中阻,气机不畅,大腹皮、厚朴行气化湿,畅中行滞,且寓气行则湿化之义;桔梗宣肺利膈,既益解表,又助化湿,共为佐药;生姜、大枣,内调脾胃,外和营卫。甘草调和药性,并协姜、枣以和中。共为佐使药。诸药合用,外散风寒与内化湿滞相伍,健脾利湿与理气和胃共施,使风寒外散,湿浊内化,气机通畅,脾胃调和,清升浊降,则吐泻自已。

【临床运用】

1. 辨证要点 藿香正气散主治外感风寒,内伤湿滞证。临床应用以恶寒发热,上吐下泻,舌苔白腻为辨证要点。

2. 临证加减 若表邪偏重,寒热无汗者,可加香薷以助解表;兼气滞脘腹胀痛者,可加木香、延胡索以行气止痛。

3. 现代运用 本方常用于急性胃肠炎或四时感冒属湿滞脾胃,外感风寒者。

4. 使用注意 本方重在化湿和胃,解表散寒之力较弱,故服后宜温覆以助解表。湿热霍乱之吐泻,则非本方所宜。

【趣味方歌】香芷苏桔夏白术,茯苓二皮草厚朴。

注:香-藿香 芷-白芷 苏-紫苏 桔-桔梗 夏-半夏曲 二皮-陈皮、大腹皮 草-甘草

第二节 清 热 祛 湿

清热祛湿剂,适用于湿热内蕴,或湿热下注、湿热外感所致的病证,如黄疸、热淋、湿温及下肢痿痹等。治疗常用清热、利湿、燥湿药物如茵陈、薏苡仁、栀子、黄芩、滑石等为主组成方剂,代表方如茵陈蒿汤、八正散。

茵 陈 蒿 汤
《伤寒论》

【组成】茵陈六两(18g)　栀子十四枚(12g)　大黄去皮,二两(6g)

【用法】上三味,以水一斗二升,先煮茵陈,减六升,内二味,煮取三升,去滓,分三服(现代用法:水煎服)。

【功效】清热,利湿,退黄。

【主治】湿热黄疸。症见一身面目俱黄,黄色鲜明,发热,无汗或但头汗出,口渴欲饮,恶心呕吐,腹微满,小便短赤,大便不爽或秘结,舌红苔黄腻,脉沉数或滑数有力。

【方解】本方为治疗湿热黄疸之常用方。湿热壅滞中焦,湿热壅结,气机受阻,故腹微满、恶心呕吐、大便不爽甚或秘结;无汗而热不得外越,小便不利则湿不得下泄,以致湿热熏蒸肝胆,胆汁外溢,浸渍肌肤,则一身面目俱黄、黄色鲜明;湿热内郁,津液不化,则口渴。舌苔黄腻,脉沉数为湿热内蕴之征。治宜清热,利湿,退黄。方中重用茵陈为君药,本品苦泄下降,善能清热利湿,为治黄疸的要药。臣以栀子清热降火,通利三焦,助茵陈引湿热从小便而去。佐以大黄泻热逐瘀,通利大便,导瘀热从大便而下。三药合用,利湿与泄热并进,通利二便,前后分消,湿邪得除,瘀热得去,黄疸自退。

【临床运用】

1. 辨证要点　本方为治疗湿热黄疸之常用方,其证属湿热并重。临床应用以一身面目俱黄,黄色鲜明,舌苔黄腻,脉沉数或滑数有力为辨证要点。

2. 临证加减　若湿重于热者,可加茯苓、泽泻、猪苓以利水渗湿;热重于湿者,可加黄柏、龙胆草以清热祛湿;胁痛明显者,可加柴胡、川楝子以疏肝理气。

3. 现代运用　本方常用于急性黄疸型传染性肝炎、胆囊炎、胆石症、钩端螺旋体病等所引起的黄疸,证属湿热内蕴者。

4. 使用注意　本方药性苦寒,治疗黄疸为湿热并重的阳黄,因寒湿所致的阴黄禁用。

【趣味方歌】茵陈蒿汤治阳黄,大黄栀子共煎尝。

注:茵陈蒿汤-方剂名称,并且包含茵陈蒿　栀子-栀子　黄-大黄。

八 正 散
《太平惠民和剂局方》

【组成】车前子　瞿麦　萹蓄　滑石　山栀子仁　甘草炙　木通　大黄面裹煨,去面,切,焙,各一斤(各500g)

【用法】上为散,每服二钱,水一盏,入灯心,煎至七分,去滓,温服。小儿用量减少(现代用法:散剂,每服10g,灯心煎汤送服;汤剂,加灯心,水煎服,用量根据病情酌定)。

【功效】清热泻火,利水通淋。

【主治】湿热淋证。症见尿频尿急,溺时涩痛,淋沥不畅,尿色浑赤,甚则癃闭不通,小腹急满,口燥咽干,舌苔黄腻,脉滑数。

【方解】本方为治疗热淋的常用方,其证因湿热下注膀胱所致。湿热下注蕴于膀胱,水道不利,故尿频尿急、溺时涩痛、淋沥不畅,甚则癃闭不通;湿热蕴蒸,故尿色浑赤;湿热郁遏,气机不畅,则少腹急满;津液不布,则口燥咽干。治宜清热利水通淋。方中以瞿麦、木通为君药。瞿麦善能清热利湿,通淋;木通上清心火,下利湿热,使湿热之邪从小便而去。滑石、萹蓄、车前子为臣,三者均为清热利水通淋之常用品。山栀子仁清泄三焦,通利水道,以增强君、臣药清热利水通淋之功;大黄荡涤邪热,并能使湿热从大便而去,共为佐药。甘草调和诸药,兼能清热、缓急止痛,为佐使药。煎加灯心以增利水通淋之力。

【临床运用】

1. 辨证要点　本方为主治湿热淋证之常用方。临床应用以尿频尿急,溺时涩痛,舌苔黄腻,脉滑数为辨证要点。

2. 临证加减　本方苦寒清利,凡淋证属湿热下注者均可用之。若属血淋者,宜加生地、小蓟、白茅根以凉血止血;石淋,可加金钱草、海金沙等以化石通淋;膏淋,宜加萆薢、菖蒲以分清化浊。

3. 现代运用　常用于膀胱炎、尿道炎、急性前列腺炎、泌尿系结石、肾盂肾炎、术后或产后尿潴留等属湿热下注者。

4. 使用注意　本方药物苦寒通利,对于淋证日久,肾气虚弱者,不宜用。孕妇慎用。

【趣味方歌】草石同萹蓄,等车去黄山。

注:草-炙甘草　石-滑石　同-木通　萹蓄,等-灯心草　车-车前子　去-瞿麦　黄-大黄　山-山栀子仁

第三节　利水渗湿

利水渗湿剂,适用于水湿壅盛所致的病证,如蓄水、淋浊、癃闭、水肿、泄泻等。治疗常用通利小便的方法,使水湿从小便排出。常用甘淡利水药茯苓、猪苓、泽泻等为主组成方剂,代表方如五苓散。

五　苓　散
《伤寒论》

【组成】猪苓去皮,十八铢(9g)　泽泻一两六铢(15g)　白术十八铢(9g)　茯苓十八铢(9g)　桂枝去皮,半两(6g)

【用法】现代用法:散剂,每服6～10g;汤剂,水煎服,多饮热水,取微汗,用量按原方比例酌定。

【功效】利水渗湿,温阳化气。

【主治】

1. 膀胱气化不利之蓄水证。症见小便不利,头痛微热,烦渴欲饮,甚则水入即吐,舌苔白,脉浮或浮数。

2. 水湿内停。症见水肿、泄泻,小便不利。

3. 痰饮内停。症见脐下动悸,吐涎沫而头晕目眩;或短气而咳。

【方解】本方主治病症虽多,但其病机均为水湿内盛,膀胱气化不利所致。在《伤寒论》中原治蓄水证,乃由太阳表邪不解,循经传腑,导致膀胱气化不利,而成太阳经腑同病。太阳表邪未解,故头痛微热;膀胱气化失司,故小便不利;水蓄不化,郁遏阳气,气不化津,津液不

得上承于口,故渴欲饮水;其人本有水蓄下焦,饮入之水不得输布而上逆,致水入即吐,故此又称"水逆证";水湿内盛,泛溢肌肤,则为水肿;水湿之邪,下注大肠,则为泄泻;水湿稽留肠胃,升降失常,清浊相干,则为霍乱吐泻;水饮停于下焦,水气内动,则脐下动悸;水饮上犯,阻遏清阳,则吐涎沫而头眩;水饮凌肺,肺气不利,则短气而咳。治宜利水渗湿为主,兼以温阳化气之法。方中重用泽泻为君,以其甘淡,直达肾与膀胱,利水渗湿。臣以茯苓、猪苓之淡渗,增强其利水渗湿之力。佐以白术健脾燥湿,以运化水湿。膀胱的气化有赖于阳气的蒸腾,故方中又佐以桂枝温阳化气以助利水,解表散邪以祛表邪,《伤寒论》示人服后当饮暖水,以助发汗,使表邪从汗而解。诸药相伍,甘淡渗利为主,佐以温阳化气,使水湿之邪从小便而去。

【临床运用】

1. 辨证要点　本方为利水化气之剂。临床应用以小便不利,舌苔白,脉浮或缓为辨证要点。

2. 临证加减　若水肿兼有表证者,可与越婢汤合用;水湿壅盛者,可与五皮散合用;泄泻偏于热者,须去桂枝,可加车前子、木通以利水清热。

3. 现代运用　本方常用于急慢性肾炎、水肿、肝硬化腹水、心源性水肿、急性肠炎、尿潴留、脑积水等属水湿内停者。

4. 使用注意　对于湿热或阴虚有热者忌用本方。

【趣味方歌】五苓散治水内停,术桂泽泻猪茯苓。

注:术-白术　桂-桂枝　猪-猪苓

第四节　温化水湿

温化水湿剂,适用于脾肾阳虚,气不化水所致的病证,如阴水、痰饮等。治疗常用温阳利水的方法。常用温阳、健脾、利湿、行气药如附子、干姜、白术、陈皮等为主组成方剂,代表方如苓桂术甘汤、真武汤。

苓桂术甘汤
《金匮要略》

【组成】茯苓(12g)四两　　桂枝去皮三两(9g)　　白术二两(6g)　　甘草炙,二两(6g)

【用法】上四味,以水六升,煮取三升,去滓,分温三服(现代用法:水煎服)。

【功效】温阳化饮,健脾利湿。

【主治】中阳不足之痰饮。症见胸胁支满,目眩心悸,短气而咳,呕吐清水痰涎,舌苔白滑,脉弦滑或沉紧。

【方解】本方所治痰饮乃中阳素虚,脾失健运,气化不利,水湿内停所致。盖脾主中州,职司气化,为气机升降之枢纽,若脾阳不足,健运失职,则湿滞而为痰为饮。而痰饮随气升降,无处不到,停于胸胁,则见胸胁支满;阻滞中焦,清阳不升,则见头晕目眩;上凌心肺,则致心悸、短气而咳;舌苔白滑,脉沉滑或沉紧皆为痰饮内停之征。仲景云:"病痰饮者,当以温药和之。"(《金匮要略》)故治当温阳化饮,健脾利水。本方重用甘淡之茯苓为君,健脾利水,渗湿化饮,既能消除已聚之痰饮,又善平饮邪之上逆。桂枝为臣,功效温阳化气,平冲降逆。苓、桂相合为温阳化气,利水平冲之常用组合。白术为佐,功效健脾燥湿,苓、术相须,为健脾祛湿的常用组合,体现了治生痰之源以治本之意;桂、术同用,也是温阳健脾的常用组合。炙甘草用于本方,其用有三:一可合桂枝以辛甘化阳,以助温补中阳之力;二可合白术益气健脾,以利制水;三可调和诸药,功兼佐使之用。四药合用,温阳健脾以助化饮,淡渗利湿以平冲逆,全方温而不燥,利而不峻,标本兼顾,配伍严谨,为治疗痰饮病之和剂。

【临床运用】

1. 辨证要点　本方为治疗中阳不足痰饮病之代表方。临床应用以胸胁支满,目眩心悸,舌苔白滑为辨证要点。

2. 临证加减　咳嗽痰多者,加半夏、陈皮以燥湿化痰;心下痞或腹中有水声者,可加枳实、生姜以消痰散水。

3. 现代运用　本方适用于慢性支气管炎、支气管哮喘、心源性水肿、慢性肾小球肾炎水肿、梅尼埃病、神经官能症等属水饮停于中焦者。

4. 使用注意　若饮邪化热,咳痰黏稠者,非本方所宜。

【趣味方歌】苓桂术甘金匮方,温阳化饮功效良。

注:苓-茯苓　桂-桂枝　术-白术　甘-甘草

真 武 汤
《伤寒论》

【组成】茯苓三两(9g)　芍药三两(9g)　白术二两(6g)　生姜切,三两(9g)　附子一枚炮,去皮,破八片(9g)

【用法】以水八升,煮取三升,去滓,温服七合,日三服(现代用法:水煎服)。

【功效】温阳利水。

【主治】脾肾阳虚水泛证。症见小便不利,四肢沉重,甚则畏寒肢厥,水肿,腰以下为甚,或腹痛,泄泻,舌质淡胖,边有齿痕,舌苔白滑,脉沉。

【方解】本方为治疗脾肾阳虚,水湿泛溢的基础方。盖水之制在脾,水之主在肾,脾阳虚则湿难运化,肾阳虚则水不化气而致水湿内停。肾中阳气虚衰,寒水内停,则小便不利;水湿泛溢于四肢,则沉重疼痛,或肢体浮肿;水湿流于肠间,则腹痛下利;上逆肺胃,则或咳或呕;水气凌心,则心悸;水湿中阻,清阳不升,则头眩。治疗当以温阳利水为基本治法。本方以附子为君药,本品辛甘性热,用之温肾助阳,以化气行水,兼暖脾土,以温运水湿。臣以茯苓利水渗湿,使水邪从小便去;白术健脾燥湿。佐以生姜之温散,既助附子温阳散寒,又合苓、术宣散水湿。白芍亦为佐药,其义有四:一者利小便以行水气,二者柔肝缓急以止腹痛;三者敛阴和营舒筋以解筋肉瞤动;四者可防止附子燥热伤阴,以利于久服缓治。如此组方,温脾肾以助阳气,利小便以祛水邪。

【临床运用】

1. 辨证要点　本方为温阳利水之基础方。临床应用以小便不利,肢体沉重或浮肿,舌质淡胖,苔白脉沉为辨证要点。太阳病过汗而致阳虚水泛证。太阳病发汗,汗出后,其人仍发热,心下悸,头目眩晕,身体筋肉瞤动,站立不稳者,亦可用本方治疗。

2. 临证加减　若水寒射肺而咳者,加干姜、细辛温肺化饮,五味子敛肺止咳;阴盛阳衰而下利甚者,去芍药之阴柔,加干姜以助温里散寒;水寒犯胃而呕者,加重生姜用量以和胃降逆,可更加吴茱萸、半夏以助温胃止呕。

3. 现代运用 本方常用于慢性肾小球肾炎、心源性水肿、甲状腺功能低下、慢性支气管炎、慢性肠炎、肠结核等属脾肾阳虚,水湿内停者。

4. 使用注意 对湿热内停之小便不利,水肿者,忌用本方。

【趣味方歌】温阳利水真武汤,附子茯苓芍术姜。

注:附子-炮附子　芍-芍药　术-白术　姜-生姜

第五节 祛风胜湿

祛风胜湿剂,适用于风湿袭表或风湿侵犯筋骨经络所致的病证,症见头痛身重,腰膝关节疼痛,活动不便等。治疗常用祛风除湿,宣痹止痛的方法。常用祛风除湿、活血养血药如羌活、独活、川芎、当归等为主组成方剂,代表方如羌活胜湿汤、独活寄生汤。

羌活胜湿汤
《内外伤辨惑论》

【组成】羌活　独活各一钱(各6g)　藁本　防风　甘草炙,各五分(各6g)　蔓荆子三分(2g)
川芎二分(6g)

【用法】作汤剂,水煎温服。

【功效】祛风,胜湿,止痛。

【主治】风湿在表证。症见肩背痛不可回顾,头痛身重,或腰脊疼痛,难以转侧,苔白,脉浮。

【方解】本方主治为风湿在表,其证多由汗出当风,或久居湿地,风湿之邪侵袭肌表所致。风湿之邪客于太阳经脉,经气不畅,致头痛身重,或腰脊疼痛、难以转侧。风湿在表,宜从汗解,故治以祛风胜湿之法。方中羌活、独活共为君药,二者皆为辛苦温燥之品,辛散祛风,味苦燥湿,性温散寒,故皆可祛风除湿、通利关节。其中羌活善祛上部风湿,独活善祛下部风湿,两药相合,能散一身上下之风湿,通利关节而止痹痛。臣以防风、藁本,入太阳经,祛风胜湿,且善止头痛。佐以川芎活血行气,祛风止痛;蔓荆子祛风止痛。使以甘草调和诸药。综合全方,以辛苦温散之品为主组方,共奏祛风胜湿之效,使客于肌表之风湿随汗而解。本方与九味羌活汤均可祛风胜湿,止头身痛。但九味羌活汤解表之力较本方为著,且辛散温燥之中佐以寒凉清热之品,故主治外感风寒湿邪兼有里热之证,以恶寒发热为主,兼口苦微渴;本方善祛一身上下之风湿,而解表之力较弱,故主治风湿客表之证,以头身重痛为主,表证不著。

【临床运用】

1. 辨证要点 本方长于祛风胜湿止痛,主治风湿在表之头身重痛而表证不明显者。临床应用以头身重痛或腰脊疼痛,苔白脉浮为辨证要点。

2. 临证加减 若湿邪较重,肢体酸楚甚者,可加苍术、细辛以助祛湿通络;郁久化热者,宜加黄芩、黄柏、知母等清里热。

3. 现代运用 本方适用于风湿性关节炎、类风湿关节炎、骨质增生症、强直性脊柱炎等属风湿在表者。

4. 使用注意 汗后要避风寒,本方以微发其汗为宜。阴血虚弱者,忌用本方。

【趣味方歌】蔓防本草独羌芎,风湿表证头身痛。

注:蔓-蔓荆子 防-防风 本-藁本 草-甘草炙 独-独活 羌-羌活 芎-川芎

独活寄生汤
《备急千金要方》

【组成】独活三两(9g) 桑寄生 杜仲 牛膝 细辛 秦艽 茯苓 肉桂心 防风 川芎 人参 甘草 当归 芍药 干地黄各二两(各6g)

【用法】水煎温服。

【功效】祛风湿,止痹痛,益肝肾,补气血。

【主治】痹证日久,肝肾亏虚,气血不足证。症见腰膝疼痛、痿软,肢节屈伸不利,或麻木不仁,畏寒喜温,心悸气短,舌淡苔白,脉细弱。

【方解】本方为治疗久痹而肝肾两虚,气血不足之常用方。其证乃因感受风寒湿邪而患痹证,日久不愈,累及肝肾,耗伤气血所致。风寒湿邪客于肢体关节,气血运行不畅,故见腰膝疼痛,久则肢节屈伸不利,或麻木不仁,正如《素问·痹论》所言:"痹在于骨则重,在于脉则不仁。"肾主骨,肝主筋,邪客筋骨,日久必致损伤肝肾,耗伤气血。又腰为肾之府,膝为筋之府,肝肾不足,则见腰膝痿软;气血耗伤,故心悸气短。《素问·逆调论》云:"营气虚则不仁,卫气虚则不用,营卫俱虚则不仁且不用。"其证属正虚邪实,治宜扶正与祛邪兼顾,既应祛散风寒湿邪,又当补益肝肾气血。方中重用独活为君,辛苦微温,善治伏风,除久痹,且性善下行,以祛下焦与筋骨间的风寒湿邪。臣以细辛、防风、秦艽、桂心,细辛入少阴肾经,长于搜剔阴经之风寒湿邪,又除经络留湿;秦艽祛风湿,舒筋络而利关节;桂心温经散寒,通利血脉;防风祛一身之风而胜湿,君臣相伍,共祛风寒湿邪。本证因痹证日久而见肝肾两虚,气血不足,遂佐入桑寄生、杜仲、牛膝以补益肝肾而强壮筋骨,且桑寄生兼可祛风湿,牛膝尚能活血以通利肢节筋脉;当归、川芎、地黄、白芍养血和血,人参、茯苓、甘草健脾益气,以上诸药合用,具有补肝肾、益气血之功。且白芍与甘草相合,尚能柔肝缓急,以助舒筋。当归、川芎、牛膝、桂心活血,寓"治风先治血,血行风自灭"之意。甘草调和诸药,兼使药之用。纵观全方,以祛风寒湿邪为主,辅以补肝肾、益气血之品,邪正兼顾,祛邪不伤正,扶正不留邪。

【临床运用】

1. 辨证要点 本方为治疗久痹而致肝肾两虚,气血不足证之常用方。临床应用以腰膝冷痛,肢节屈伸不利,心悸气短,脉细弱为辨证要点。

2. 临证加减 痹证疼痛较剧者,可酌加制川乌、制草乌、白花蛇等以助搜风通络,活血止痛;寒邪偏盛者,酌加附子、干姜以温阳散寒;湿邪偏盛者,去地黄,酌加防己、薏苡仁、苍术以祛湿消肿;正虚不甚者,可减地黄、人参。

3. 现代运用 本方常用于慢性关节炎、类风湿关节炎、风湿性坐骨神经痛、腰肌劳损、骨质增生症、小儿麻痹等属风寒湿痹日久,正气不足者。

4. 使用注意 痹证之属湿热实证者忌用。

【趣味方歌】独活寄生用八珍(少白术),牛膝杜防秦细心。

注:八珍(少白术)-八珍汤少白术:人参、茯苓、甘草、当归、芍药、干地黄、川芎 杜-杜仲 防-防风 秦-秦艽 细-细辛 心-肉桂心

复习思考题

1. 试述祛湿剂的含义、适用范围、分类及使用注意事项。

2. 简述茵陈蒿汤、八正散、藿香正气散的组成、功效、主治。

3. 试述平胃散、真武汤、独活寄生汤的组成、功用及主治。

4. 羌活胜湿汤与独活寄生汤均能祛风除湿,如何区别使用?

5. 试述茵陈蒿汤、五苓散、苓桂术甘汤的组成、主治及配伍意义。

6. 祛湿剂中为何常配理气药? 举例说明。

7. 简述五苓散、独活寄生汤的组成、功用、主治。

（王改敏）

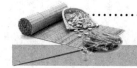

第二十章

祛 痰 剂

【学习目标】
1. 熟悉祛痰剂的概念、适用范围、分类及使用注意。
2. 要求掌握的方剂：二陈汤、清气化痰丸、半夏白术天麻汤。
3. 要求熟悉的方剂：止嗽散。
4. 要求了解的方剂：苓甘五味姜辛汤。

凡以祛痰药为主组成，具有消除痰涎作用，治疗各种痰病的方剂，统称为祛痰剂。属"八法"中的"消法"。

祛痰剂适用于病变部位在胸膈肠胃、经络四肢、头身关节，因痰流散于此而致的咳嗽喘促、头疼眩晕、胸痹呕吐、中风痰厥、癫狂惊痫，以及痰核瘰疬等。

因形成痰证的病因不同，有因热而成，有因寒而成，有因燥而成，有因湿而成。故祛痰剂分为燥湿化痰剂、清热化痰剂、温化寒痰剂、润燥化痰剂、治风化痰剂五类。

使用祛痰剂，应注意以下事项：

（1）注意配伍健脾祛湿药，"治痰先宜治脾"，"治痰必先祛湿"。

（2）肺燥咯血者，不宜辛燥之剂，以免动血；外感痰多者，慎用滋润之品，以免留邪。

（3）常配伍理气药，使气顺痰消，《证治准绳》言："善治痰者，不治痰而治气，气顺则一身之津液亦随气而顺矣。"

（4）注意痰之兼夹，如兼寒、湿、燥、热、风的不同，配用相应之药治之；根据不同证型，可结合燥湿、清热温里、润燥、息风、散结、开窍等法联合运用。

第一节　燥湿化痰剂

燥湿化痰剂，主治湿痰证，症见痰多易咳，胸闷痞满，呕恶眩晕，肢体困倦，舌苔白腻或白滑，脉缓或滑等。常用燥湿化痰药如半夏、天南星等为主，配伍健脾理气药如白术、陈皮等组成方剂，代表方如二陈汤。

二 陈 汤
《太平惠民和剂局方》

【组成】半夏 橘红各五两(15g) 茯苓三两(9g) 炙甘草一两半(4.5g)

【用法】加生姜7片,乌梅1个,水煎温服。

【功效】燥湿化痰,理气和中。

【主治】湿痰证。咳嗽痰多,色白易咳,恶心呕吐,胸膈痞闷,肢体困重,或头眩心悸,舌苔白滑或腻,脉滑。

【方解】本方证多由脾失健运,湿无以化,湿聚成痰,郁积而成。湿痰为病,犯肺致肺失宣降,则咳嗽痰多;停胃令胃失和降,则恶心呕吐;阻于胸膈,气机不畅,则感痞闷不舒;留驻肌肉,则肢体困重;阻遏清阳,则头目眩晕。治宜燥湿化痰,理气和中。方中半夏辛温性燥,善能燥湿化痰,且又和胃降逆,为君药。橘红为臣,既可理气行滞,又能燥湿化痰。君臣相配,寓意有二:一为等量合用,不仅相辅相成,增强燥湿化痰之力,而且体现治痰先理气,气顺则痰消之意;二为半夏、橘红皆以陈久者良,而无过燥之弊,故方名"二陈"。此为本方燥湿化痰的基本结构。佐以茯苓健脾渗湿,渗湿以助化痰之力,健脾以祛生痰之源。橘红、茯苓为祛痰剂中理气化痰、健脾渗湿的常用组合。煎加生姜,既能制半夏之毒,又能协助半夏化痰降逆、和胃止呕;复用少许乌梅,收敛肺气,与半夏、橘红相伍,散中兼收,均为佐药。以甘草为佐使,健脾和中,调和诸药。综合本方,结构严谨,散收相合,标本兼顾,燥湿理气祛已生之痰,健脾渗湿祛生痰之源,共奏燥湿化痰,理气和中之功。

【临床运用】

1. 辨证要点 本方为燥湿化痰的基础方。临床应用以咳嗽,呕恶,痰多色白易咳,舌苔白腻,脉滑为辨证要点。

2. 临证加减 本方加减化裁,可用于多种痰证。治湿痰,可加苍术、厚朴以增燥湿化痰之力;治热痰,可加胆南星、瓜蒌以清热化痰;治寒痰,可加干姜、细辛以温化寒痰;治风痰眩晕,可加天麻、僵蚕以化痰息风;治食痰,可加莱菔子、麦芽以消食化痰;治郁痰,可加香附、青皮、郁金以解郁化痰;治痰流经络之瘰疬、痰核,可加海藻、昆布、牡蛎以软坚化痰。

3. 使用注意 因本方性燥,故燥痰者慎用;吐血、消渴、阴虚、血虚者忌用本方。

【趣味方歌】老陈下乌江。

注:老-甘草,陈-陈皮,下-半夏,乌-乌梅,江-生姜。

温 胆 汤
《三因极一病证方论》

【组成】半夏 竹茹 枳实各二两(各6g) 陈皮三两(9g) 炙甘草一两(3g) 茯苓一两半(4.5g)

【用法】加生姜5片,大枣1枚,水煎服,用量按原方比例酌减。

【功效】理气化痰,和胃利胆。

【主治】胆郁痰扰证。胆怯易惊,头眩心悸,心烦不眠,夜多异梦;或呕恶呃逆,眩晕,癫痫,苔白腻,脉弦滑。

【方解】本方所治之证,是因胆胃不和,痰热内扰所致。胆为奇恒之腑,藏洁净之汁,助肝木疏泄,失其常则木郁不达,疏泄不利,胃气因而不和,进而化热生痰。胆受邪扰,失于决断,则胆怯易惊;痰热上扰心神,则见虚烦不眠、惊悸不宁;胆热犯胃,胃失和降,浊阴上逆,则见呕吐呃逆、口苦吐涎;痰浊蒙蔽清窍,则可发为癫痫;苔白腻,脉象滑数或弦滑,均为痰热内郁之象。证属痰热内扰,胆热胃逆,胆胃不和,故治宜化痰理气,清胆和胃。方中半夏祛痰化浊、和胃降逆;竹茹清胆和胃,化痰清热,除烦止呕,共为君药。治痰当理气,气顺则痰消,陈皮行气降逆、燥湿化痰,枳实辛苦微寒,消痰散结,破气除痞,皆为臣药;茯苓健脾渗湿,使湿祛而痰消,且有宁心安神之效;生姜可助君臣药祛痰止呕,大枣和中健脾培土,使水湿无以留聚,均为佐药。炙甘草益气和中,调和诸药,为使药。全方诸药合用,共奏清胆和胃,理气化痰,除烦止呕之效。用之可使痰热得清,胆胃得和,诸症可解。

本方名为"温胆",实则清胆,胆属木,为清净之府,喜温和而主升发,以温为候,以不寒不热为宜,故清其痰热,可复其清静温和之常。正如罗东逸所谓:"和即温也,温之者,实凉之也"。

诸药相合化痰不过燥,清热而不过寒,乃药性温和之治胆方剂,故名。

【临床运用】

1. 辨证要点　本方为治疗胆郁痰扰所致不眠、惊悸、呕吐以及眩晕、癫痫证的常用方。临床应用以心烦不寐,眩悸呕恶,苔白腻,脉弦滑为辨证要点。

2. 临证加减　若心热烦甚者,加黄连、栀子、淡豆豉以清热除烦;失眠者,加琥珀粉、远志以宁心安神;惊悸者,加珍珠母、生牡蛎、生龙齿以重镇定惊;呕吐呃逆者,酌加紫苏叶或梗、枇杷叶、旋覆花以降逆止呕;眩晕,可加天麻、钩藤以平肝息风;癫痫抽搐,可加胆南星、钩藤、全蝎以息风止痉。

3. 使用注意　孕妇忌用。

4. 注意事项　该方与朱砂安神丸均有清热安神之功,具体临床使用时,应加以区分。

【趣味方歌】陈茹三夏只服(温胆汤)。

注:陈-陈皮,茹-竹茹,三-大枣、生姜、甘草,夏-半夏,只-枳实,服-茯苓。

第二节　清热化痰剂

清热化痰剂,适用于热痰证。症见咳嗽痰黄,黏稠难咯,以及由痰热所致的胸痛、眩晕、惊痫等,常用清热化痰药如瓜蒌、胆南星等为主组成方剂,代表方如清气化痰丸。

清气化痰丸

《医方考》

【组成】陈皮　杏仁　枳实　黄芩　瓜蒌仁霜　茯苓各一两(各6g)　胆南星　制半夏各一两半(各9g)

【用法】以上8味,除瓜蒌仁霜外,其余黄芩等7味药粉碎成细粉,与瓜蒌仁霜混匀,过筛。另取生姜100g,捣碎加水适量,压榨取汁,与上述粉末泛丸,干燥即得。每服6~9g,每日2次,小儿酌减;亦可作汤剂,加生姜水煎服,用量按原方比例酌减。

【功效】清热化痰,理气止咳。

【主治】痰热咳嗽。咳嗽气喘,咳痰黄稠,胸膈痞闷,甚则气急呕恶,烦躁不宁,舌质红,苔黄腻,脉滑数。

【方解】本方证因痰阻气滞,气郁化火,痰热互结所致。痰热为患,壅肺则肺失清肃,故见咳嗽气喘、咳痰黄稠;阻碍气机,则胸膈痞闷,甚则气逆于上,发为气急呕恶;痰热扰乱心神,可见烦躁不宁。治宜清热化痰,理气止咳。方中胆南星苦凉、瓜蒌仁甘寒,均长于清热化痰,瓜蒌仁尚能导痰热从大便而下,两者共为君药。制半夏虽属辛温之品,但与苦寒之黄芩相配,一化痰散结,一清热降火,既相辅相成,又相制相成,共为臣药。治痰者当须降其火,治火者必须顺其气,故佐以杏仁降利肺气以宣上,陈皮理气化痰以畅中,枳实破气化痰以宽胸,并佐茯苓健脾渗湿以杜生痰之源。使以姜汁为丸,用为开痰之先导。诸药合用,化痰与清热、理气并进,俾气顺则火降,火清则痰消,痰消则火无所附,诸症悉除。

【临床运用】

1. 辨证要点　本方为治疗痰热咳嗽的常用方。临床应用以咳痰黄稠,胸膈痞闷,舌红苔黄腻,脉滑数为辨证要点。

2. 临证加减　若痰多气急者,可加鱼腥草、桑白皮;痰稠胶黏难咳者,可减半夏用量,加青黛、蛤粉;恶心呕吐明显者,加竹茹;烦躁不眠者,可去黄芩,加清热除烦之黄连、栀子,并酌加琥珀粉、远志等宁心安神之品。

3. 使用注意　本方为清热化痰之代表方,多用于肺经痰热之咳嗽,哮喘等病证,无实火热痰或体弱便溏者勿用,风寒咳嗽和干咳无痰者不宜服用,孕妇忌用。

【趣味方歌】猩猩夏将(咳),勤拾瓜皮服。

注:猩-胆南星,猩-杏仁,夏-半夏,将-姜汁,勤-黄芩,拾-枳实,瓜-瓜蒌仁,皮-陈皮,服-茯苓。

【类方比较】

方剂名	相同点	不同点
清气化痰丸	均能清热化痰,用治肺热咳嗽,痰黄,舌质红,苔黄腻,脉滑数	以胆南星为君药,重清热豁痰,更用枳实消痰行气,为治痰热咳嗽证的主方,善治痰热壅肺之证
苇茎汤		以苇茎为君药,重清肺泄热,逐瘀排脓,为治热毒壅肺,痰瘀互结,咳吐脓血臭痰之肺痈的常用方剂

第三节　温化寒痰剂

温化寒痰剂,适用于寒痰证。症见咳嗽清稀色白,舌苔白滑等。常用温肺化痰药如干姜、细辛为主组成方剂,代表方如苓甘五味姜辛汤。

苓甘五味姜辛汤
《金匮要略》

【组成】茯苓四两(12g)　甘草三两(9g)　干姜三两(9g)　细辛三两(5g)　五味子半升(5g)

【用法】水煎温服。

【功效】温肺化饮。

【主治】寒饮咳嗽。咳痰量多,清稀色白,或喜唾涎沫,胸满不舒,舌苔白滑,脉弦滑。

【方解】寒痰阻肺证或因肺感外寒,或因肺气虚寒,均可致肺宣降失调,湿聚而为痰饮;或因脾阳不足,寒从内生,运化失司,停湿成饮,上渍于肺。本方所治者乃因虚致实,偏重肺寒留饮。因寒痰停滞于肺,肺失宣降,故见咳嗽痰多,清稀色白易唾;痰饮内停,阻滞气机,故见胸膈痞满;舌苔白滑,脉弦滑,亦为寒痰内停之象。寒痰非温不化,故治宜温肺化痰止咳。

方中干姜味辛性热入肺脾经,既可温肺散寒,蠲化痰饮,又能温运脾阳以化湿,标本兼顾,为君药。细辛温肺散寒,增强温化痰饮之力,离照当空,则阴霾自化,而气之升降可复。茯苓甘淡健脾渗湿,使脾复健运,痰湿无由而生,以杜生痰之源,二者同为臣药。五味子温敛肺气而止咳,其与干姜、细辛配伍,一散一收,可防干姜、细辛耗散伤肺,使散寒化饮而不伤正,敛肺止咳而不留邪,相反相成,是为佐药;更以甘草和中调药,为使药。

全方温散并行,散中寓敛,肺脾同治,使寒饮得去,肺气宣降,喘咳自平。

【临床运用】

1. 辨证要点　本方为治寒饮咳嗽的常用方。临床应用以咳嗽痰多稀白,舌苔白滑,脉象弦滑为辨证要点。

2. 临证加减　若痰多欲呕者,加半夏以温化寒痰,降逆止呕;咳甚喘急者,加杏仁、厚朴以降气止咳;脾虚食少者,可加人参、白术、陈皮等以益气健脾。

3. 使用注意　凡肺燥有热、阴虚咳嗽、痰中带血者,忌用本方。

【趣味方歌】辛甘苓(着)无味姜。

注:辛-细辛,甘-甘草,苓-茯苓,无味-五味子,姜-干姜。

【类方比较】

方剂名	相同点	不同点
苓甘五味姜辛汤	均能温肺化饮,治疗痰饮停肺证	以干姜为君药,既可温肺散寒,蠲化痰饮,又温运脾阳以化湿,标本兼顾。为治寒痰或寒饮咳嗽的常用方,善治寒痰阻肺诸证
小青龙汤		麻黄、桂枝相须为君,重发汗散寒以解表邪,宣发肺气而平喘咳,化气行水利里饮之化。为治寒饮咳喘常用方,善治外寒里饮诸证

第四节　治风化痰剂

治风化痰剂,适用于内风夹痰证,症见眩晕头痛等,常用化痰药与平肝息风药配伍组方,代表方如半夏白术天麻汤、止嗽散。

止 嗽 散
《医学心悟》

【组成】桔梗　荆芥　紫菀　百部　白前各二斤(各9g)　甘草十二两(3g)　陈皮一斤(6g)

【用法】共为末,每服6~9g,温开水或姜汤送下。亦可作汤剂,水煎服,用量按原方比例酌减。

【功效】宣利肺气,疏风止咳。

【主治】风邪犯肺证。咳嗽咽痒,咳痰不爽,或微有恶风发热,舌苔薄白,脉浮缓。

【方解】本方治证多见于外感咳嗽,经服解表宣肺药而咳仍不止者。风邪袭肺,肺失宣降,经用发散药后,其邪未尽,故仍咳不止,微恶风发热。治宜畅理肺气,疏风化痰为法。方中紫菀止咳、百部润肺止咳,虽苦但不伤肺为君药,二者性温而不热,润而不寒,皆可止咳化痰,对于新久咳嗽都能使用。桔梗苦辛性平,善开宣肺气;白前味辛甘性亦平,长于降气化痰,二者协同使用,一升一降,使气机运转,复肺气之宣降,增强君药的止咳化痰之力,共为臣药。荆芥辛而微温,可疏风解表,除在表之余邪;橘红理气化痰,均为佐药。甘草缓急和中,调和诸药,合桔梗又有利咽之功。

【临床运用】

1. 辨证要点　本方为治疗表邪未尽,肺气失宣而致咳嗽的常用方。临床应用以咳嗽咽痒,微恶风发热,苔薄白为辨证要点。

2. 临证加减　若外感风寒初起,头痛鼻塞,恶寒发热等表证较重者,加防风、紫苏、生姜以解表散邪;湿聚生痰,痰涎稠黏者,加半夏、茯苓、桑白皮以除湿化痰;燥气焚金,干咳无痰者,加瓜蒌、贝母、知母以润燥化痰。

3. 使用注意　阴虚劳嗽或肺热咳嗽者,不宜使用。

【趣味方歌】白(吃)甘桔不仔(细去)荆皮。

注:白-白前,甘-甘草,桔-桔梗,不-百部,仔-紫菀,荆-荆芥,皮-陈皮。

半夏白术天麻汤

《医学心悟》

【组成】半夏一钱五分(9g)　天麻　茯苓　橘红各一钱(各6g)　白术三钱(15g)　甘草五分(3g)

【用法】加生姜1片,大枣2枚,水煎服。

【功效】化痰息风,健脾祛湿。

【主治】风痰上扰证。眩晕,头痛,胸膈痞闷,恶心呕吐,舌苔白腻,脉弦滑。

【方解】本方证缘于脾湿生痰,湿痰壅遏,引动肝风,风痰上扰清窍所致。风痰上扰,蒙蔽清阳,故眩晕、头痛;痰阻气滞,升降失司,故胸膈痞闷、恶心呕吐;内有痰浊,则舌苔白腻;脉来弦滑,主风主痰。治当化痰息风,健脾祛湿。方中半夏燥湿化痰,降逆止呕;天麻平肝息风,而止头眩,两者合用,为治风痰眩晕头痛之要药。故以两味为君药。以白术、茯苓为臣,健脾祛湿,能治生痰之源。佐以橘红理气化痰,俾气顺则痰消。使以甘草和中调药;煎加姜、枣调和脾胃,生姜兼制半夏之毒。综观全方,风痰并治,标本兼顾,但以化痰息风治标为主,健脾祛湿治本为辅。

本方亦系二陈汤加味而成,在原燥湿化痰的基础上,加入健脾燥湿之白术、平肝息风之天麻,而组成化痰息风之剂。

《医学心悟·头痛》中另有一半夏白术天麻汤,较本方多蔓荆子三钱,白术减为一钱,治痰厥头痛,胸膈多痰,动则眩晕之证。

【运用】

1. 辨证要点　本方为治风痰眩晕、头痛的常用方。临床应用以眩晕头痛,舌苔白腻,脉弦滑为辨证要点。

2. 临证加减　若眩晕较甚者,可加僵蚕、胆南星等以加强化痰息风之力;头痛甚者,加蔓荆子、白蒺藜等以祛风止痛;呕吐甚者,可加代赭石、旋覆花以镇逆止呕;兼气虚者,可加党参、生黄芪以益气;湿痰偏盛,舌苔白滑者,可加泽泻、桂枝以渗湿化饮。

3. 使用注意　阴虚阳亢、气血不足所致之眩晕,不宜使用。

【趣味方歌】老白夏天拒服姜枣。

注:老-甘草,白-白术,夏-半夏,天-天麻,拒-橘红,服-茯苓,姜枣。

【类方比较】

方名	相同点	不同点
半夏白术天麻汤	均能祛痰平眩,治疗痰饮眩晕证	以半夏、天麻共为君药,重在化痰息风,为治疗风痰上扰证的常用方,主治痰饮兼夹肝风上扰诸证
苓桂术甘汤		以茯苓为君药,重在温阳化饮,健脾利湿,为治疗中阳不足之痰饮诸病之代表方,善治饮停中焦,上犯清窍诸证

复习思考题

1. 祛痰剂为何要配伍健脾、理气药?

2. 试述二陈汤的组方原理。临证如何加减变化?

3. 试述温胆汤的主治证候及配伍意义。

（丁国瑜）

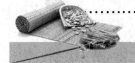

第二十一章

消 食 剂

【学习目标】

1. 熟悉消食剂的概念、适用范围、分类及使用注意事项。

2. 要求掌握的方剂：保和丸。

3. 要求熟悉的方剂：木香槟榔丸、健脾丸。

凡以消食药物为主组成，具有消食健脾、除痞化积等作用，以治疗食积停滞的方剂，统称为消食剂。属"八法"中的"消法"。

消食剂应用范围较为广泛，凡由气血痰湿食虫等壅滞而成的积滞痞块，均可使用。消食剂与泻下剂均可消除有形实邪，但在临床运用上，两者有所区别。消食剂适用于逐渐形成的痞满积聚，宜用于渐消缓散者；泻下剂则用于较急的有形实邪，宜用于急攻速下者。

使用消食剂，应该注意以下事项：

（1）积滞每使气机不畅，气机阻滞更增积滞不化，故消食剂常配伍理气药，以助化积导滞。若积滞郁而化热，则宜消而兼清；积而生湿，消导之中又当佐以化湿。

（2）消食剂终属攻伐之剂，不宜久服，纯虚无实更非其所宜。

（3）对于积滞日久，正气耗伤或脾胃素虚者，当以丸剂缓消，或配伍扶正健脾之药，组成消补兼施之剂，使祛邪而不伤正。

第一节 消食化滞剂

保 和 丸
《丹溪心法》

【组成】山楂六两(180g)　神曲二两(60g)　半夏　茯苓各三两(各90g)　陈皮　连翘　莱菔子各一两(各30g)

【用法】共为末，水泛为丸，每服 6～9g，温开水送下。亦可水煎服，用量按原方比例酌减。

【功效】消食和胃。

【主治】食滞胃脘证。脘腹痞满胀痛,嗳腐吞酸,恶食呕逆,或大便泄泻,舌苔厚腻,脉滑。

【方解】本方证因饮食不节,暴饮暴食所致。若饮食过度,食积内停,气机不畅,则脘腹痞满胀痛;脾胃升降失职,浊阴不降,则嗳腐吞酸,恶食呕逆;清气不升,则大便泄泻等。治宜消食化滞,理气和胃。方中重用酸甘性温之山楂为君,消一切饮食积滞,长于消肉食油腻之积;臣以神曲甘辛性温,消食健胃,长于化酒食陈腐之积;莱菔子辛甘而平,下气消食除胀,长于消谷面之积。三药相和,能消各种食物积滞。食积易于阻气、生湿、化热,故以半夏、陈皮辛温,理气化湿,和胃止呕;茯苓甘淡,健脾利湿,和中止泻;连翘味苦微寒,既可散结以助消积,又可清解食积所生之热,均为佐药。诸药配伍,使食积得化,胃气得和,热清湿去,则诸症自除。

【临床运用】

1. 辨证要点 本方为治疗一切食积之常用方。临床应用以脘腹胀满,嗳腐厌食,苔厚腻,脉滑为辨证要点。

2. 临证加减 本方药力较缓,若食积较重者,可加枳实、槟榔;苔黄脉数者,可加黄连、黄芩;大便秘结者,可加大黄;兼脾虚者,可加白术。

3. 现代运用 保和丸。

4. 使用注意 本方属攻伐之剂,故不宜久服。

【趣味方歌】翘皮山神夏苓来。

注:翘-连翘,皮-陈皮,山-山楂,神-神曲,夏-半夏,苓-茯苓,来-莱菔子。

【附方】

加味保和丸(《中国药典》) 焦山楂300g 炒神曲100g 茯苓100g 制半夏100g 连翘50g 陈皮50g 炒莱菔子50g 炒麦芽50g 以上八味,粉碎成细粉,过筛,混匀。每100g粉末加炼蜜125~155g制成大蜜丸,即得。功效:消食,导滞,和胃。主治:食积停滞,脘腹胀痛,嗳腐吞酸,不欲饮食。

上方在保和丸的基础上加炒莱菔子、炒麦芽,增强了消食行气的作用。

木香槟榔丸

《儒门事亲》

【组成】木香 槟榔 青皮 陈皮 炙莪术 枳壳 黄连各一两(各30g) 黄柏 大黄各三两(90g) 香附 牵牛子各四两(各120g)

【用法】为细末,水泛小丸,每服3~6g,食后生姜汤或温开水下,每日2次。

【功效】行气导滞,攻积泄热。

【主治】积滞内停,湿蕴生热证。见脘腹痞满胀痛,赤白痢疾,里急后重,或大便秘结,舌苔黄腻,脉沉实者。

【方解】本方治疗为饮食积滞内停,气机壅滞,生湿蕴热所致。湿热积滞内停,气机阻滞,故脘腹痞满胀痛,大便秘结等。若湿热不化,积热下迫,则下痢赤白,里急后重。治以行气导滞,攻积泄热。方中木香、槟榔行气导滞,消脘腹胀满,除里急后重,为君药。以大黄、牵牛子攻积导滞,泄热通便;青皮、香附行气化积,助木香、槟榔行气导滞,共为臣药。莪术疏肝解郁,破血中之气;陈皮理气和胃,健脾燥湿;黄连、黄柏清热燥湿而止痢,皆为佐药之用。综观全方,以行气导滞为主,配以清热、攻下、活血之品,共奏行气导滞,泄热攻积之功。使积滞下,湿热去,诸证自愈。

【临床运用】

1. 辨证要点 本方主治湿热食积之重证。临床应用以脘腹胀满,便秘或下痢里急后重,苔黄腻,脉沉实为辨证要点。

2. 临证加减 腹胀满较甚,里急后重者,可加炒莱菔子等以助理气导滞之功。

3. 现代运用 木香槟榔丸。

4. 使用注意 泄泻无积滞及孕妇均不宜使用。

【趣味方歌】莪只想澄清木香槟榔,(未)牵三黄(牛)。

注:莪-莪术,只-枳壳,想-香附,澄-陈皮,清-青皮,牵-牵牛子,三黄-黄连、黄柏、大黄。

第二节 健脾消食剂

健 脾 丸
《证治准绳》

【组成】白术二两半(75g) 木香 黄连 甘草各七钱半(各22g) 茯苓二两(60g) 人参一两五钱(45g) 神曲 陈皮 砂仁 麦芽 山楂 山药 肉豆蔻各一两(各30g)

【用法】共为细末,糊丸或水泛小丸,每服6~9g,温开水送下,每日2次。

【功效】健脾和胃,消食止泻。

【主治】脾虚食积证。食少难消,脘腹痞闷,大便溏薄,倦怠乏力,苔腻微黄,脉虚弱。

【方解】本方证因脾虚胃弱,运化失常,食积停滞,郁而生热所致。脾胃纳运无力,故见食少难消,大便溏薄;气血生化不足,则倦怠乏力,脉象虚弱;食积阻滞气机,生湿化热,故脘腹痞闷,苔腻微黄。治当健脾与消食并举。本方重用白术、茯苓为君,健脾祛湿以止泻。山楂、神曲、麦芽消食和胃,除已停之积;人参、山药益气补脾,以助苓、术健脾之力,是为臣药。木香、砂仁、陈皮皆芳香之品,功效理气开胃,醒脾化湿,既可解除脘腹痞闷,又使全方补而不滞;肉豆蔻温涩,合山药以涩肠止泻;黄连清热燥湿,且可清解食积所化之热,皆为佐药。甘草补中和药,是为佐使之用。诸药合用,脾健则泻止,食消则胃和,诸症自愈。

本方的配伍特点:补气健脾药与消食行气药同用,为消补兼施之剂,补而不滞,消不伤正。因方中含四君子汤及山药等益气健脾之品居多,故补重于消,且食消脾自健,故方名"健脾"。

【临床运用】

1. 辨证要点 本方为治疗脾虚食滞之常用方。临床应用以脘腹痞闷,食少难消,大便溏薄,苔腻微黄,脉虚弱为辨证要点。

2. 临证加减 湿甚者加车前子、泽泻以利水渗湿;兼寒者去黄连,加干姜以温中祛寒。本方为消补兼施之剂,但补益之药多壅滞,消克之品易伤脾,临床应用时应权衡轻重,配伍适宜。

3. 现代运用 健脾丸。

4. 使用注意 不适用于口干、舌少津,或有手足心热、食欲不振、脘腹胀满者。

【趣味方歌】四君三仙要陈香莲杀寇。

注:四君-四君子(人参、白术、茯苓、甘草),三仙-神曲、山楂、麦芽,要-山药,陈-陈皮,香-木香,莲-黄连,杀-砂仁,寇-肉豆蔻。

【附方】

枳术丸(《内外伤辨惑论》卷下) 枳实一两(30g) 白术二两(60g) 共为末,糊丸,每服6~9g,荷叶煎汤或温开水送下,每日2次。功用:健脾消痞。主治:脾虚气滞,饮食停聚,胸脘痞满,不思饮食。

健脾丸和枳术丸均系消补兼施之剂,健脾丸补脾消食之力均大于枳术丸,且能渗湿止泻又化湿热,故健脾丸系健脾消食止泻之方;而枳术丸则为健脾化积除痞之剂。

复习思考题

1. 消食剂与泻下剂均能攻积导滞,两者应如何区别运用?

2. 保和丸、健脾丸均能消食,通过其组成意义说明二方的使用原则。

4. 健脾丸与木香槟榔丸均为消补兼施之剂,其配伍特点有什么不同?怎样鉴别应用?

(丁国瑜)

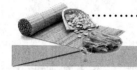

第二十二章

驱 虫 剂

【学习目标】
1. 熟悉治虫剂的概念、适用范围、分类及使用注意。
2. 要求掌握的方剂：乌梅丸。

凡以驱虫药为主组成，具有驱虫或杀虫等作用，治疗人体寄生虫病的方剂，统称为驱虫剂。

驱虫剂以驱杀消化道寄生虫为主，主要适用于寄生在人体消化道的蛔虫、蛲虫、钩虫、绦虫、姜片虫等寄生虫病。

使用驱虫剂，应该注意以下事项：

（1）服药时忌吃油腻食物，宜空腹服。

（2）部分驱虫药具有攻伐作用，对年老体弱、孕妇等宜慎重或禁用。

（3）部分驱虫药有毒性，使用时要注意剂量。用量过大，易伤正气甚至中毒，用量不足，则难以生效。

（4）善后要注意调理脾胃。

（5）凡见有寄生虫病症状，可先做粪便检查，发现虫卵，再结合辨证使用治虫剂，这样可以达到安全、准确的目的。

乌 梅 丸
《伤寒论》

【组成】乌梅三百枚(30g)　细辛六两(3g)　干姜十两(9g)　黄连十六两(6g)　当归四两(6g)　炮附子六两(6g)　蜀椒四两(5g)　桂枝六两(6g)　人参六两(6g)　黄柏六两(6g)

【用法】乌梅用50%醋浸一宿，去核捣烂，和余药捣匀，烘干或晒干，研末，加蜜制丸，每服9g，日服2~3次，空腹温开水送下；亦可作汤剂，水煎服，用量按原方比例酌减。

【功效】温脏安蛔。

【主治】蛔厥证。脘腹阵痛，烦闷呕吐，时发时止，得食则吐，甚则吐蛔，手足厥冷；亦治久泻久痢。

【方解】蛔厥之证，是因患者素有蛔虫，复由肠道虚寒，蛔虫上扰所致。蛔虫本喜温而恶寒,故有"遇寒则动,得温则安"之说。蛔虫寄生于肠中,其性喜钻窜上扰。若肠道虚寒,则不利于蛔虫生存而扰动不安,故脘腹阵痛,烦闷呕吐,甚则吐蛔;由于蛔虫起伏无时,虫动则发,虫伏则止,故腹痛与呕吐时发时止;痛甚气机逆乱,阴阳之气不相顺接,则四肢厥冷,发为蛔厥。本证既有虚寒的一面,又有虫扰气逆化热的一面,针对寒热错杂、蛔虫上扰的病机,治宜寒热并调、温脏安蛔之法。方中重用味酸之乌梅,取其酸能安蛔,使蛔静则痛止,为君药。蛔动因于肠寒,蜀椒、细辛辛温,辛可伏蛔,温可祛寒,共为臣药。黄连、黄柏性味苦寒,苦能下蛔,寒能清解因蛔虫上扰、气机逆乱所生之热;附子、桂枝、干姜皆为辛热之品,既可增强温脏祛寒之功,亦有辛可制蛔之力;当归、人参补养气血,且合桂枝以养血通脉,以解四肢厥冷,均为佐药。以蜜为丸,甘缓和中,为使药。本方的配伍特点:一是酸苦辛并进,使"蛔得酸则静,得辛则伏,得苦则下";二是寒热并用,邪正兼顾。

本方又治寒热错杂、正气虚弱之久泻、久痢。方中乌梅酸涩,可涩肠止泻;黄连、黄柏清热燥湿止痢;附子、干姜、桂枝、蜀椒、细辛温肾暖脾,助运止泻。此七药寒温并用,祛脏寒清湿热,人参、当归益气调血而扶正。诸药合用,共奏温中补虚、清热燥湿止痢之功。

【运用】

1. 辨证要点　本方为治疗脏寒蛔厥证的常用方。临床应用以腹痛时作,烦闷呕吐,常自吐蛔,手足厥冷为辨证要点。

2. 临证加减　本方以安蛔为主,杀虫力较弱,可酌加使君子、苦楝皮、榧子、槟榔等以增驱虫之力。若热重者,可去附子、干姜;寒重者,可减黄连、黄柏;口苦,心下痛热甚者,重用乌梅、黄连,并加川楝子、白芍;无虚者,可去人参、当归;呕吐者,可加吴茱萸、半夏;大便不通者,可加大黄、槟榔。

3. 使用注意　本方亦可用于寒热错杂,正气亏虚之久痢、久泻。对于蛔虫证属湿热者,本方禁用。蛔虫病发作之时,不宜驱虫,以免激惹蛔虫,乱窜窍道或缠结成团,先宜用本方安蛔,再行祛虫。

【趣味方歌】桂伯谢姜叔,连妹生贵子。

注:桂-桂枝,伯-黄柏,谢-细辛,姜-干姜,叔-蜀椒,连-黄连,妹-乌梅,生-人参,贵-当归,子-附子。

复习思考题

1. 使用治虫剂时应注意哪些事项?

2. 乌梅丸为何能治久泻、久痢?

3. 乌梅丸有何功用? 方中酸、苦、辛味药并用有何意义?

（丁国瑜）

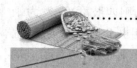

主要参考书目

1. 李铁男.中药与方剂学[M].2版.北京:人民卫生出版社,2010.

2. 黄兆胜.中药学[M].北京:人民卫生出版社,2004.

3. 吕广振.中药学[M].济南:山东科学技术出版社,2014.

4. 邓中甲.方剂学[M].2版.北京:中国中医药出版社,2010.

5. 王义祁.方剂学[M].2版.北京:人民卫生出版社,2009.

6. 许爱英.方剂学[M].湖南:湖南科学技术出版社,2013.

7. 秦竹.中医方剂精要及趣味记忆[M].海口:海南出版社,2003.

8. 刘俊士.中医方剂顺口溜[M].北京:人民军医出版社,2008.